39,80

Birgit Nabuijs

Normale Entwicklung
des Säuglings
und ihre Abweichungen

Normale Entwicklung des Säuglings und ihre Abweichungen

Früherkennung und Frühbehandlung

Inge Flehmig

Mit einem Beitrag von Kay Rauterberg

5., unveränderte Auflage
217 Abbildungen, 14 Tabellen

Georg Thieme Verlag Stuttgart · New York 1996

Dr. med. Inge Flehmig, Fachärztin für Kinderkrankheiten
Rothenbaumchaussee 209, 20149 Hamburg

Professor Dr. med. Kay Rauterberg, Chefarzt der Sigmund-Weil-Klinik,
Kraichgaustraße 17, 76669 Bad Schönborn

Fotos: Wulf Brackrock, Hamburg

Die Deutsche Bibliothek – CIP-Einheitsaufnahme

Normale Entwicklung des Säuglings und ihre Abweichungen :
Früherkennung und Frühbehandlung ; 14 Tabellen / Inge
Flehmig. Mit einem Beitr. von Kay Rauterberg. [Fotos: Wulf
Brackrock]. – 5., unveränd. Aufl. – Stuttgart ; New York :
Thieme, 1996
NE: Flehmig, Inge; Rauterberg, Kay

1. Auflage 1979
2. Auflage 1983
2. Auflage, 1. Nachdruck 1986
3. Auflage 1987
4. Auflage 1990

Wichtiger Hinweis: Wie jede Wissenschaft ist die Medizin ständigen Entwicklungen unterworfen. Forschung und klinische Erfahrung erweitern unsere Erkenntnisse, insbesondere was Behandlung und medikamentöse Therapie anbelangt. Soweit in diesem Werk eine Dosierung oder eine Applikation erwähnt wird, darf der Leser zwar darauf vertrauen, daß Autoren, Herausgeber und Verlag große Sorgfalt darauf verwandt haben, daß diese Angabe **dem Wissensstand bei Fertigstellung des Werkes entspricht.**
Für Angaben über Dosierungsanweisungen und Applikationsformen kann vom Verlag jedoch keine Gewähr übernommen werden. **Jeder Benutzer ist angehalten,** durch sorgfältige Prüfung der Beipackzettel der verwendeten Präparate und gegebenenfalls nach Konsultation eines Spezialisten festzustellen, ob die dort gegebene Empfehlung für Dosierungen oder die Beachtung von Kontraindikationen gegenüber der Angabe in diesem Buch abweicht. Eine solche Prüfung ist besonders wichtig bei selten verwendeten Präparaten oder solchen, die neu auf den Markt gebracht worden sind. **Jede Dosierung oder Applikation erfolgt auf eigene Gefahr des Benutzers.** Autoren und Verlag appellieren an jeden Benutzer, ihm etwa auffallende Ungenauigkeiten dem Verlag mitzuteilen.

Satz und Druck: Maisch & Queck, Gerlingen, gesetzt auf Diatronic S.

ISBN 3-13-560605-8 1 2 3 4 5 6

Geleitwort

Die klinischen und wissenschaftlichen Fortschritte auf dem Gebiet der Entwicklungsneurologie des Säuglings und Kleinkindes müssen heute mit Anerkennung registriert werden. Allzu berechtigt wird eine differenzierte Frühdiagnostik der infantilen Zerebralparese postuliert, ebenso aber auch ein *umfassendes* Behandlungskonzept, das entwicklungsorientiert und der individuellen sensomotorischen Störung angepaßt unter aktiver Beteiligung der Eltern frühzeitig einzuleiten ist. Die Notwendigkeit dieser Forderungen wird in dem vorliegenden Buch durch Ergebnisse der klinischen und experimentellen Forschung überzeugend belegt.

Die in Fragen der Entwicklungsneurologie besonders erfahrene und engagierte Autorin – national und international auf dem Gebiet der Neuropädiatrie ausgewiesen – hat damit für eine bessere Effizienz der gesetzlich verankerten Vorsorgeuntersuchung einen wertvollen Beitrag geleistet. Die dabei erforderliche enge interdisziplinäre Kooperation wird nicht zuletzt dadurch dokumentiert, daß auch orthopädische Aspekte der statomotorischen Entwicklung und hier pars pro toto besondere Gesichtspunkte der normalen und pathologischen Hüftgelenksentwicklung in einem gesonderten Kapitel Berücksichtigung finden.

Die von der Autorin angesprochene thematische Vielfältigkeit entspricht der Vielschichtigkeit der Probleme, die zwangsläufig bei einer frühkindlichen Hirnschädigung auftreten müssen. In subtiler Weise werden die normale Entwicklung der Motorik und ihre Abweichungen, Kriterien für die Früherkennung und das Spektrum der medizinischen und sozialen Gesamtmaßnahmen dargestellt. Besonders hervorzuheben ist das Bemühen um eine sichere Abgrenzung von Varianten der normalen Entwicklung gegenüber minimalen Abweichungen, da nach den bisherigen Erfahrungen Säuglinge und Kleinkinder mit Minimalsymptomen zu den Stiefkindern der Diagnostik zählen.

Angesprochen wird jeder auf dem Gebiet der infantilen Zerebralparese Tätige (Ärzte, Psychologen, Krankengymnastinnen, Beschäftigungstherapeutinnen, Sozialpädagogen, Logopäden u. a.), da für Diagnostik und Therapie zentraler Koordinationsstörungen in ganz besonderem Maße detaillierte Kenntnisse und eine ständige Auseinandersetzung mit den wissenschaftlichen und praktischen Fortschritten erforderlich sind.

Prof. Dr. med. H. Cotta
Heidelberg, im Winter 1978/79

Im Gedenken an meine Mutter

Vorwort zur 1. Auflage

Das vorgelegte Buch habe ich für meine Kollegen geschrieben. Es soll praktische und in der täglichen Praxis durchführbare Hinweise zur Früherkennung von Behinderungen geben.
Dem Arzt, vor allem dem Kinderarzt, fällt im Bereich der Behindertenfürsorge immer mehr auch die Aufgabe zu, Therapien zu koordinieren.
Das Gebiet der Entwicklungsneurologie ist neu und faszinierend. Ich hoffe, daß es mir gelungen ist, meine Vorstellungen bildhaft darzustellen, die ich mir in den letzten 15 Jahren erworben habe.
Es handelt sich nicht um ein wissenschaftliches Buch, sondern um ein „Kochbuch". Aller Perfektionismus lag mir fern, es kam mir mehr darauf an Tendenzen zu artikulieren, die eine Integration der Behinderten in unsere Umwelt ermöglicht und verbessert.
Außerdem wollte ich aufzeigen, daß neue Therapieansätze zu finden sind, wenn man den Organismus und sein Funktionieren als Ganzes sieht.
Da wir am Beginn der Erkenntnisse in der Entwicklungsneurologie sind, kann jede Darstellung nur bruchstückhaft sein.
In den nächsten Jahren werden Diagnostiker und Therapeuten gemeinsam neue Behandlungsmöglichkeiten finden.
Dieses Buch soll eine Anregung für ein solches Konzept sein. Panta rhei!
Dem Thieme Verlag danke ich für die Geduld, die man mit mir gehabt hat. Die Ausstattung des Buches konnte für mich nicht besser sein.
Danken möchte ich Berta und Dr. Karel Bobath, all den Therapeuten und Kollegen, die mir geholfen haben mein Wissen zu erwerben. Danken möchte ich aber auch meinen Mitarbeitern.
Vor allem aber möchte ich meinem Mann danken, der mit unendlicher Geduld geholfen hat, mir meine Arbeit zu ermöglichen.

INGE FLEHMIG
Hamburg, im Winter 1978/79

Vorwort zur 3. Auflage

Im Bereich der Entwicklungsneurologie hat sich seit dem Erscheinen der 1. Auflage dieses Buches manches verändert. In zunehmendem Maße beginnen Denkmodelle unser Handeln zu beeinflussen, welche die Früherkennung und Frühbehandlung behinderter oder verhaltensgestörter Kinder fördern oder neue Wege aussichtsreicher erscheinen lassen.
Diese neueren Aspekte, z. B. die „sensorische Integration“ - das in früher Kindheit sich vollziehende „Zusammenspiel der Sinne“ - wurden bereits in der 2. Auflage des Buches berücksichtigt, um dem Kinderarzt nicht nur quantitative, sondern auch qualitative Beobachtungen zu ermöglichen, die seine Vorstellungen von kindlichen Auffälligkeiten plastischer zu gestalten vermögen.
Neuere Forschungsergebnisse zu diesem Thema, die sich seit dem Erscheinen der 2. Auflage vor vier Jahren ergeben haben, wurden im Text der 3. Auflage ergänzend mit aufgenommen.
Meiner engen Zusammenarbeit mit Therapeuten aller Richtungen verdanke ich reichlich Information und viele Anregungen, die ich versucht habe, an den Leser dieses Buches weiterzugeben.
Durch diesen ständigen Erfahrungsaustausch, das beharrliche Ausprobieren, wie man dem behandlungsbedürftigen Kind noch besser helfen kann, mit seinen Problemen möglichst gut und selbständig fertigzuwerden, wird unser Wissen und Können gefördert. Der enge Kontakt zwischen Kind, Familie, Arzt und Therapeut erleichtert die Diagnosestellung durch den Arzt, ermöglicht dem Therapeuten, wirksamer zu behandeln und hilft den Eltern, ihre oft schwierigen Probleme leichter zu bewältigen.

INGE FLEHMIG
Hamburg, Frühjahr 1987

Inhalt

Einleitung

Die Abgrenzung von Varianten der normalen Entwicklung eines Säuglings gegenüber minimalen oder auch echten Abweichungen von dieser Norm, besonders im frühen Säuglingsalter, stellt den Untersucher oft vor erhebliche diagnostische Probleme.

In diesem Buch soll der Versuch unternommen werden, anhand der Darstellung der kontinuierlichen Entwicklungsprogression des Säuglings in monatlichen Abständen von der Geburt bis zum 18. Lebensmonat frühe Abweichungen von der Normalentwicklung zu erkennen und entsprechend zu werten. Die Angabe von „Meilensteinen der Entwicklung“, wie dies bisher vielerorts geschah, ist hierfür nicht ausreichend. Aufgrund der in den letzten Jahren ständig verbesserten Behandlungsmöglichkeiten für behinderte Kinder ist ein abwartendes Verhalten, das zusieht, ob aus anfänglich diskreten Auffälligkeiten der Säuglingsentwicklung schließlich eine eindeutige Behinderung des betreffenden Kindes wird, nicht mehr zu vertreten.

Günstig könnten sich in diesem Zusammenhang die in Deutschland seit 1971 gesetzlich verankerten Vorsorgeuntersuchungen bei Kindern auswirken. Sie setzen jedoch - sollen sie hinsichtlich einer echten Frühbehandlung zum Tragen kommen - relativ detaillierte Kenntnisse der untersuchenden Kinderärzte in Klinik und Praxis voraus.

Besonders die frühen Entwicklungsschritte der ersten Lebensmonate stellen oft auch den erfahrenen Untersucher vor schwierige Probleme der Entscheidung, ob eine Auffälligkeit noch als unbedeutende Normvariante oder schon als behandlungsbedürftige Abweichung zu interpretieren sei. Sehen verschiedene Untersucher das gleiche Kind, kann es durchaus vorkommen, daß daraus unterschiedliche Auffassungen hinsichtlich der diagnostischen und therapeutischen Wertigkeit solcher Auffälligkeiten resultieren. Diese können zu einer unerwünschten und für das Kind zumeist nachteiligen Verunsicherung der Eltern gegenüber ärztlichen Entscheidungen führen.

Um dieses zu vermeiden und zu einer möglichst einheitlichen Nomenklatur und Fallbeurteilung zu gelangen, erscheint es wichtig, immer wieder gerade die Grenzfälle zwischen „noch normal“ und „schon auffällig“ einer eingehenden Analyse zu unterziehen.

Das Vollbild einer Behinderung ist nahezu jedem Laien geläufig. Nur mit Hilfe einer zuverlässigen Interpretation minimaler Auffälligkeiten wird es möglich sein, auch leichte oder durch Kompensationsmechanismen „verdeckte“ Fälle kindlicher Behinderung früh genug zu erkennen, um sie einer Behandlung zuzuführen, die sich zu Recht „Frühbehandlung“ nennen darf. Dieses setzt voraus, daß Begriffe und Interpretation der Störungen in einem gewissen Rahmen Allgemeingut der Untersucher sind.

Um dem Leser des Buches, der das zu untersuchende Kind von Fall zu Fall in einem unterschiedlichen Lebensalter vorgestellt bekommt, jederzeit den so wichtigen Vergleich mit der altersentsprechenden Normalentwicklung zu ermöglichen, wurde bewußt für jeden Lebensmonat stereotyp das gesamte Untersuchungs- und Beobachtungsprogramm aufgezeigt. Unvermeidliche Wiederholungen wurden dabei in Kauf genommen. Sie bieten zudem bei fortlaufender Lektüre - wofür diese eher als tabellarische Übersicht gedachten Kapitel ohnehin nicht vorgesehen sind - den Vorzug der sichereren Gedächtniseinprägung.

Da die Abweichungen im Gegensatz zu der Normalentwicklung des Kindes vom 4. Lebensmonat an eine typische Monotonie erkennen lassen, wurden diese nach dem angegebenen Zeitpunkt nur mehr in Intervallen von mehreren Monaten - nämlich im 8. und 15. Lebensmonat - der normalen Kindesentwicklung gegenübergestellt.

Es manifestiert sich in den dazwischenliegenden Monaten die „Retardierung“. Auf eine beständige Wiederholung der Symptomatologie wurde deshalb verzichtet. Sie hätte der Übersichtlichkeit eher geschadet als genützt.

Die Früherkennung der zerebralen Bewegungsstörung und anderer kindlicher Behinderungen ist im Laufe der letzten Jahre zunehmend in die ersten Lebensmonate des Säuglings verlegt worden. Das resultiert logischerweise aus der Erkenntnis, daß das kindliche Gehirn in dieser Phase wegen der noch ausgeprägten „Plastizität“ sich besser an Manipulationen von außen adaptieren kann als später. Die Entwicklung des kindlichen Gehirns folgt in dieser Periode einer nahezu vorhersagbaren Fähigkeit des Lernens in Abhängigkeit von seiner Reifung und der Stimulation durch die Umwelt.

Therapeutische krankengymnastische Maßnahmen werden deshalb in dieser Frühphase komplexer und ganzheitlicher wirksam, als dies nach fortgeschrittenerer Differenzierung einzelner Hirnabschnitte auch mit größerem Aufwand möglich ist.

Dieses Buch beschäftigt sich mit der Früherkennung kindlicher Behinderungen auf der Basis diffuser zerebraler Schädigungen. Der Akzent liegt dabei auf „Erkennung“ und nicht „Diagnose“. Bei einem Säugling, der am Beginn seiner psychomotorischen Entwicklung steht, ist eine Diagnosestellung im eigentlichen Sinne noch nicht möglich. Die Klassifikation einer möglichen Körperbehinderung oder aber die Absicherung einer zerebralen Bewegungsstörung im Hinblick auf ihren Schweregrad und ihre Prognose erscheinen praktisch unlösbar.

Aufgrund jahrelanger Beschäftigung mit diesem speziellen Gebiet der Kinderneurologie und der Erkenntnis vieler erfahrener Untersucher erscheint es mir wichtig, darauf hinzuweisen, daß in diesem frühen Säuglingsalter zunächst eigentlich nur „Tendenzen" erkannt oder erahnt werden können; Tendenzen, die den Untersucher jedoch aufmerksam machen und zu kurzfristigen Kontrollen, ggf. auch schon zur Einleitung geeigneter therapeutischer Maßnahmen veranlassen sollten.

Es wurde zwar wiederholt der Verdacht geäußert, daß man bei dieser Art der Früherkennung auch viele „gesunde" Kinder einer unnötigen Frühbehandlung zuführe, wodurch schwerer Betroffenen die oft knappen Therapieplätze vorenthalten würden. Leider scheint eher das Gegenteil der Fall zu sein. Trotz eingehender Erfahrung auf diesem Gebiet haben alle mir bekannten Untersucher erlebt, wie unter ihrer Beobachtung Kinder im Laufe der folgenden Jahre bewegungs-, verhaltens- und/oder lerngestört wurden.

Das menschliche Gehirn, und vor allem das Gehirn des jungen Säuglings, scheint Selbstregulationsmechanismen zu besitzen, welche Abweichungen von der normalen Entwicklung bis zu einem gewissen Grad zu kompensieren vermögen. Diese Selbstregulationsmechanismen sind abhängig von der das Kind umgebenden Umwelt, d. h. inwieweit diese eine Selbstregulation zuläßt oder sie mehr oder weniger stark verhindert.

Man könnte sich verschiedene Regulationsvorgänge vorstellen:

- Das Kind reguliert durch Einbeziehung der Umwelt selbst (Lächeln und Schreien mit Aufforderungscharakter).
- Die Umwelt (meistens die Mutter) kann gegenregulierend helfen (meist intuitiv).
- Arzt oder Therapeut geben der Mutter Hilfestellung durch Zeigen von „Handling" und ermöglichen dadurch kindliche und mütterliche Selbstregulationen.
- Die Therapie mit entsprechenden Behandlungstechniken ermöglicht die Fähigkeit zur Adaptation durch Stimulation bei vorhandenem, wenn auch „leichtem" Hirnschaden.

Zu bestimmten Zeitpunkten in der weiteren kindlichen Entwicklung können diese Abweichungen jedoch erneut zum Vorschein kommen. Die frühe Schulzeit mit ihren zusätzlichen Belastungen für das Kind bis etwa zum 10. Lebensjahr mag eine solche kritische Periode sein, die Abweichungen der motorischen Entwicklung manifest werden läßt. In diesem Zusammenhang sollte vielleicht auch die relativ große Anzahl lernbehinderter Kinder mit neurogenen Lernschwächen Erwähnung finden (STUTTE 1960, JOHNSON u. MYKLEBUST 1971). Aufgrund dieser Fakten erscheint es gerechtfertigt, das Augenmerk des Untersuchers auf Tendenzen der Entwicklungsabweichung hinzuweisen und bei der geringsten Bestätigung eines Verdachts therapeutische Konsequenzen einleiten zu lassen.

Dem Kinderarzt Hinweise und Kriterien für die Früherkennung der Abweichungen von normaler motorischer Entwicklung in die Hand zu geben, damit der ihm vorgestellte Säugling optimal versorgt werden kann, ist die angestrebte Absicht dieses Buches.

Ein kurzer historischer Rückblick

Am 20. Februar 1838 führte LITTLE (1862) die erste in der Literatur beschriebene Tenotomie durch. Er selber litt offensichtlich an den Folgezuständen einer Poliomyelitis, die sein linkes Bein gelähmt hatte. Sein Ziel, Medizin zu studieren, wurde durch seine eigene Behinderung motiviert, da er glaubte, daß er sich dadurch selber behandeln und heilen könnte. Seine Studien galten dem „Klumpfuß“, und so ging er nach Deutschland, nach Berlin und anderen deutschen Zentren, um dort zu lernen. Ihm wurde bald klar, daß er an einer neuromuskulären Koordinationsstörung litt, und er wollte etwas über die chirurgische Behandlung dieser Erkrankung lernen. Von dem Chirurgen Stromeyer wurde an ihm selber eine subkutane Tenotomie der Achillessehne mit Erfolg durchgeführt. Er fühlte sich danach geheilt. Und so wurde er mit 27 Jahren, nach vielen erfolgreichen Operationen an seinen Patienten, ein Spezialist für den „Klumpfuß“.

In diesem Zusammenhang beschäftigte er sich intensiv mit der spastischen Diplegie, die von nun an „Little-Disease“ genannt wurde.

Seine ersten Veröffentlichungen wurden 1844 und 1861 im „Lancet“ angenommen, und zwar über die spastische Rigidität der Extremitäten bei Neugeborenen.

Auch die progressive Muskeldystrophie wurde zum ersten Mal von ihm beschrieben. Der Höhepunkt war die 1862 veröffentlichte Schrift: „On the Influence of Abnormal Parturitition, difficult Labours, Premature Birth, and Asphyxia Neonatorum, on the Mental and Physical Condition of the Child, Especially in Relation to Deformities.“ (Über den Einfluß abnormer Geburt, Wehenschwierigkeiten, Frühgeburt und Asphyxie auf den geistigen und physischen Zustand des Kindes, speziell im Hinblick auf Deformitäten.)

Er meinte die Symptome der zerebralen Bewegungsstörung bei Kindern im Alter von 6 Monaten bis 2 Jahren diagnostizieren zu können. Da er keine andere Arbeit über dieses Thema finden konnte, ging er zurück zu Shakespeare, der in Richard III. sagen läßt:

> "I that am curtailed of this fair proportion
> Cheated of feature by dissembling Nature,
> Deform'd, unfinished, sent before my time
> Into this breathing world, scarce half made up,
> And that so lamely and unfashionable
> That dogs bark at me as I halt by them."

"If ever he have child, abortive be it;
Prodigious and untimely brought to light.
Whose ugly and unnatural aspect
May fright the hopeful mother at the view;
And that be heir to his unhappinness."

Übersetzung von Schlegel und Tieck aus Richard III., 1. Aufzug, 1. Szene:
„Ich, um dies schöne Ebenmaß verkürzt
Von der Natur um Bildung falsch betrogen
Entstellt, verwahrlost, vor der Zeit gesandt
In diese Welt des Atmens, halb kaum fertig
Gemacht, und zwar so lahm und ungeziemend,
Daß Hunde bellen, hink' ich vorbei . . ."

1. Aufzug, 2. Szene:
„Hat er ein Kind je, so sei's mißgeboren.
Verwahrlost und zu früh ans Licht gebracht,
Des greulich unnatürliche Gestalt
Den Blick der hoffnungsvollen Mutter schrecke,
Und das sei Erbe seines Mißgeschicks!"

Little war davon überzeugt, daß Shakespeares Beschreibung einen Menschen kennzeichnet, der eine Asphyxie unter der Geburt erlitten hatte, offensichtlich mit einem Fußvorfall und einer Frühgeburt.

FREUD (1901) beschrieb in mehreren Monographien die „Infantile Cerebrallähmung" (mit nicht weniger als 415 Literaturangaben). Die Therapie war rein medikamentös oder operativ. Der Ansatz der Therapie war negativ und ohne viel Hoffnung auf eine wirkliche Verbesserung, vor allem, wenn zerebrale Anfälle hinzukamen. Littles Arbeiten waren ihm bekannt.

Von dieser Zeit an war die zerebrale Bewegungsstörung eine Erkrankung, mit der sich, außer den Neurologen für die Diagnostik, therapeutisch vorwiegend die Orthopäden beschäftigten, um die von Little angegebenen Operationsmöglichkeiten zu verbessern.

Erst die grundlegenden Arbeiten von den BOBATHS (1952–1975) machten dem Kinderarzt bewußt, daß es sich um eine im frühen Kindesalter therapierbare Erkrankung handelte.

Grundlegende Untersuchungen zu dem Problem der Früherkennung und Frühbehandlung der Zerebealparese erfolgten in den Jahren 1927 bis 1972 von PEIPER (1964), GESELL (1941), MCGRAW (1943), ILLINGWORTH (1966), ANDRÉ-THOMAS (1952) in Zusammenarbeit mit SAINT-ANNE DARGASSIES (1972) und vielen anderen. COLLIS (1964) und besonders KÖNG (1965), die sich Anfang der 50er Jahre vorwiegend mit der Poliomyelitis beschäftigt haben, begannen systematisch das Wissen um die „Zerebralparese“ zu vertiefen und eine Früherkennung zu ermöglichen, die einen frühen therapeutischen Ansatz bot.

Die exakten, statistisch gut abgesicherten Arbeiten von PRECHTL und BEINTEMA (1964) über die neurologischen Untersuchungen an Neugeborenen bis zum 15. Lebenstag legten das Fundament für systematische, von jedem geübten Untersucher nachvollziehbare Untersuchungsschritte bei der neurologischen Befundabklärung des Neugeborenen.

Noch 1974 schildert BOBATH, daß er sich nicht erinnern kann, während seines Medizinstudiums etwas über das Krankheitsbild der „Zerebralparese“ gehört zu haben. Erst die physiotherapeutische Tätigkeit seiner Frau, die ihn mit diesen Problemen konfrontierte, machte ihm bewußt, mit welchen Störungen man es bei dieser Krankheit zu tun haben müßte. Der Versuch einer Aufklärung ihrer Zusammenhänge mit dem peripher sichtbar werdenden Erscheinungsbild und ihrer therapeutischen Beeinflussung bestimmte von da ab sein weiteres medizinisches Handeln. Auch während unseres Studiums wurde dieses sozioökonomisch so bedeutsame Krankheitsbild kaum oder nur bruchstückhaft erwähnt. In der Zwischenzeit sind dem Studenten an fast allen Universitäten Möglichkeiten gegeben, sich mit der zerebralen Bewegungsstörung im Zusammenhang mit peri- und neonatologischen Schadensereignissen vertraut zu machen.

Nicht zu vergessen sind die grundlegenden Arbeiten von PIAGET (1975), der, ohne den Begriff vollständig zu erklären, der *Sensomotorik* den entscheidenden Stellenwert in der Entwicklung des Kindes für höhere kognitive Prozesse zuteilt.

JEAN AYRES (1979) und anderen, die zum Teil auf ihren Erkenntnissen aufbauen, kommt das Verdienst zu, den Begriff *Sensomotorik* zu klären und damit neue Ansätze für verbesserte Therapien zu bieten.

Normale Entwicklung der Motorik und ihre Abweichungen

Allgemeine Bemerkungen

Die statisch-motorische Entwicklung vom Neugeborenen bis hin zum Erwachsenenalter ist abhängig von der Reifung des Zentralnervensystems. Der Ablauf dieser Entwicklung wird bestimmt durch genetisch festgelegte Entwicklungsmuster (pattern of behaviour) und Stimulationen durch Umweltreize. Diese durch die Sinnesorgane aufgenommenen Reize werden vom Gehirn als einem Organ der Integration und Koordination mit automatisch ablaufenden komplexen Reaktionen beantwortet.

Je nach dem Alter des Kindes sind diese Reaktionen verschieden, sie erfolgen jedoch von Geburt an in einer festgelegten Reihenfolge. Sie sind charakterisiert durch die Entwicklung der Reflexmechanismen der Haltung und der Haltungsbewahrung, die es dem Menschen ermöglichen, sich entgegen der Schwerkraft aufzurichten und sein Gleichgewicht zu bewahren.

Die Motorik ermöglicht dem Menschen die Auseinandersetzung mit der Umwelt. Für das Kind bedeutet die ständige Verbesserung der motorischen Fähigkeiten das Erringen seiner Unabhängigkeit und die Fähigkeit zur Adaptation an soziale Gegebenheiten. Die motorischen Abläufe stehen in unmittelbarer Wechselwirkung zu psychischen und kognitiven Vorgängen. Diese äußern sich fast immer in motorischen Verhaltensweisen, z. B. in der Mimik oder in der Körperhaltung und haben somit Signalwirkung auf die Umwelt unter Inanspruchnahme von Regelkreisen.

Es handelt sich bei der Haltungseinnahme bzw. Bewegung und Haltungsbewahrung um sensomotorische Funktionskreise im Sinne biologischer Regelkreise. Wahrnehmen und Bewegen bedingen sich wechselseitig und sind als biologische Einheiten zu sehen.

Jeder Bewegungsablauf vollzieht sich immer unter optimaler Anpassung an äußere Stimuli. Organismus und Umwelt sind in diesem Regelkreis voneinander abhängig. Nach SCHILLING (1970) ist die motorische Fähigkeit oder der motorische Entwicklungsstand immer umweltabhängig und damit situationsabhängig.

Für CHRISTIAN (1952) ist Bewegung nicht das *Ergebnis* funktionssicher gewordener Organe, sondern *Inanspruchnahme* funktionierender Organe.

Nach der Geburt versuchen sich alle biologischen Systeme an die Gegebenheiten der Umwelt anzupassen. Lebenswichtige Systeme, wie Herzschlag, Atmung usw., erreichen dies in kurzer Zeit. Sie müssen sofort arbeiten.

Durch die Tatsache, daß der Mensch „relativ" zu früh geboren wird, da er bei weiterer intrauteriner Reifung den Geburtskanal nicht mehr passieren könnte, benötigen weniger überlebenswichtige Systeme, wie die Motorik, Statik usw. für die Anpassung post partum längere Zeit, vorbereitet während der Schwangerschaft und Geburt.

Es handelt sich aber hierbei nicht um einfache Systeme, die von der ursprünglichen Unreife zur endgültigen Reife spontan übergehen, sondern um ständig der Selbstregulation unterworfene Muster. Diese passen sich an die gegebenen Situationen an, d. h., sie lernen zu agieren mit den ihnen zur Verfügung stehenden Mitteln im Hinblick auf ein vorgegebenes Muster, das sich genetisch eingeprägt hat.

Welches sind z. B. die Mittel der Motorik? Hier scheint im Vordergrund die Regulation des Tonus zu stehen: Hemmung tiefliegender Hirnzentren und Stimulation höher integrierter Zentren durch feinabgestufte Regulationen und Gegenregulationen, sich immer gegenseitig beeinflussend. Dabei ist keine Stufe ohne die vorhergehende erreichbar. So kann ein genetisch eingeprägtes Muster zusammen mit den Reizen der Umwelt, die diese Entwicklung teils hemmen, teils bahnen, zur vollen Entfaltung gelangen.

Daß dieses komplizierte System durch Störungen vielfältigster Art falsch ablaufen kann, ist in der Vielzahl der Regulationssysteme begründet. Ihr koordiniertes Zusammenspiel im Mikrokosmos eines sich entwickelnden Kindes mit seiner Psyche, mit der Fähigkeit, auf Reize aus der Umwelt zu reagieren, mit den Möglichkeiten seiner sensorischen, sensiblen Systeme und seinem Intellekt, auf solche Reize in nicht immer vorgegebenen Bahnen zu reagieren, d. h. einen gewissen Reaktionsfreiraum zu haben, bewirkt letztlich das, was wir „Entwicklung" nennen.

Sichtbar ist für den Untersucher immer nur ein ganz kleiner Ausschnitt, und der wird erst überschaubar, wenn ein System nicht mehr funktioniert, wie z. B. bei einer Schädigung des Gehirns. Durch Regulationsausfall entsteht für den Organismus eine neue Situation, die er nur durch Abwandlung von Mechanismen der Anpassung bewältigen kann. Da diese dann nicht mehr voll genetisch vorprogrammiert sind, muß das System einen Ausweg finden, um die Anpassung so optimal wie möglich zu gestalten.

Trifft der Schaden ein noch nicht voll funktionierendes System, wird die Möglichkeit zur Anpassung besser sein, als wenn das System bereits ausgereift ist und damit Bahnen „festgelegt" sind, die vorher noch offen waren. Das nennt man die „Plastizität" beziehungsweise „Dynamik" des Gehirns, welche in den ersten Lebensmonaten am ergiebigsten ist. Je weiter ein Organismus entwickelt ist, desto vielfältiger sind bereits seine Reaktionen und desto störbarer ist auch das Gesamtsystem. Dabei wird bei jeder Reaktion beim Übergang zu einer neuen, den Umständen besser angepaßten, die Erfahrung der vorhergehenden einfließen.

Reflexe und Reaktionen

Nach PEIPER (1964) dienen die Rezeptoren der Lage- und Bewegungsempfindung der Entwicklung statisch-motorischer Fähigkeiten. Die Stellung der Glieder zueinander und - bei aufgerichtetem Körper - die Stellung des Kopfes, Körpers und der Glieder zur Richtung der Schwerkraft wird ständig überwacht und korrigiert. Die Rezeptoren sind dabei die Drucksinnesorgane der Haut, die Propriozeptoren der Muskeln, Sehnen und Gelenke, die Augen und das Innenohr mit seinem Gleichgewichts- und Hörsystem. Um die gleiche Aufgabe zu erfüllen, werden verschiedene Sinnesorgane gleichzeitig tätig, so daß viele Reaktionen mehrfach abgesichert sind.

In der statisch-motorischen Entwicklung des Säuglings werden Gesetzmäßigkeiten sichtbar, die die Hirnentwicklung des Fetus schon aufzeigen. In der Reihenfolge, wie sich einzelne Hirnanteile entwickeln, beginnt auch das Gehirn zu arbeiten.

Man kann aus den Reflexen und Reaktionen des 1. Lebensjahres auf den Bauplan des Gehirns schließen (MCGRAW 1943). Die Verhaltenscharakteristika des Neugeborenen zeigen, daß sie unter der Dominanz subkortikaler Kerne stehen. Diese reifen eher als die Hirnrinde. Das Verhalten des Neugeborenen und Säuglings ist darum charakterisiert durch diese primären „pattern“. Manche dieser Muster verbleiben auch im späteren Alter unter ihrem Einfluß. Mit zunehmender Hirnreifung werden diese primären Verhaltensmuster gehemmt. Die Entwicklung vollzieht sich dabei in kraniokaudaler Richtung. Am deutlichsten kann dieser Prozeß am Auftreten und Verschwinden von Reflexen und Reaktionen im Zusammenspiel mit der normalen motorischen Entwicklung gezeigt werden, wie sie in Tab. 1 und 2 und den Abb. 1–16 im einzelnen erläutert werden.

Tabelle 1 Reflexe und motorisches Verhalten

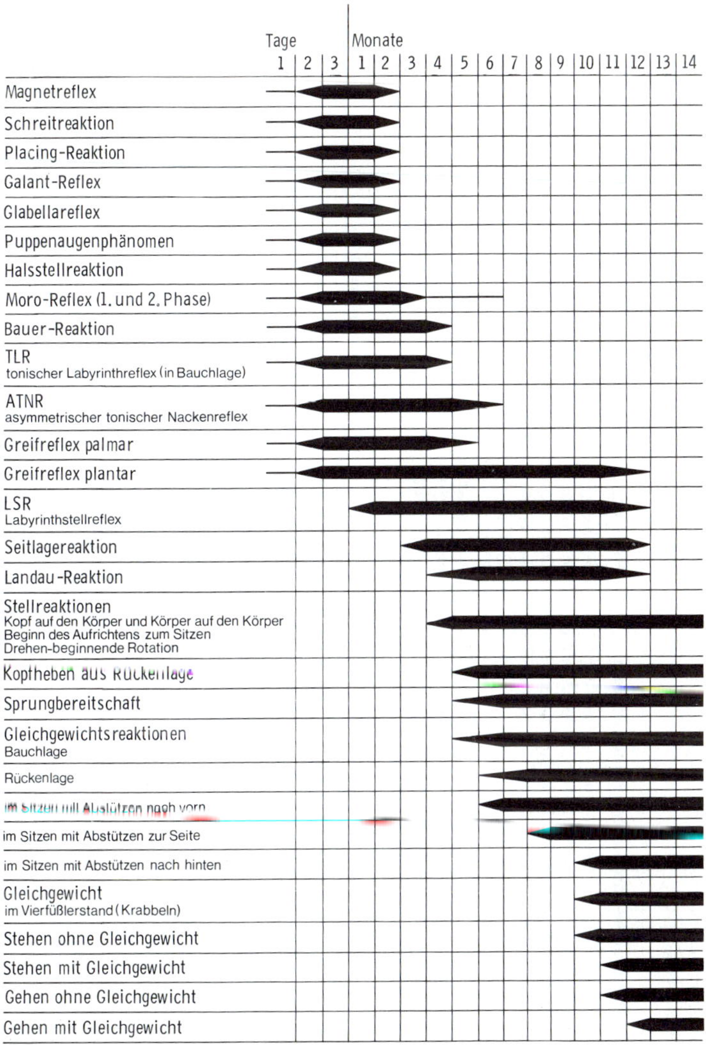

Diese Tabelle ist eine nichtstandardisierte Übersicht

Tabelle 2 Prozentzahl normaler Säuglinge, die im Verlauf des ersten Lebensjahres bestimmte infantile Reflexe zeigen (nach Paine u. Mitarb. 1964)

	Reflexe, die mit zunehmendem Alter verschwinden			Reflexe, die mit zunehmendem Alter auftreten				
	Moro-Reflex	Asymmetrischer tonischer Nackenreflex (ATNR)	gekreuzter Adduktorenreflex beim PSR	Stellreflex vom Kopf auf den Rumpf (Rotation)	Stehbereitschaft	Landau-Reflex-	Abstützreaktion der Arme	Greifen mit der Hand
Ausprägung des Reflexes, die noch als positiv gewertet wurde	Extension, auch ohne folgende Flexion	bis 30 Sek. lang anhaltend oder inkonstant	Stark oder schwach	auslösbar, aber nicht anhaltend	ziemlich gut oder gut	Kopf über der Horizontalen, Rücken gestreckt	vollständig	Greifen nur mit Daumen und Zeigefinger
Alter								
1	93	67	?*	13	50	0	0	0
2	89	90	?*	23	43	0	0	0
3	70	50	41	25	52	0	0	0
4	59	34	41	26	40	0	0	0
5	22	31	41	38	61	29	0	0
6	0	11	21	40	66	42	3	0
7	0	0	12	43	74	42	29	16
8	0	0	15	54	81	44	40	53
9	0	0	6	67	96	97	76	63
10	0	0	3	100	100	100	79	84
11	0	0	3	100	100	100	90	95
12 Monate	0	0	2	100	100	100	100	100

* Hier gehen Erfahrungen und Ansichten verschiedener Untersucher auseinander.

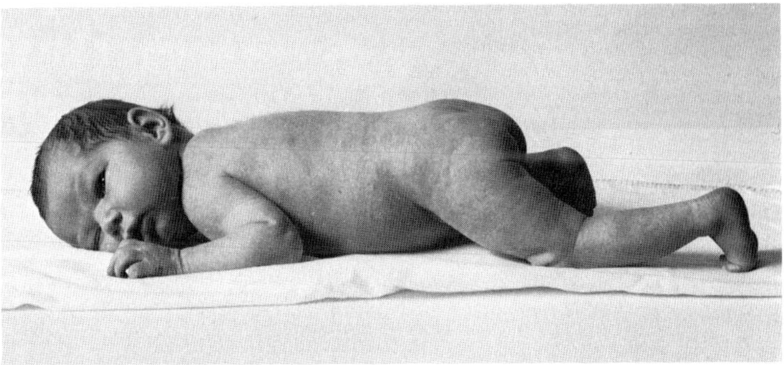

Abb. 1 Automatische Reaktion: Ein Neugeborenes dreht in Bauchlage den Kopf zur Freihaltung der Atemwege zu einer – meistens immer der gleichen – Seite. Es handelt sich um eine erste Streckung aus totaler Flexion

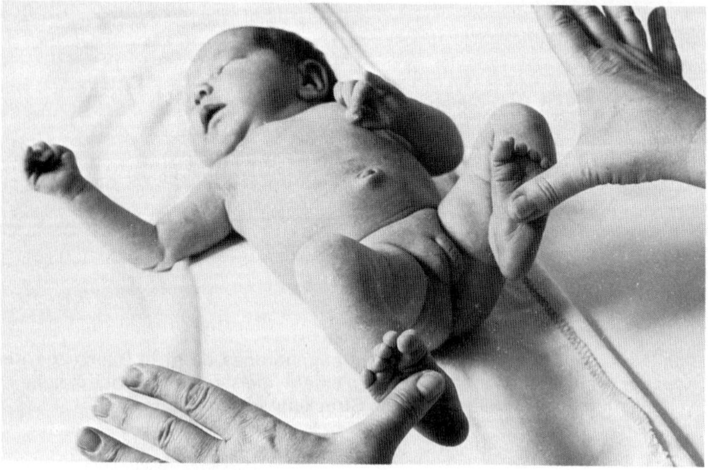

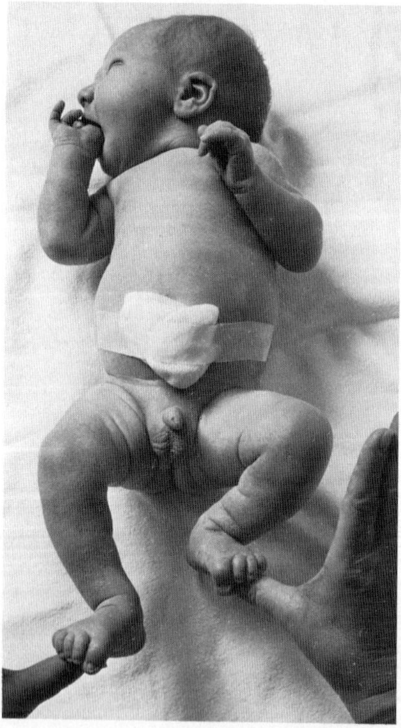

Abb. 2 a u. b Magnetreflex: In Rückenlage werden bei gebeugten Hüften und Knien (symmetrische Lage des Kopfes in Mittellinie) die Daumen des Untersuchers auf die Fußsohle gedrückt und langsam zurückgezogen. Der Kontakt zwischen Finger und Fußsohle bleibt erhalten, die Beine werden gestreckt, der Fuß bleibt am Finger „kleben"

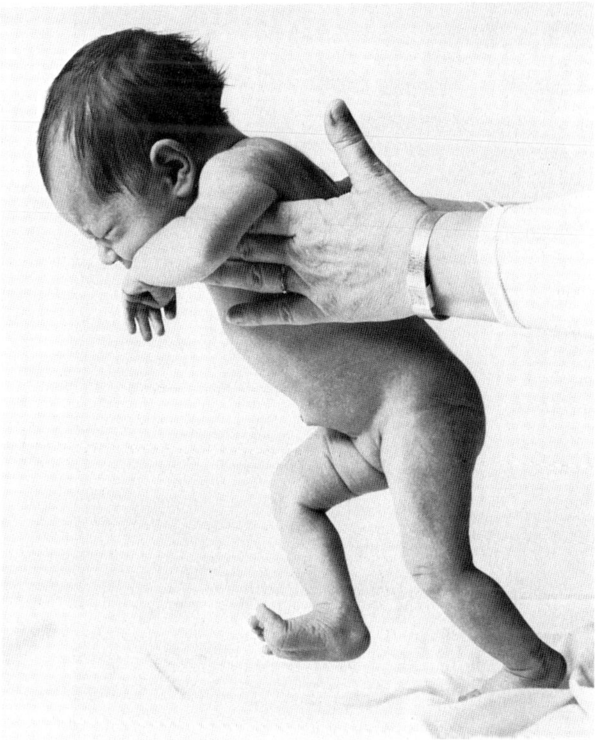

Abb. 3 Schreitreaktion: Das Kind wird mit beiden Händen am Rumpf vertikal gehalten. Drückt man die Fußsohle des einen Beines auf die Unterlage, beugt sich dieses Bein bei Berührung, und das andere wird gestreckt. Dabei berührt dieses die Unterlage, beugt sich, und das vorher gebeugte Bein wird gestreckt. Diese alternierende Bewegung vermittelt den Eindruck des Schreitens (marche automatique). Der Oberkörper des Kindes wird dabei leicht nach vorn gehalten

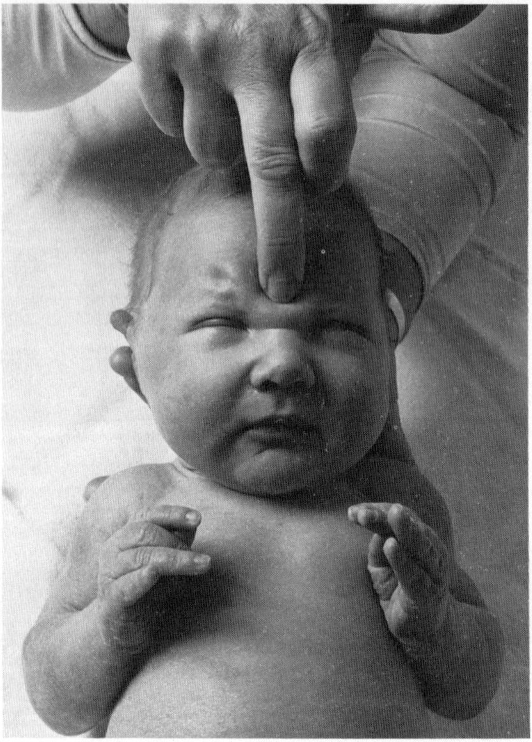

Abb. 4 Glabellareflex: Bei Druck auf die Mitte der Stirn werden die Augen geschlossen. Nach Prechtl u. Beintema werden Fazialisparesen dadurch sichtbar

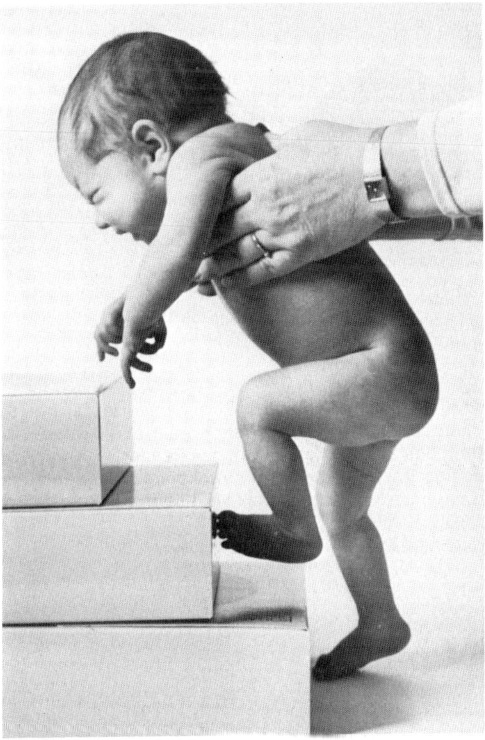

Abb. 5 Placing-Reaktion: Man hält das Kind unter den Armen mit den Füßen unterhalb der Tischkante. Durch langsames Anheben des Kindes zieht man unter leichter Berührung des Fußrückens diesen an der Unterkante des Tisches nach oben, woraufhin der Fuß über die Tischkante „steigt". Das gleiche kann man mit dem Handrücken provozieren. Diese Reaktion wird auch Steigreaktion genannt, da das Kind den Eindruck erweckt, es könnte über die Tischkante steigen

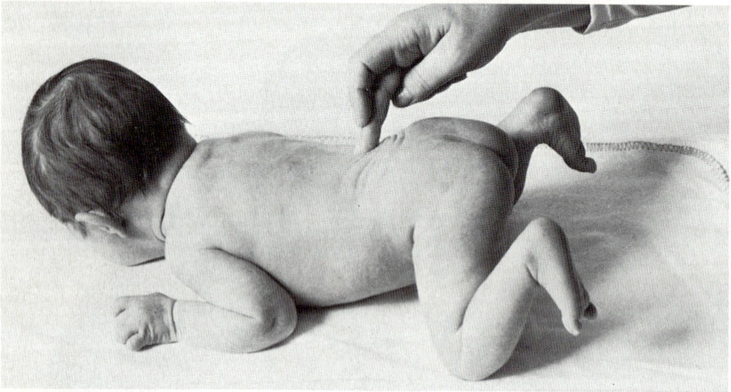

Abb. 6 Galant-Reaktion: Wird paravertebral mit dem Finger entlanggestrichen, formt das Kind mit dem Körper einen Bogen. Die Konkavität ist zur Richtung des Stimulus gerichtet, das Becken wird nach oben gezogen. Das gleichseitige Bein und der Arm strecken sich, die entgegengesetzten Extremitäten beugen sich. Dieser Reflex wird auch Rückgratreflex genannt

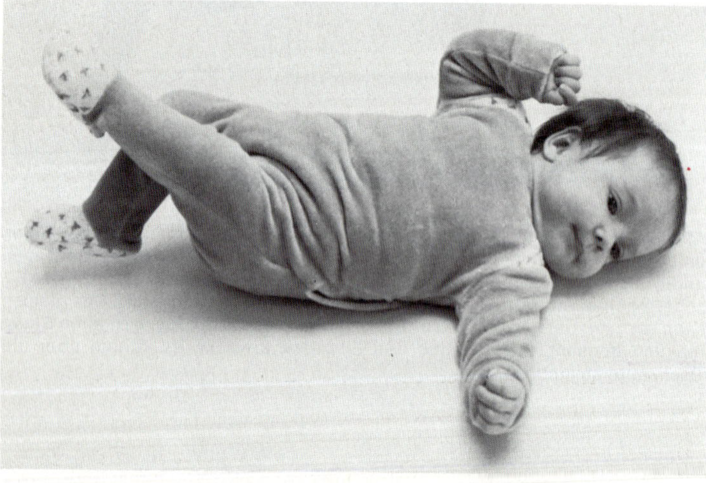

Abb. 7 ATNR (Asymmetrisch-tonischer Nackenreflex): Bei isolierter Drehung des Kopfes zu einer Seite werden die Extremitäten der „Gesichtsseite" gestreckt und die der „Hinterhauptseite" gebeugt. Es handelt sich um die sog. „Fechterstellung". In den meisten Fällen besteht nur eine Einwirkung dieses Reflexes auf die Extremitäten. Er ist elektromyographisch jedoch nachweisbar. Persistiert er, wird eine Hand-Augen-Koordination verhindert. Man findet ihn bei zerebral bewegungsgestörten Kindern. Durch seine tonisch fixierte Haltung macht er jede Bewegung gegen die Schwerkraft unmöglich.

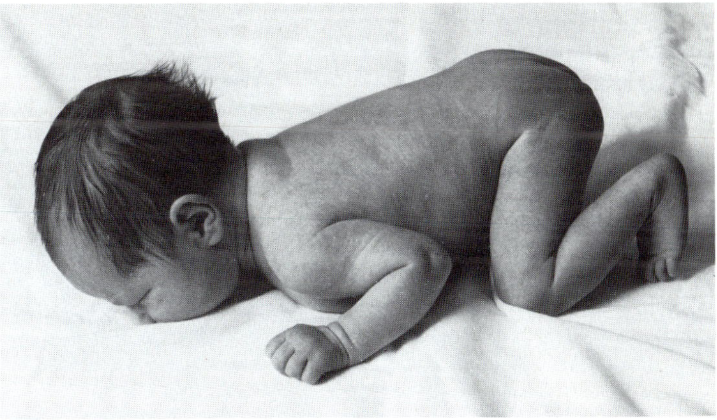

Abb. 8 TLR (Tonischer Labyrinthreflex): Wenn das Kind auf dem Bauch liegt, besteht eine totale Beugung, der Kopf wird nicht zur Seite gelegt, die Atemwege werden nicht freigehalten. In Rückenlage besteht eine Streckung des Rumpfes und der Beine, die adduziert und innenrotiert sind. Die Arme sind gebeugt, die Hände gefaustet, die Schultern retrahiert. Der Kopf liegt in Opisthotonushaltung. In ganz geringer Ausprägung ist sie beim normalen Säugling vorhanden. Beim zerebral bewegungsgestörten Kind häufigst sichtbarer Reflex (beim Tetraspastiker). Er verhindert ein Aufrichten aus der Rückenlage, indem er den Kopf zurückhält und somit keine Kopfkontrolle ermöglicht. Da die Hüfte nicht gebeugt werden kann, ist ein Sitzen mit Gleichgewicht unmöglich

STNR (Symmetrisch-tonischer Nackenreflex): Bei Beugung des Kopfes werden die Arme im Ellonbogengelenk gebeugt und die Beine total gestreckt, bei Streckung des Kopfes werden die Arme total gestreckt und die Beine gebeugt. Persistierend verhindert dieser Reflex den Vierfüßlerstand und damit das Aufrichten zum Sitzen

Opisthotonus
extreme Körperbeugung nach hinten (dorsal konkav)
Kontraktion der gesamten Körpermuskulatur, mit Überwiegen der Strecker

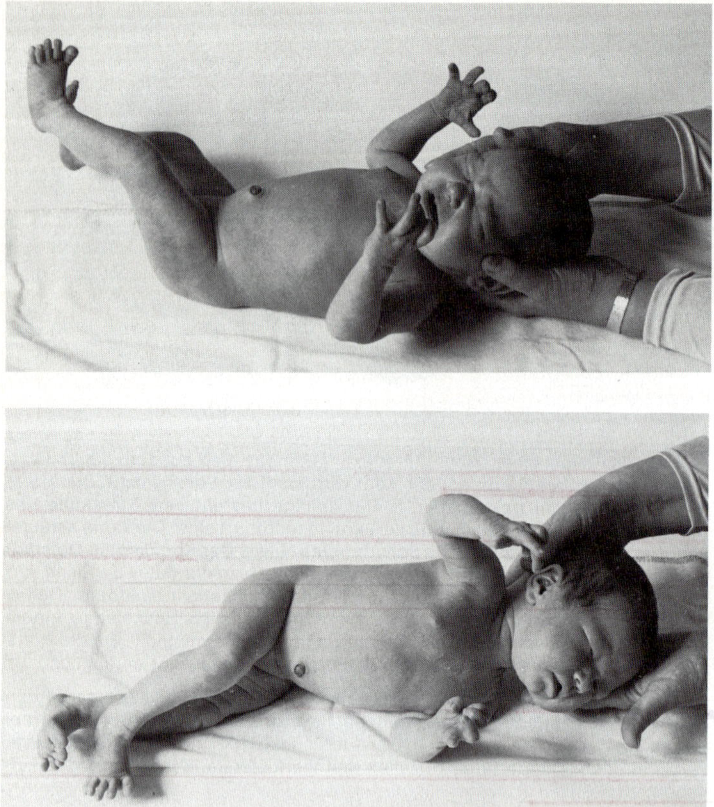

Abb. 9 a u. b Halsstellreaktion: Der Untersucher dreht den Kopf des auf dem Rücken liegenden Kindes zur Seite. Der gesamte Körper folgt der Drehung, das Kind dreht sich en bloc. Bei Persistieren wird eine Rotation zwischen Kopf und Körper und damit das Aufrichten aus der Rückenlage zum Sitzen über die Drehung unmöglich.

Seitlagereaktion: Man hält das Kind mit beiden Händen in der Taille am Rumpf vertikal und verlagert es seitlich in die Horizontale. Dabei stellt sich der Kopf wieder im Raum ein, das obere Bein und der Arm werden gestreckt, die unteren Extremitäten gebeugt. Durch passives Kopfsenken fällt der Körper des Kindes zusammen. Man kann dieses Muster auch bei Gleichgewichtsreaktionen innerhalb des Körpers eines Erwachsenen beobachten

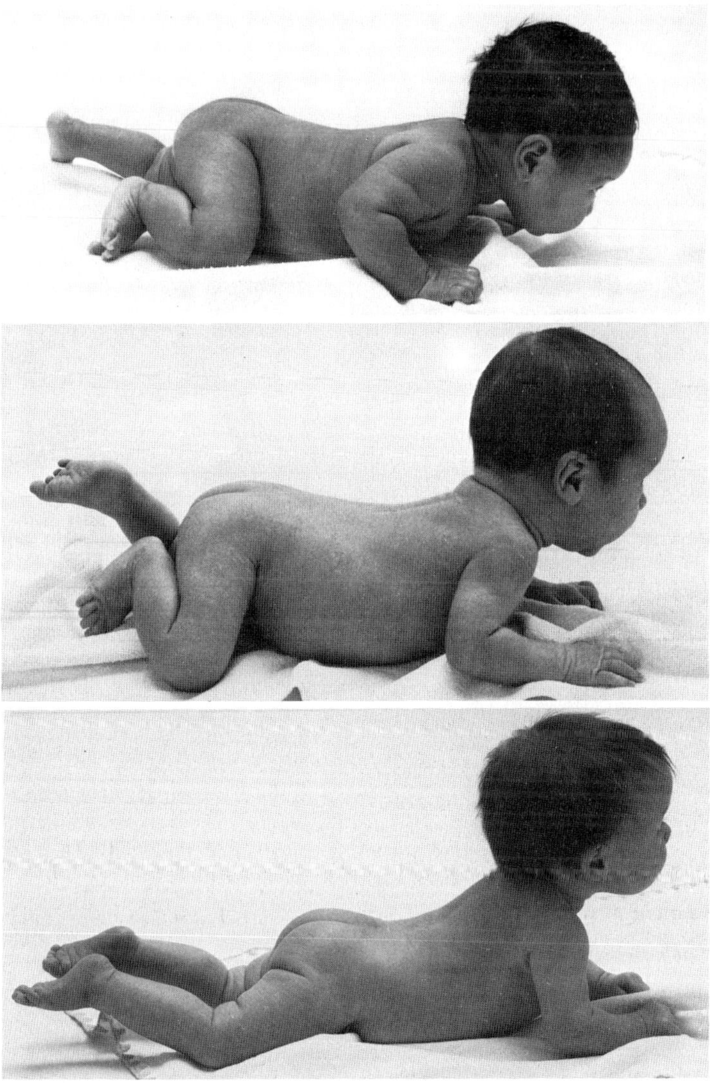

Abb. 10 LSR a–c (Labyrinthstellreflex): Legt man das Kind auf den Bauch oder verändert man seine Lage im Raum, stellt sich der Kopf im Raum ein, das Kind hebt seinen Kopf. Man kann den Reflex auch in Hängelage auslösen. Es fehlt beim zerebral bewegungsgestörten Kind in manchen Fällen und verursacht dadurch mangelnde Kopfkontrolle

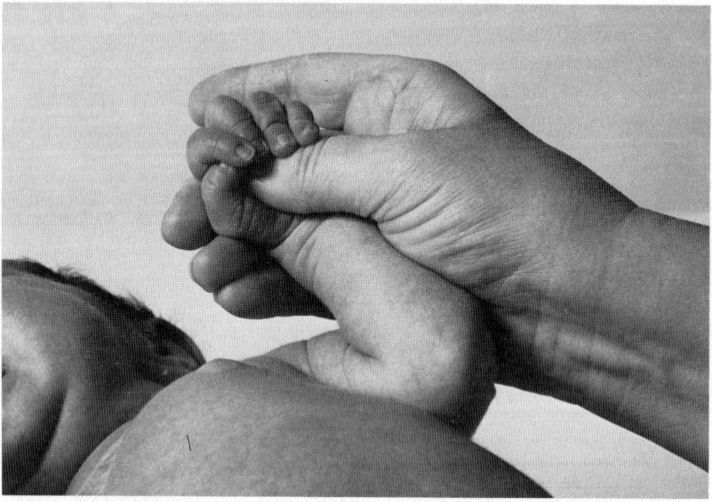

Abb. 11 Greifreflex palmar: Bei Berührung der Handinnenfläche schließt sich die Hand fest. Solange der Reiz besteht, kann die Hand geschlossen bleiben. Man kann das Kind daran hochziehen, die Ellenbogengelenke bleiben leicht gebeugt. Besteht dieser Reflex längere Zeit, kann das Abstützen auf die offene Hand nicht erfolgen (keine Gleichgewichtsreaktionen). Er verstärkt sich physiologischerweise beim Saugen

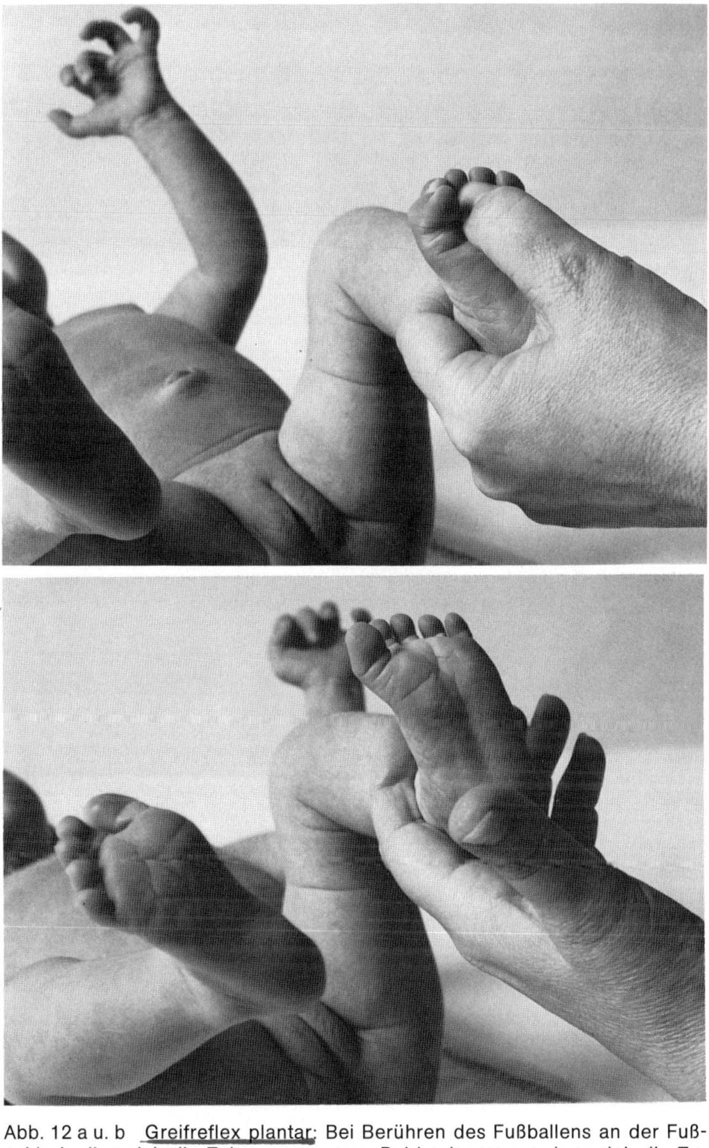

Abb. 12 a u. b Greifreflex plantar: Bei Berühren des Fußballens an der Fußsohle krallen sich die Zehen zusammen. Bei Loslassen spreizen sich die Zehen. Bei Persistieren dieses Reflexes ist Stehen mit flachem Fuß und Gehen mit Abrollen nicht möglich

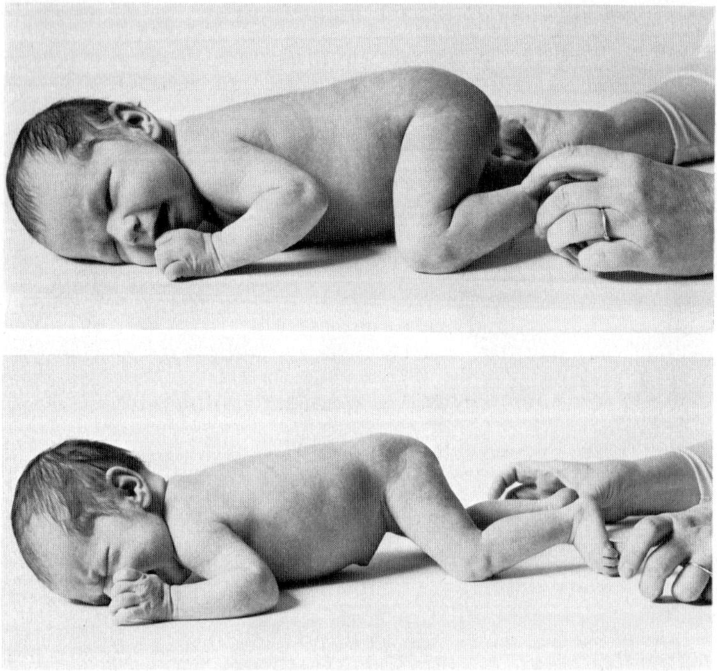

Abb. 13 a u. b Bauer-Reaktion: Liegt das Kind in Bauchlage und werden die Daumen des Untersuchers auf die Fußsohle gedrückt, so beginnt der Säugling alternierend zu kriechen (manchmal auch ohne Stimulation)

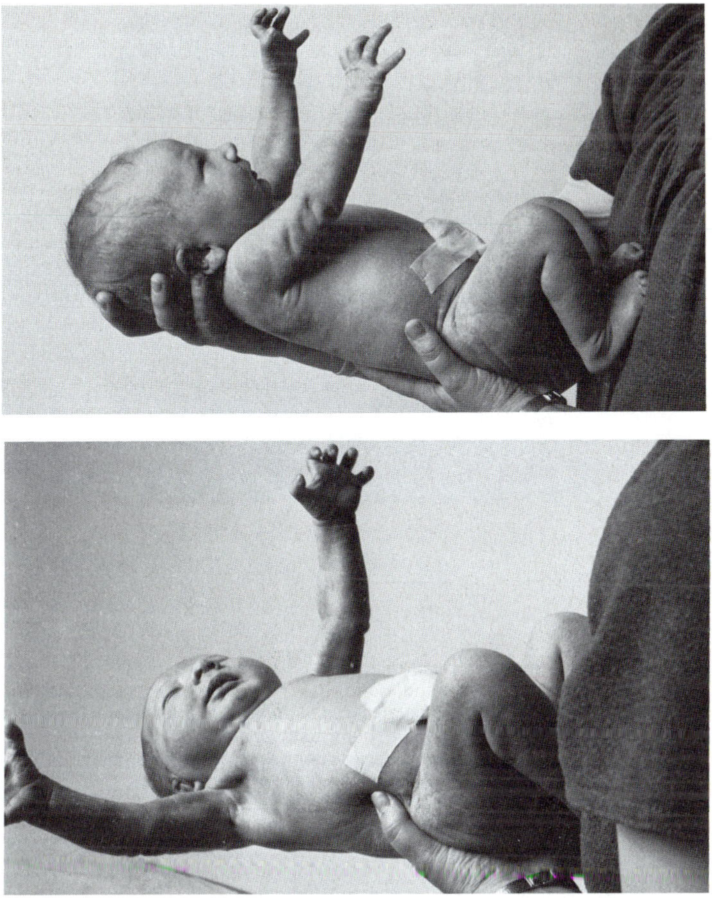

Abb. 14 a u. b Moro-Reaktion: Man legt sich bei der Untersuchung das Kind auf einen Unterarm und unterstützt den Kopf mit der anderen Hand. Die kopfhaltende Hand wird dann nach unten bewegt, der Kopf des Kindes fällt in die offene Hand.

Der Säugling öffnet dabei den Mund, die Arme werden nach außen oben bewegt, die Finger strecken sich fächerförmig (1. Phase). Dann schließt sich der Mund wieder, die Arme werden gebeugt und nach vorn zusammengeführt (2. Phase). Bei Persistieren dieser Reaktion kann das Kind nicht sitzen lernen, den Mund zum Essen nicht schließen und nicht sprechen lernen. Der Speichel wird nicht heruntergeschluckt, das Kind sabbert. Bei Lage des Kopfes in Mittellinie bei der Auslösung des Reflexes kann eine Asymmetrie einen Hinweis auf eine Parese einer Seite geben. Es ist jedoch darauf zu achten, daß das Kind nicht im ATNR gelegen hat, bei der Auslösung muß man abwarten. Die Moro-Reaktion erfolgt auch spontan immer dann, wenn das Gleichgewicht plötzlich verlorengeht. In abgeschwächter Form beobachtet man sie auch noch beim Erwachsenen

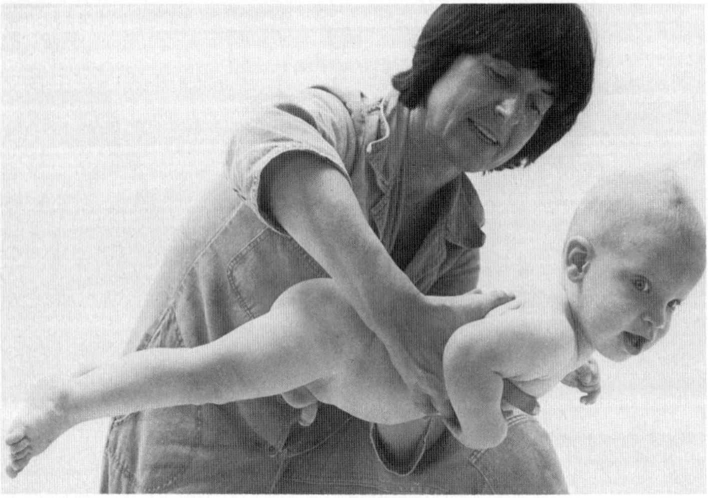

Abb. 15 Landau-Reaktion: Hält man den Säugling horizontal unter dem Rumpf fest, und zwar schwebend, dann wird automatisch der Kopf gehoben, und die Beine folgen der Streckung (kraniokaudal). Bei plötzlicher Beugung des Kopfes entsteht eine totale Beugung des gesamten Körpers. Dieser Reflex muß für ein paar Monate im ersten Lebensjahr aufgetreten sein, da das Kind hiermit seine Stellung im Raum erfährt (Körperschema)

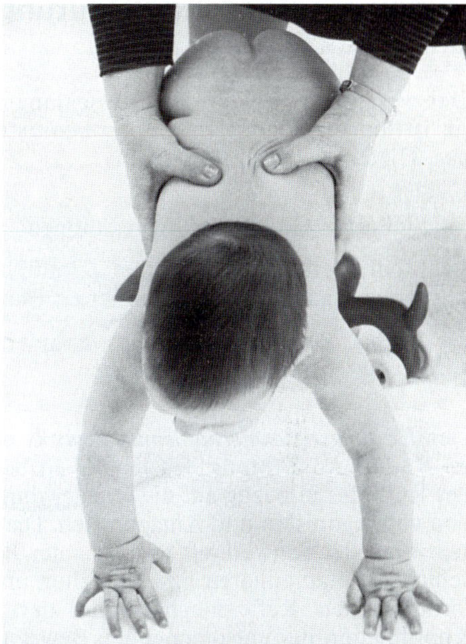

Abb. 16 Sprungbereitschaft: Man hält den Säugling mit beiden Händen in der Taille am Rumpf und nähert den Kopf relativ schnell der Unterlage. Bevor der Kopf auf die Unterlage kommt, werden die Arme wie zum Abstützen ausgestreckt (optische Sprungbereitschaft), später erfolgt die Gewichtsübernahme auf die Arme. Wie die Stehbereitschaft gehört die Sprungbereitschaft (parachute reaction) zu den Gleichgewichtsreaktionen und bleibt während des ganzen Lebens bestehen. „Typische" Radiusfrakturen sind die Folge dieser Reaktionen

Saug- und Schluckreaktion: Nach Peiper beginnt das Neugeborene bei der ersten Nahrungsaufnahme zu saugen und gleich danach auch zu schlucken. Bei Brustnahrung scheinen diese Reflexe etwas länger erhalten zu bleiben, bevor sie von willkürlichem Schlucken abgelöst werden

Suchreflex: Bei Hunger wendet das Kind auch ohne äußeren Reiz suchend den Kopf. Bei Berührung eines Mundwinkels mit dem Finger oder einem Gegenstand (z. B. Flasche) wird der Kopf in Richtung des Reizes gewandt (Rooting-Reflex, réflexe des points cardinaux)

Puppenaugenphänomen: Bei langsamer Drehung des Kopfes bewegen sich die Augen in der entgegengesetzten Richtung, bei schneller Bewegung kann ein Nystagmus provoziert werden. Nach Illingworth werden Abduzensparesen durch Asymmetrie erkennbar

Zusammenfassende Deutung der Reflexe und Reaktionen

Der wesentliche Faktor der Entwicklung der frühkindlichen Motorik ist die Entstehung des *Reflexmechanismus der Haltungsreaktionen.* Hierzu werden erforderlich:

- Stell- und Gleichgewichtsreaktionen
- Modifizierung der primären primitiven synergistischen Massenbewegungen zu spezialisierten Einzelbewegungen
- Aufbau eines sich graduiert verändernden Muskeltonus, um der Schwerkraft zu widerstehen

Der *Haltungsreflexmechanismus* bewirkt die Kontrolle des Kopfes im Raum, Ausrichtung des Kopfes in bezug auf den Rumpf und des Rumpfes in bezug auf die Glieder durch Rotation bzw. Adaptation von Agonisten und Antagonisten. Die Fähigkeit des Menschen, sich trotz der Schwerkraft in aufrechter Position zu halten und geschickt zu manipulieren bzw. sprechen und denken zu können, erfordert einen Reflexmechanismus der Haltungsbewahrung mit Koordination der entsprechenden Bewegungsmuster.

Dies geschieht automatisch und angepaßt an die augenblicklichen Erfordernisse.

Die Entwicklung dieser Reflexmechanismen bedarf einer gewissen *Zeit zur Anpassung.* Diese Anpassung wird durch folgende Faktoren ermöglicht:

- Normaler Haltungstonus
- Normale reziproke Innervation für
  a) eine feinere Graduierung der Bewegungen
  b) eine angepaßte Konktraktion der Flexoren und Extensoren, um die notwendige Fixierung zu erreichen als Voraussetzung für die notwendige Präzision der Bewegung
  c) Normale Muster der Koordination

Ein normaler Reflexmechanismus der Haltungsbewahrung ist die Garantie für das normale Bewegen, das allen Menschen gemeinsam ist.

Zu den *Stellreaktionen* sind zu rechnen:

- Labyrinthstellreaktion auf den Kopf
- Halsstellreaktion
- Körperstellreaktion auf den Kopf
- Körperstellreaktion auf den Körper
- Optische Stellreaktion

Bei den *Gleichgewichtsreaktionen* handelt es sich um automatische, unbewußte Fluktuationen sichtbarer Gegenbewegungen.

Die Körpermuskulatur wird ständig adaptiert, um die Balance zu erhalten - Sicherung der Qualität der Motorik, die durch die Stellreaktionen erworben wurde.

Die Modifizierung der primären primitiven synergistischen Massenbewegungen zu spezialisierten Einzelbewegungen wird durch Dissoziation bzw. Emanzipation der einzelnen Gelenke bewirkt, die dadurch die Fähigkeit erlangen, getrennt zu agieren, um feinere Manipulationen zu ermöglichen. Das sich entwickelnde Wesen lernt seine totalen Bewegungsmuster zu hemmen und sie für feinere Bewegungsmuster zu modifizieren.

Dies ist nur durch einen sich ständig verändernden, sich anpassenden Muskeltonus möglich. Hierdurch wird die Aufrichtung entgegen der Schwerkraft überhaupt erst ermöglicht. Einzelne Gelenke, wie z. B. das Hüftgelenk, gewinnen dabei eine zentrale Stellung, da sie nicht nur dissoziiert, sondern auch auf Druckbelastung reagieren müssen.

Die Muskeltonusregulation ist nicht nur durch die Interaktion der Rezeptoren und ihrer Regulationssysteme in den Muskeln, Sehnen und Gelenken, bzw. der Empfindung durch die Haut im Hinblick auf die Stellung im Raum gewährleistet, sondern vorwiegend durch das Vestibularsystem mit seinen Verbindungen zu den Augen und dem Gehör.

Kein sensomotorisches Wahrnehmungssystem scheint einen solchen Stellenwert zu besitzen wie letztgenanntes System, da es fundamental für die aufrechte Position im Raum, d. h. für das Menschsein überhaupt, verantwortlich ist. Kein sensomotorisches Wahrnehmungssystem wird so vorprogrammiert und gelernt bzw. eingeübt wie dieses Regulationssystem. Ausfälle des Vestibularsystems mit seinen Kernen und Bahnen bzw. Verbindungen zu anderen Systemen sind so entscheidend wichtig zu erkennen, z. B. auch im Hinblick auf die Psyche (Angst, Unsicherheit, Fehlorientierung in Raum und Zeit).

Feststellbare motorische Funktionen bei der Untersuchung des jungen Säuglings

Der junge Säugling, der ohne die Fähigkeit, sich entgegen der Schwerkraft zu bewegen, mit fast völlig fehlender Kopfkontrolle geboren wird, befindet sich zunächst in allen Lagen in symmetrischer Beugehaltung, die nur gelegentlich überwunden wird, entsprechend der intrauterin monatelang eingenommenen Haltung.

Beim Neugeborenen fällt der Kopf beim passiven Bewegen fast immer unkontrolliert nach ventral, dorsal oder lateral. Mit zunehmender Reifung des Gehirns kann das Kind den Kopf heben und den Körper strecken. Mit der sich verbessernden Kopfkontrolle und der Streckung des Körpers erwirbt es die Fähigkeit der Rotation zwischen Kopf und Schulter und zwischen Schulter und Hüften. Die Rumpfkontrolle verbessert sich, und mit hinzukommender Stützfunktion der Arme und Beine bereiten sich die Gleichgewichtsreaktionen vor, um ihre volle Funktion zu entfalten.

Diese Gleichgewichtsreaktionen sind ein weiterer Entwicklungsschritt zu dem Ziel, sich entgegen der Schwerkraft aufrecht zu bewegen und allein mit Rumpf und Beinen ohne Gebrauch der Hände, die dadurch für feinere Manipulationen frei werden, Gleichgewicht zu halten.

Parallel zur allmählichen Aufrichtung entgegen der Schwerkraft und sich gegenseitig beeinflussend entwickelt sich die Differenzierung der Bewegungen.

Aus der fast totalen Beugung der Arme und Beine entsteht durch das Verschwinden primärer Reaktionen, z. B. tonischer Haltemuster, die Fähigkeit, unabhängig von der Haltung und Bewegung des Kopfes Streck- und Beugebewegungen der Extremitäten durchzuführen.

Dadurch können die Arme und Hände zum Greifen, die Beine und Füße zum Gehen gebraucht werden. Der weitere Verlauf ist durch eine Verfeinerung der Bewegungsabläufe gekennzeichnet. Differenzierte Bewegungen in aufrechter Position werden durch die sich verbessernde Gleichgewichtskontrolle ermöglicht.

Diese Bewegungen würden sich nicht so fein abgestuft entwickeln, wenn sich nicht bei allem Vorprogramm der motorischen Entwicklung auch eine Motivation zur Aufrichtung ergeben würde.

Über genetisch fixierte Verhaltensweisen, z. B. die Mutter-Kind-Beziehung, der ein sehr hoher Stellenwert in diesem Entwicklungsprogramm zukommt, wird im Zusammenspiel mit der Umwelt und deren Stimulation das Bedürfnis des Kindes zur Bewegung und Aufrichtung erzeugt.

In *Rückenlage* wird bei einem wenige Tage alten Kind das Beugemuster gelegentlich durchbrochen, wenn der Kopf isoliert seine Stellung ändert. Dreht man den Kopf passiv zur Seite, so folgt der Rumpf im Beugemuster en bloc (Halsstellreaktion, Abb. 9 a–c).

Die Arme sind beweglich angewinkelt, die Daumen manchmal eingeschlagen. Ab und zu werden die Hände geöffnet, verstärkt durch die Moro-Reaktion, die eine Extension der Finger bewirkt. Der Rumpf kann sich ab und zu strecken, die Beine gehen aus der Hüfte heraus in eine alternierende Streckung, das Kind strampelt. Arme und Beine können abduziert werden, die Füße dorsalflektiert und außenrotiert sein.

In *Bauchlage* befreit schon das Neugeborene die Atemwege durch Streckung und Seitwendung des Kopfes (automatische Reaktion, Abb. 1). Rumpf, Hüfte und Kniegelenke sind gebeugt, die Füße dorsalflektiert. Der Kopf kann ab und zu unsicher angehoben werden. Durch die sich langsam entwickelnde Streckung kann das Kind aus der Schulter heraus die Arme besser nach vorn bringen und die Hände öffnen. Durch fortschreitende Streckung kraniokaudal werden totale Muster zu alternierenden, symmetrischen, unabhängigen Bewegungen mit Beuge- und Streckmuster. Dieser fortschreitende Streckmechanismus und die zunehmende Kontrolle der Stellung des Kopfes, der allmählich ohne fremde Hilfe gehalten werden kann, ermöglichen ausgiebigere Bewegungen in den Schultergelenken.

Das Kind kann seinen Kopf in der richtigen Position im Raum einstellen. Die sich freier bewegenden Arme werden nach vorn genommen, die Unterarme werden mit Gewichtsübernahme zum Abstützen benutzt. Gleichzeitig mit der Streckung im Schulterbereich streckt sich der Rumpf bzw. die Hüfte. Dies ist die erste Vorbereitung für die Hüftstreckung, die für den späteren Stand Voraussetzung ist.

Alle abhängigen Gelenke werden in beliebigen Ebenen freier bewegt. Vor Ende des ersten Lebenshalbjahres kann die symmetrische Haltung verändert werden. Dies ist die Voraussetzung für die Einleitung der ersten Drehbewegungen. Das Greifen mit einer Hand wird möglich, nachdem sich um dieselbe Zeit die Hand-Augen-Koordination entwickelt. In Rückenlage werden die Hände in der Mittellinie zusammengebracht. Das Kind lernt seinen Körper durch Erfassen kennen. Diese Beugung in Rückenlage, die Streckung des Körpers in Bauchlage, bewirkt die ersten Fähigkeiten, sich entgegen der Schwerkraft willkürlich zu bewegen und damit sowohl Körperschema als auch ein Gefühl für seine richtige Stellung im Raum zu entwickeln.

Das Kind beobachtet den umgebenden Raum durch Kopf- und Augenbewegungen. Die Hand hat sich aus der Pronationsstellung über Öffnung von der ulnaren Seite her in Supination mit Opposition des Daumens und einer Vorwärtsbewegung aus der Schulter heraus gedreht.

Die Hände beginnen feinere Hantierungen auszuführen und müssen nicht mehr zum Abstützen gebraucht werden.

Der Körper besitzt am Ende des ersten Lebensjahres die Fähigkeit, seine Haltung nicht nur zu verändern, sondern diese auch zu bewahren. Die Reflexe und Reaktionen der frühen Säuglingszeit treten immer mehr in den Hintergrund. Die normale motorische Entwicklung des Säuglings ist an den kontinuierlichen Ablauf der geschilderten Entwicklungsschritte gebunden. Noxen, die zu einer Hirnläsion führen, können Störungen dieser Entwicklungsfolge bewirken.

Angaben zur normalen Entwicklung, unter Berücksichtigung der entsprechenden Altersgruppe (Denver-Entwicklungsskalen)

Wenn auch aus dem Vorhergesagten bereits hervorgeht, daß es sehr schwierig ist, genaue Zeitangaben für Entwicklungssequenzen zu machen, da vielfache Faktoren z. B. eine Aufrichtung aus der Horizontalen in die Vertikale beeinflussen, erscheint es trotzdem sinnvoll, bestimmte Zeitintervalle anzugeben. Es hat zahlreiche Bemühungen gegeben, Tabellen aufzustellen, um eine zeitgerechte Entwicklung aufzuzeigen. Dies war zu dem Zeitpunkt, als man noch nicht an Früherkennung dachte, auch sinnvoll. Im anglo-amerikanischen Schrifttum steht für diese Aufzeichnungen der Begriff „milestones“, um zu charakterisieren, wie ein normales Kind in verschiedenen Altersgruppen anscheinend vorhersagbar sich zu einer aufrechten Position entwickeln kann.

Was in den meisten Tabellen jedoch nicht beachtet wird, ist die *Variation des Normalen* in Abhängigkeit von dem genetischen Grundmuster und der Stimulation bzw. Motivation durch die Umwelt. Nach neueren Untersuchungen aufgestellte Tabellen zeigen diese Variation der Norm an, wobei hier im wesentlichen der Zeitpunkt der Erhebung des Kindes aus der Horizontalen in die Vertikale benannt wird, jedoch die Qualität der Bewegungen nicht mit einbezogen ist (Tab. 3).

Zuverlässiger in bezug auf die therapeutischen Möglichkeiten, die uns die neurologische Entwicklungsbehandlung heute bietet, ist die Betrachtung der Entwicklung mit den Mitteln der **Motoskopie.**

Diese Betrachtungsweise ermöglicht die Beobachtung eines Bewegungsablaufes im Hinblick auf seine Qualität, die das Kind vor den Augen des Untersuchers auf Aufforderung durchführt. Es handelt sich hierbei um die aktive Mitarbeit des Kindes im Gegensatz zur passiven neurologischen, klassischen Untersuchung, z. B. der Prüfung des passiven Widerstandes oder der Prüfung der Eigen- und Fremdreflexe.

Erst der Bewegungsablauf, vom Patienten selbständig durchgeführt, gibt uns die Möglichkeit der Analyse der normalen Abläufe und ihrer Abweichungen.

Im Hinblick auf eine Früherkennung muß das Konzept der Entwicklungsskalen geändert werden. Es kann sich nur auf das Erfassen von „Entwicklungstendenzen“ beschränken. Darüber hinaus ist eine eingehendere Beschäftigung mit der *Qualität* der kindlichen Bewegungsversuche zur Aufrichtung gegen die Schwerkraft notwendig.

Tabelle 3 Denver-Entwicklungsskalen; Suchverfahren, das grobe Entwick-

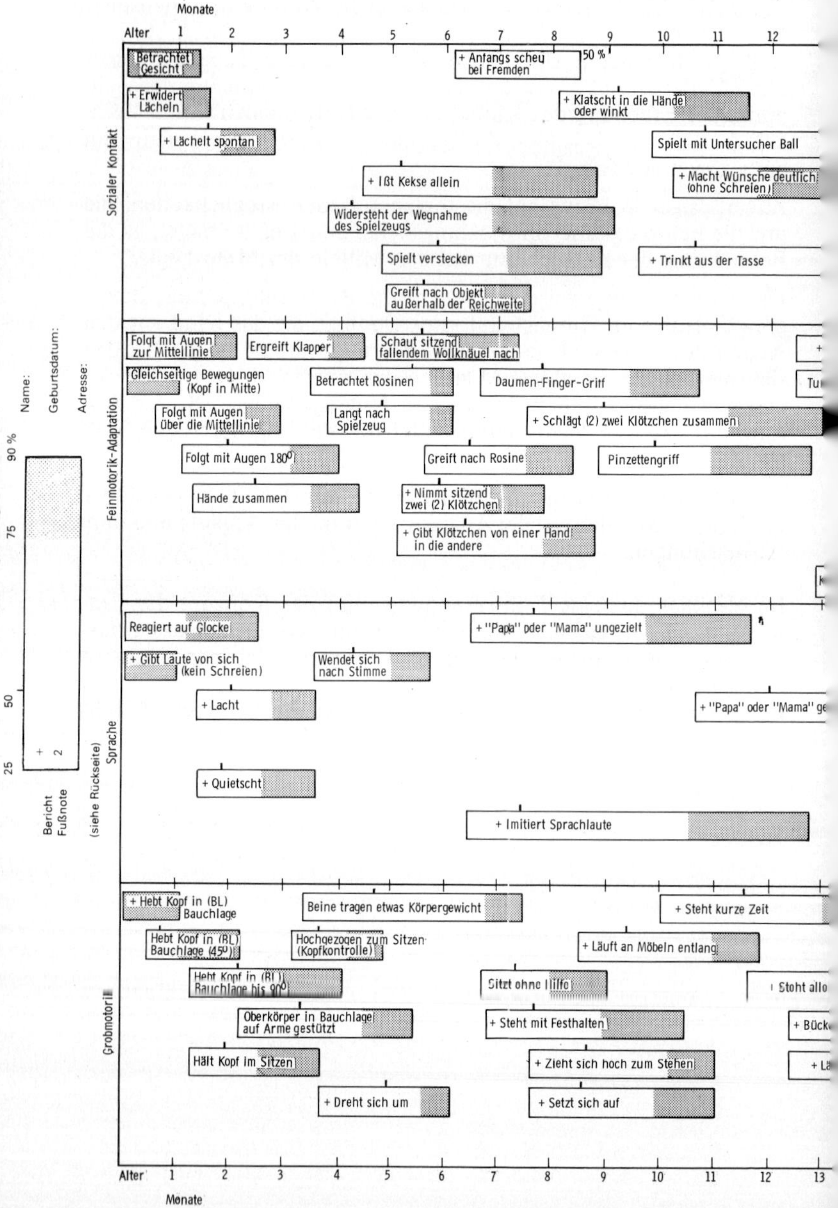

lungsstörungen aufzeigt (deutsche Standardisierung)

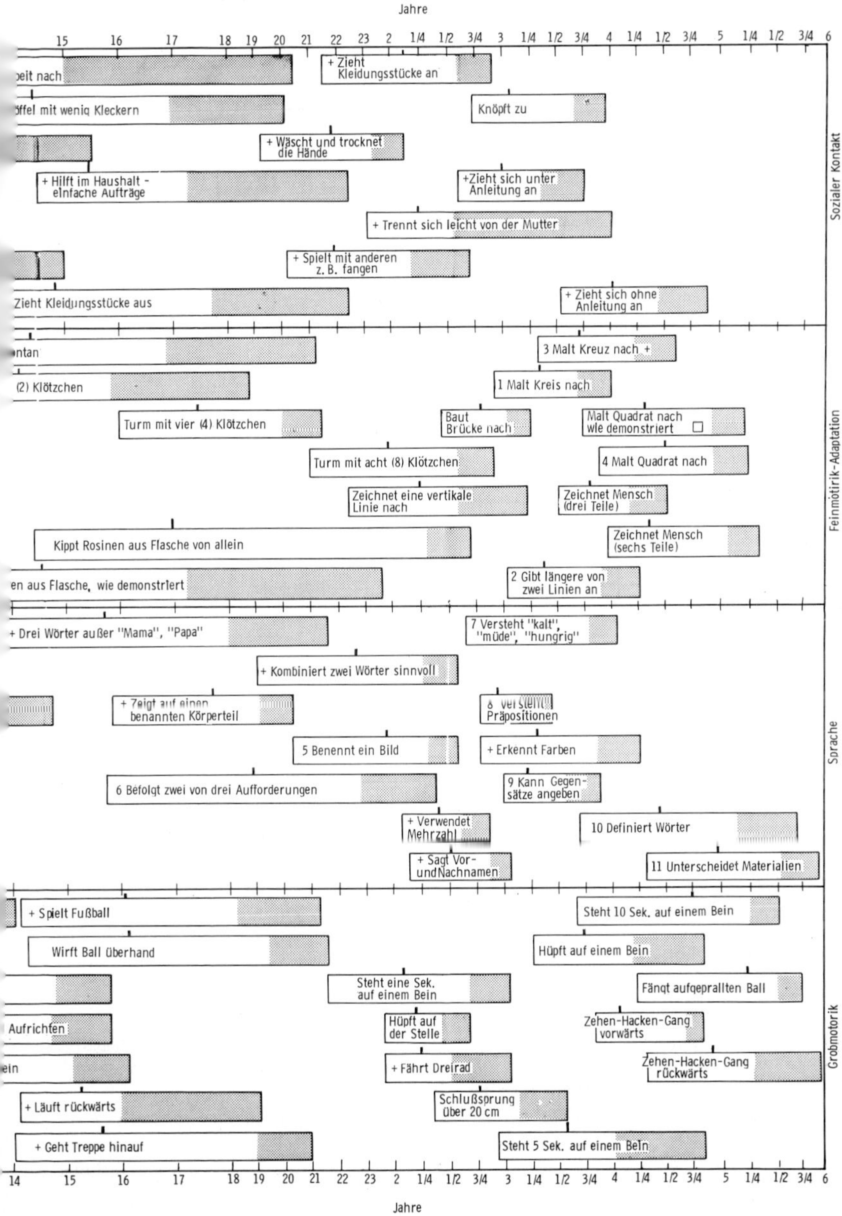

Hilfen zur Durchführung der Untersuchung nach den DENVER-Entwicklungsskalen

Anweisungen:

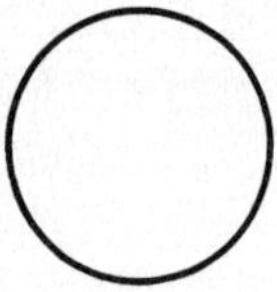

1.
Gelöst bei jeder Form, die geschlossen ist. Nicht gelöst, wenn nur eine runde Bewegungszeichnung gemacht wird.

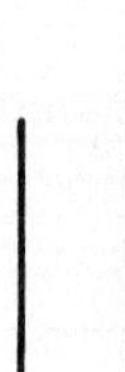

2.
Welche von diesen Linien ist die längere? (Nicht größere). Das Blatt wird jedes Mal um 90° gedreht und erneut die Frage gestellt. (3 von 3 oder 5 von 6 Versuchen).

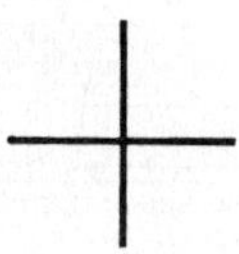

3.
Gelöst bei jeder überkreuzten Linie.

4.
Erst das Kind nachzeichnen lassen. Wenn das nicht gelingt, vormachen.

Wenn man die Aufgaben betreffend KREIS, KREUZ und QUADRAT vorgibt, die Form nicht benennen. KREIS und KREUZ nicht vormachen.

5. Zeigen Sie auf das Bild, und bitten Sie das Kind, die Figur zu benennen (Tiergeräusche sind nicht als Lösung erlaubt, fragen Sie die Eltern, wie dieses Tier zu Hause benannt wird, z. B. Wau-Wau als Hund).

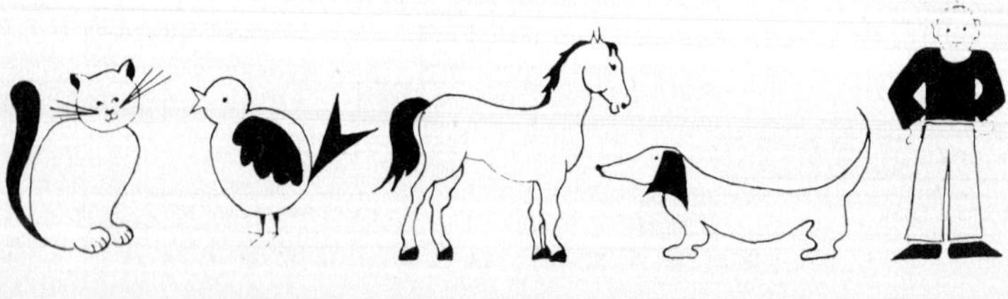

6. Geben Sie dem Kind nacheinander folgende Anweisungen: „Gib Mama das Klötzchen“, „leg das Klötzchen auf den Tisch“, „leg das Klötzchen auf den Fußboden“. Der Untersucher und die Eltern sollten darauf achten, dem Kind keine Hilfe zu geben, indem sie auf die Mutter, den Tisch oder den Boden gucken oder zeigen.

7. Stellen Sie dem Kind folgende Fragen, **jeweils nacheinander:** „Was tust Du, wenn Du müde bist?“ (Beispielsweise schlafengehen, hinsetzen, ausruhen.) „Was tust Du, wenn Dir kalt ist?“ (Zum Beispiel: Mantel überziehen, hineingehen, Heizung höher stellen.) Es gilt als Fehler, wenn das Kind mit „husten“, „Medizin nehmen“ antwortet oder irgend etwas von Erkältung sagt. Dann hat es nicht verstanden, was es gefragt wurde. „Was tust Du, wenn Du hungrig bist?“ (Zum Beispiel essen, zu Abend essen, um etwas zu essen bitten.)

8. Geben Sie dem Kind ein Klötzchen, und bitten Sie es, folgendes zu tun, und zwar **jeweils nacheinander:** „Leg das Klötzchen **auf** den Tisch“, „leg das Klötzchen **vor** Mamis Stuhl“, „leg das Klötzchen **hinter** ihren Stuhl“. Eine falsche Antwort sollte nicht berichtigt werden. Bestanden, wenn das Kind drei von vier Anweisungen richtig befolgt.

9. Fragen Sie das Kind: „Feuer ist heiß, Eis ist . . . ?“ (kalt, kühl, frierend, **nicht** naß, Wasser, schmilzt nicht). „Mutter ist eine Frau, Vater ist ein . . . ?“ (Mann, **nicht** Vati, Junge, Ehemann). „Ein Pferd ist groß, eine Maus ist . . . ?“ (klein, winzig). Wenn nötig, kann jeder Satz dreimal wiederholt werden. Bestanden, wenn das Kind bei zwei von drei Analogien ein passendes, entgegengesetztes Wort sagt.

10. Fragen Sie das Kind: „Was ist ein Ball, was ist ein See, was ist ein Schreibtisch, was ist ein Haus, was ist eine Banane, was ist ein Vorhang, was ist eine Zimmerdecke, was ist eine Hecke, was ist ein Bürgersteig?“ (oder ein Kantstein). Bestanden, wenn das Kind sechs von neun Wörtern auf eine der folgenden Weisen definiert: 1. Gebrauch, 2. Form, 3. woraus es gemacht ist, 4. allgemeine Kategorien (z. B. die Banane ist eine **Frucht,** aber nicht nur **gelb** oder Bananenschale).

11. Fragen Sie das Kind: „Woraus ist ein Löffel gemacht, woraus ist ein Schuh gemacht, woraus ist eine Tür gemacht?“ Bestanden, wenn das Kind antwortet: „Ein Löffel ist aus Metall (oder irgendein spezifisches Metall), Plastik oder Holz gemacht. Ein Schuh ist aus Leder, Gummi oder Stoff gemacht. Eine Tür ist aus Holz oder Metall gemacht.“

Verhaltensbeobachtungen:

1 interessiert, arbeitet gut mit
2 nicht sehr interessiert, arbeitet aber mit
3 widerstrebt, etwas ängstlich
4 widerstrebt, will nicht mitmachen
5 weigert sich mitzumachen, teilnahmslos
6 ständig unruhig, weigert sich, läuft weg
7 anderes

Bedeutung der statisch-motorischen Entwicklung für die Gesamtentwicklung des Säuglings und Kleinkindes

Die aufgezeigte Entwicklungstabelle läßt den raschen Wandel der Motorik insbesondere während der Säuglingszeit erkennen. Wenn sie auch nicht als einziges das Zustandsbild der Entwicklungsschritte erfassen läßt, bietet sie jedoch die Möglichkeit, Abweichungen von der Norm festzustellen.

PIAGET (1975) spricht in diesem Zusammenhang von der durch die Erbausstattung des Kindes bedingten sensomotorischen Intelligenz. Diese führt im Wechselspiel mit der äußeren Umwelt des Kindes unter progressiver Benutzung der erworbenen Erfahrung zu charakteristischen Verhaltensweisen.

Die Sensomotorik ermöglicht das Wiedererkennen, welches das Kind beständig braucht, um sich an die verschiedenen Gegenstände und Ereignisse seiner Umgebung anzupassen.

PIAGET bezeichnet diesen Vorgang als die „wiedererkennende und generalisierende Assimilation".

Es scheint darüber hinaus berechtigt zu sein, nach der *Funktion* der angeführten Reaktionen zu fragen und nicht nur ihr Auftreten bzw. Verschwinden zu beschreiben, d. h. nicht nur von den Reflexen oder ähnlichen Fakten zu sprechen.

Was könnte der Sinn von Stell- und Haltungsreflexen sein? Welche Funktion liegt den Gleichgewichtsreaktionen zugrunde? In diesem Zusammenhang muß noch einmal erwähnt werden, daß im Säuglingsalter die Trennung von motorischer und geistiger Entwicklung kaum durchführbar ist. PIAGET und andere Autoren weisen immer wieder darauf hin, daß die geistige Entwicklung des Säuglings und Kleinkindes während der ersten 18 Monate von der Fähigkeit abhängt, sich normal zu bewegen. Die normale motorische Entwicklung hat ihrerseits wieder Rückwirkungen auf die Umwelt und stimuliert diese, angemessen zu reagieren.

Aus diesem Wechselspiel von Aktion und Reaktion wächst der geistige und psychische Horizont des Kindes. Der entscheidende Schritt zu dieser Horizonterweiterung ist in der Aufrichtung des Körpers zu sehen.

Die Stellreaktionen, die das Anheben des Kopfes und die Gesamtaufrichtung des Menschen ermöglichen, sowie die Mechanismen der Haltungsbewahrung stellen somit wesentliche Schritte für die

Weiterentwicklung differenzierter motorischer Fähigkeiten und damit auch der geistig-psychischen Entwicklung des Menschen dar.

Abweichungen von dieser normalen motorischen Entwicklung können eine solche Anpassung an die Gegebenheiten verhindern und machen eine normale Entwicklung der Wahrnehmung und des Erkennens unmöglich. Hierbei muß eindeutig betont werden, daß die Unmöglichkeit, seine Umgebung richtig zu erkennen, von einer sensomotorischen Störung abhängt. An contergangeschädigten Kindern mit reinen Extremitätenmißbildungen konnte gezeigt werden, daß sie sehr wohl in der Lage sind, eine adäquate taktile Wahrnehmung zu entwickeln, da bei ihnen die Sensorik nicht gestört zu sein braucht. Bei zerebral bewegungsgestörten Kindern dagegen liegt immer eine Störung der Sensomotorik vor.

Piaget sieht in dem reflektorischen Geschehen der frühen Säuglingszeit einen wohlorganisierten und geordneten Ablauf, dessen Eigentümlichkeit darin besteht, sich durch Betätigung zu erhalten und folglich früher oder später für sich allein zu funktionieren (Wiederholung), sich die Gegenstände einzuverleiben, die dieser Funktion angemessen sind (generalisierte Assimilation) und die Situationen unterscheiden zu lernen, die bestimmten spezifischen Weisen seiner Tätigkeit entsprechen (motorisches Wiedererkennen).

Die progressive Anpassung der Reflexschemata setzt also deren Organisation und Struktur voraus. Wenn der Reflexmechanismus sich durch Übung verstärkt oder infolge mangelnder Übung zerfällt, so gewiß nur deshalb, weil aufgrund der Gesetze der Reflextätigkeit Koordinationen geknüpft und gelöst werden. Es scheint sich hier um einen Lernvorgang besonderer Art zu handeln, im gewissen Sinne um einen autodidaktischen Vorgang, und nicht um einen eigentlichen Erwerb. Piaget schreibt, daß schon die mit einem Reflexmechanismus verbundenen Lernprozesse sich innerhalb der von uns definierten Grenzen ein sehr komplexes Spiel von Akkommodation, Assimilation und individuell verschiedenen Strukturen nach sich ziehen. Da der Reflexmechanismus, ohne irgend etwas von der Umwelt als solcher zu registrieren, dieser Umwelt dennoch bedarf, ergibt sich ein Akkommodationsprozeß.

Selbst bei ganz primitiven Reflexmechanismen scheint also eine Art von Lernen zu erfolgen, das außer einer gewissen Erbanlage eine individuelle Berücksichtigung von Erfahrung voraussetzt.

Hier wird deutlich, daß, wie schon vorher erwähnt, eine motorische Matrix vorhanden sein muß, daß aber die Entwicklung eines normalen Muskeltonus, die Hemmung von tonischen Haltemustern, von Primärreaktionen, das Entstehen von Stell- und Gleichgewichtsreaktionen usw. in hohem Maße abhängig ist von der Manipulation, die der Säugling durch seine Mutter bzw. seine Umwelt erfährt (taktil-kinästhetisch-vestibuläre Wahrnehmung).

Wer von uns kennt nicht die Kinder, die unter einer sozialen Deprivation leiden und sehr ruhig und schlaff in ihren Betten liegen, ohne sich aus der Horizontalen in die Vertikale selbständig zu bewegen. Wer einmal gesehen hat, wie diese Kinder durch intensive Stimulation sehr schnell die motorische Entwicklung nachholen können, obwohl die Qualität der Bewegungen sicherlich nicht ganz so gut ist, wie sie es ohne soziale Deprivation wäre, dem wird das Ausmaß der Bedeutung der Stimulation durch die Umwelt sehr bewußt.

Dies sind dann auch die Abweichungen, die zwar auffallen, aber doch anders aussehen als eine zerebrale Bewegungsstörung. Wir wissen heute sehr genau, daß jede Abweichung der motorischen Entwicklung der frühen und auch späteren Säuglingszeit zu einer Form der Bewegungsbehinderung führen kann, oder umgekehrt, wie eine gute Stimulation durch die Umwelt bewirkt, daß die Qualität der motorischen Entwicklung günstig verläuft.

Hier soll ganz besonders darauf hingewiesen werden, daß es nicht nur darum geht, daß ein Kind sich bewegt, sondern wie gut koordiniert diese Bewegung abläuft. Jede Verbesserung begünstigt die Fähigkeit des Kindes, die Erfahrungen der Umwelt richtig zu verarbeiten.

Die Grundlage der Bewegung ist die sensomotorische Wahrnehmung. Sensomotorik muß verstanden werden als Regulationssystem von Extero- und Propriozeption durch Haut (taktil), Sehnen-, Muskeln-, Gelenke- und Vestibularsystem mit seinen Verbindungen, z. B. auch zum visuellen und auditiven System. In all diesen Systemen besteht eine Fremd- und Selbstvermittlung, deren unterschiedliche Beeinflussung nicht übersehen werden darf, da zur Therapie bzw. der Umweltstimulation und der Reaktion des Kindes darauf (Verhalten, Psyche) ein unmittelbarer Zusammenhang besteht.

Kriterien für die Früherkennung von Abweichungen der motorischen Entwicklung im Säuglingsalter

In den vorangegangenen Kapiteln wurde die normale motorische Entwicklung des Säuglings aufgezeigt. Sie wird im zweiten Teil des Buches im Detail in monatlichen Entwicklungsschritten eingehender behandelt werden. Abweichungen von dieser normalen Entwicklung bedeuten nicht, daß es unausweichlich im weiteren Leben des Kindes zu einer manifesten Behinderung kommen muß.

Wie bereits eingangs erwähnt, sind wir jedoch aufgrund unserer derzeitigen Erfahrung nicht mehr berechtigt, untätig abzuwarten, d. h. nicht durch eine gezielte Behandlung in den Verlauf der unter Umständen pathologischen Entwicklung einzugreifen.

Dazu bedarf es zuverlässiger Kriterien, die es ermöglichen, aus der Vielzahl der individuellen kindlichen Varianten der psychomotorischen Entwicklung die oftmals nur diskreten Symptome herauszuschälen, die mit hoher Wahrscheinlichkeit in der Folgezeit zu einer mehr oder weniger ausgeprägten Behinderung führen können. Vereinfachend könnte man annehmen, daß in jedem Neugeborenen von der Genetik her eine Art Matrix existiert, die in den folgenden Lebensmonaten die allmähliche stufenweise Aufrichtung aus der zunächst horizontalen Lebensform in die vertikale steuert. Ist diese Matrix durch eine beliebig geartete Noxe zerstört oder geschädigt worden, haben wir ein „schwerbehindertes“ Kind vor uns. In einem solchen Falle ist eine Früherkennung des Leidens relativ einfach und auch für gut beobachtende Laien wie die Eltern des Kindes offenkundig.

Die beim jungen Säugling oftmals schwach ausgeprägten Symptome eines „mittelschwer“ oder „leicht“ betroffenen Kindes werden dagegen von den Eltern – und oft auch von nicht speziell geschulten Ärzten bzw. an Erwachsenen oder an älteren Kindern trainierten Personen – nicht oder erst zu spät erkannt. Zur Früherkennung und richtigen Interpretation diskreter Symptome eines leicht behinderten Kindes bedarf es sehr spezieller Erfahrung, die man nur am Säugling selbst und nicht aus noch so ins einzelne gehendem Literaturstudium erwerben kann.

Dabei kommt es in erster Linie nicht so sehr auf das Erkennen eines Einzelsymptoms als auf die Kenntnis der Bedeutung der Wertigkeit und der Rangfolge der auffälligen Symptome in ihrer Gesamtheit an. Nur diese Kenntnis ermöglicht die Abgrenzung behandlungsbedürftiger Auffälligkeiten gegenüber den zahlreichen oft auffällig wirkenden Normvarianten der individuell gestreuten frühkindlichen Entwicklung. Diese Kenntnis repräsentiert das eigentliche Erfahrungsgut des qualifizierten Untersuchers.

Die auf den folgenden Seiten angegebenen **Kriterien zur Früherkennung** stellen lediglich den Versuch dar, eine Richtschnur zu geben, an die man sich halten kann, um bei der Erstuntersuchung des Säuglings nichts zu übersehen. Sie soll das Augenmerk auf die manchmal versteckten Abweichungen von der Normalentwicklung lenken.

Der Ausfall der Untersuchung bestimmt oft das weitere Handeln und ist darum von Bedeutung. Erscheint das Kind dem Untersucher verdächtig, folgen weitere kurzfristige Kontrolluntersuchungen. Erscheint es gesund, entfallen diese Kontrollen zumeist. Wurden bei einem nur leicht betroffenen Kind die relativ diskreten Symptome unterbewertet, kommt es oft erst viel später durch die bei der Erstuntersuchung beruhigten Eltern zu einer Kontrolluntersuchung; dann nämlich, wenn die Auffälligkeiten inzwischen auch ihnen offenkundig geworden sind. Statt optimaler Frühbehandlung kann es bei einem solchen Kind zu verspätetem Einsatz der Behandlung kommen. Deren Nachteile zeigen sich in einer schlechteren Kompensation der Schädigung trotz längerem und im Vergleich zur Frühbehandlung intensiveren Behandlungsaufwandes, der naturgemäß dann auch einen größeren Kostenaufwand bedingt.

Im Hinblick auf diese Bedeutung der Frühuntersuchungen sollte sich jeder Untersucher eine Art Checkliste erarbeiten, die ihm während der Untersuchung beständig gegenwärtig ist und die quasi Punkt für Punkt bis zur Erstellung der Schlußdiagnose abgehakt wird. Zweifellos verfügt jeder Kundige aufgrund seiner Erfahrungen über sein eigenes Untersuchungsschema. Wertigkeit und Rangfolge der Einzelsymptome werden sicherlich von verschiedenen Untersuchern recht unterschiedlich gedeutet.

Die Liste der Kriterien zur Früherkennung erhebt deshalb auch keinerlei Anspruch auf Allgemeingültigkeit. Sie hat sich jedoch seit Jahren an Tausenden von Kindern im praktischen Gebrauch bewährt. Sie wird als brauchbares Modell eines im Rahmen der neurologisch-motoskopischen Untersuchung relativ einfach zu absolvierenden Beurteilungsschemas aufgeführt:

Kriterien zur Früherkennung

- Haltungs- bzw. Muskeltonusveränderungen
- Mangelhafte bzw. fehlende Stellreaktionen

- Mangelhafte bzw. fehlende Gleichgewichtsreaktionen
- Persistierende tonische Haltemuster, die die Bewegungskoordination verhindern
- Asymmetrien der Haltung, die das physiologische, durch Hirndominanz geprägte Ausmaß überschreiten
- Entwicklungsverzögerungen in allen Fähigkeiten oder in Teilleistungen
- Verdacht auf Störungen der Wahrnehmung im visuellen, auditiven, taktil-kinästhetischen Bereich durch mangelhafte sensorische Integration
- Bei normalem Visus „weggetretener" Blick, kein Blickkontakt
- Keine sichere Reaktion auf Geräusche, da eine Lokalisation nicht möglich ist, oder überstarke Reaktion auf Geräusche (Hyperakusis), obwohl das Gehör normal ist. Diese Kinder halten sich oftmals bei normaler Lautstärke die Ohren zu.
- Überempfindliche Reaktionen auf Berührung, Verlagerung im Raum, im Verhalten chaotisch-psychotisch, meist symmetrischer Hypertonus oder Adynamie aus Mangel an Empfindungen in Muskeln, Sehnen und Gelenken. Kaum Schmerzempfindungen, meist schlaffer Grundtonus. Manchmal ängstlich, wenn Reize aus dem Körper oder aus der Umwelt nicht differenziert werden können, oder eher leichtsinnig, Gefahr nicht achtend, da Informationen das Kind kaum erreichen

Haltungs- bzw. Muskeltonusveränderungen lassen sich bei der Untersuchung relativ rasch erkennen. Bei der Betrachtung befindet sich z. B. das Kind in Rückenlage entweder in einer gegenüber der Norm verstärkten Beugung, so daß der Kopf und die Beine angehoben sein können; oder es überwiegt die Streckung, so daß das Kind z. B. in einer Opisthotonushaltung liegt. Bei überwiegender Beugung können Bewegungen in eine andere Lage nur en bloc vorgenommen werden. Bei Streckung ist jeder Versuch zur Rotation schwierig. Die Schultern sind dabei stark retrahiert, die Arme befinden sich in einer Pronationshaltung, die Hände sind gefaustet mit eingeschlagenen, adduzierten Daumen. Bei überwiegender Beugehaltung kann in Bauchlage z. B. das Anheben oder Seitwärtsdrehen des Kopfes schwierig oder unmöglich sein.

Beim Neugeborenen ist von den **Stellreaktionen** nur die Halsstellreaktion auslösbar. Sie ist ab etwa 3. Monat verschwunden und wird ersetzt von den Stellreaktionen des Kopfes auf den Körper und von den Reaktionen des Körpers auf den Körper als Voraussetzung für eine organisch ablaufende Rotation zwischen Kopf und Rumpf sowie den Extremitäten. Die beim jungen Säugling - wegen der Halsstellreaktion bei passiver Kopfdrehung - physiologische Drehung des gesamten Kindes muß vom 3. Monat an von einer freien Drehung zwischen Kopf und Rumpf abgelöst sein. Anderenfalls ist der Verdacht auf eine Abweichung gegeben: Fehlende Halsstellreaktion beim jungen Säugling würde bei passiver Kopfdrehung als freie Rotation des Kopfes gegen den Rumpf imponieren und Ausdruck eines *Hypotonus* sein. Beim drei Monate alten Säugling dagegen bedeutet die anstelle der freien Rotation des Kopfes erfolgende En-bloc-Drehung des ganzen Rumpfes das Vorhandensein eines *Hypertonus.*

Gleichgewichtsreaktionen sind auch schon beim kleinen Säugling überprüfbar. Hier gibt in den meisten Fällen schon das Hantieren der Mutter mit dem Säugling Hinweise auf entsprechende Schwierigkeiten.

Die Prüfung des Gleichgewichtes ist zuerst in Bauchlage, dann in Rükkenlage durchzuführen. Beobachtung des Spontanverhaltens und der Reaktion auf Hantierungen durch die Umwelt, z. B. die Auslösung der Moro-Reaktion (Intensität und Schwelle der Erregung).

Kindliche Gegenreaktionen sind in Bauchlage etwa ab 5. und in Rükkenlage ab 6. Lebensmonat zu erwarten, d. h., das Gleichgewichtssystem kann sich besser an Herausforderungen anpassen. Dann erfolgt Prüfung im Sitzen, Vierfüßlerstand, Stehen und Gehen. Die beim normalen Säugling bei passiver und aktiver Lageveränderung zum Balancehalten ablaufenden muskulären Gegenbewegungen sind gut zu beobachten. Ihr Fehlen in dem entsprechenden Alter kann ebensogut Zeichen eines Hypotonus mit mehr oder weniger ausgeprägter Schlaffheit aller Muskelgruppen wie auch Folge eines erhöhten und nicht automatisch überwindbaren Muskeltonus sein.

Bei der Prüfung des Gleichgewichtes sollte das Verhalten des Kindes Beachtung finden. Zu ängstliche oder völlig unängstliche Kinder sollten den Verdacht auf eine Störung im Vestibularsystem erwecken. Dies sollte dann gesondert geprüft werden.

Überempfindliche Systeme erzeugen immer Angst bei Überbelastung, unterempfindliche Systeme Empfindungslosigkeit und damit mangelhafte Reaktionen im Verhalten. Oft finden sich Mischformen.

Die beim jungen Säugling in Einflüssen vorhandenen **tonischen Haltemuster** (ATNR, STNR, TLR) müssen im 5. bis 6. Lebensmonat abgebaut sein, da ihr weiteres Vorhandensein die zunehmend einsetzende freiere Bewegungskoordination behindern würde. Sie lassen sich zwar zuverlässig erst in diesem Alter überprüfen bzw. im pathologischen Falle noch nachweisen. Doch auch beim jüngeren

Säugling lassen sich in Verbindung mit den oben angegebenen Kriterien aus der Intensität der auslösbaren Haltemuster Rückschlüsse auf eine zu erwartende Persistenz dieser tonischen Haltemuster ziehen. Diese sollte zumindest einen Verdacht erwecken können und weitere Überprüfungen erforderlich machen.

Haltungsasymmetrien sind beim jungen Säugling, der noch unter dem Einfluß des ATNR steht, nahezu physiologischerweise vorhanden. Verdächtig werden sie, wenn sie nach jeder Lageänderung des Kindes konstant und praktisch unaufhebbar sofort wieder eingenommen werden. Die durch Hirndominanz (Seitigkeit des Kindes, Lieblingsstellung) verursachten Asymmetrien dagegen werden beim passiven Bewegen durchbrochen und stellen sich erst erneut ein, wenn das Kind nicht mehr anderweitig abgelenkt wird.

Die Erkennung von **Entwicklungsverzögerungen** setzt naturgemäß ein gewisses Alter des Kindes zur Manifestation voraus. Bei einem jungen Säugling können solche offensichtlichen Entwicklungsverzögerungen vorliegen, wenn es sich um ein Frühgeborenes handelt. Doch spricht man in diesem Falle von einer allgemeinen Unreife des Kindes. Die Einstufung von Entwicklungsverzögerungen stellt beim jungen Säugling den Untersuchenden oft vor schwierige Entscheidungen. Er muß das gesamte Spektrum der individuellen Variation der Norm kennen und berücksichtigen. Dennoch sollte es etwa vom 2. Lebensmonat an möglich sein, einen Verdacht auf Entwicklungsverzögerung auszusprechen und zumindest kurzfristige Kontrolluntersuchungen zu veranlassen. Ein Kind, das in diesem Alter keine Laute von sich gibt (wobei man auch die Eltern befragen sollte), das keine Reaktionen auf vorgehaltene Gegenstände, eine Klapper oder Glocke zeigt und nicht lächelt, wenn es dazu angeregt wird, ist mit Sicherheit entwicklungsverzögert. Wahrscheinlich sogar mehr als das. Wichtiger erscheinen die partiellen Reaktionsausfälle: daß es z. B. zwar mit den Augen einen Gegenstand bis zur Mittellinie und darüber verfolgt, aber keinerlei mimische Reaktionen erkennen läßt oder ähnliches.

Ebenso kann sich der Verdacht auf **Störungen der Wahrnehmung** in den verschiedensten sensorischen Bereichen einstellen. Beispielsweise wird man eine akustische Wahrnehmungsstörung bei intaktem Hörvermögen vermuten müssen, wenn ein Kind einer Glocke mit den Augen folgt, jedoch keine Reaktion zeigt, wenn die Glocke in seiner Nähe ertönt, ohne daß es sie sehen kann, oder wenn das Kind auf ein Geräusch mit Unbehagen überreagiert und immer schreit, wenn ein bestimmtes Geräusch zu hören ist. Diese Wahrnehmungsstörungen lassen sich mit entsprechenden Hilfsmitteln und bei guter Beobachtungsgabe schon sehr frühzeitig in den ersten Lebensmonaten erkennen.

Zusammenfassend ist festzustellen, daß diese Kriterien zur Früherkennung einzeln betrachtet zweifellos eine recht unterschiedliche Wertigkeit besitzen. Manche, wie z. B. die Gleichgewichtigkeitsreaktionen, sind überhaupt erst zuverlässig vom 5. bis 6. Lebensmonat an zu überprüfen. In ihrer Gesamtheit jedoch und unter Berücksichtigung der nicht unerheblichen Normvarianten des Individuums stellen sie ein wertvolles Indiz zur Früherkennung von Abweichungen gegenüber der Normentwicklung dar.

Als Einzelsymptome sollten sie nicht schon als Hinweis auf eine zerebrale Bewegungsstörung oder einen Hirnschaden gewertet werden.

Jeder Untersucher macht im Laufe der Jahre die Erfahrung, daß harmonische oder dissoziierte statisch-motorische Entwicklungsverzögerungen auftreten können, ohne daß sich daraus später eine zerebrale Bewegungsstörung entwickelt. Manche Kinder zeigen im Verlauf der Nachuntersuchungen **abnorme zerebralmotorische Symptome,** denen zwar noch nicht die Wertigkeit einer zerebralen Bewegungsstörung zukommt, die jedoch weiterer Kontrolluntersuchungen bedürfen. Ein einzelnes Symptom kann eben nicht Ausdruck eines so komplexen Geschehens sein. Ihm kommt nur die Bedeutung einer Warnung zu, welche Anlaß zu einer Verlaufskontrolle sein sollte, die bis zur Beseitigung jeden Zweifels und gegebenenfalls auch darüber hinaus fortgesetzt werden muß.

Untersuchungen anderer Autoren über die Früherkennung von Abweichungen

Die Früherkennung ist seit den grundlegenden Arbeiten von Köng (1962 a, b, 1965, 1966 a, 1972) in unser Bewußtsein gedrungen. Ausgehend von der normalen Säuglingsentwicklung integrierte die Autorin in ihre Beobachtungen das Wissen um die primären bzw. tonischen Haltemuster, die sie im Hinblick auf die Persistenz beachtete. Ihr war bewußt, daß das gestörte Kind in den ersten Lebensmonaten falsche Bewegungsmuster einübt, die sich durch den täglichen Gebrauch verstärken und die Bewegungskoordination verhindern.

Auf diesen Erkenntnissen aufbauend, erarbeitete sie zusammen mit Quinton die Frühbehandlung, basierend auf dem Konzept der Bobaths.

1962 sagte sie, daß man niemals nach einer Untersuchung, die auffällige Symptome aufzeige, sagen dürfe, es handle sich um einen leichten Fall. Schon mancher zuerst „leichte" Fall hat sich unbehandelt später als schwerster Spastiker entpuppt. „Wir wissen wohl, daß es Fälle gibt, die sich spontan zurückbilden, aber wir haben keine differentialdiagnostischen Möglichlkeiten, um zu entscheiden, welche. Daher sollte man im Zweifelsfall immer behandeln. Es schadet keinem Säugling, wenn er ‚umsonst' behandelt wird, aber es kann schwere Folgen für sein späteres Leben haben, wenn wir zuerst eine Weile beobachten, wie der Fall sich weiterentwickelt."

Diese Äußerungen kann man auch nach 20 Jahren nur bestätigen. Inzwischen wissen wir, daß motorische Fähigkeiten, die sich durch die Behandlung verbessert haben, nicht beweisen, daß die übrige sensorische Integration unauffällig ist.

Wir können uns auch nicht mehr auf die reine Physiotherapie beschränken, sondern müssen die Krankengymnastin so trainieren, daß sie in der Behandlung des ersten Lebensjahres zusätzlichen Aufgaben, z. B. solchen der sensorische Integration, gewachsen ist. Intensive Elternanleitung für die tägliche Behandlung und die Einbeziehung gezielter Hantierungen in das häusliche Leben erscheinen wichtig.

Paine (1961, 1964, 1969) sah die ersten Anzeichen für das Vorliegen einer zerebralen Bewegungsstörung im Alter von 6 – 8 Wochen in dem Mangel an Lächeln in dieser Lebensphase. Oft denkt man an Taubheit oder Blindheit des Kindes, wenn es sich in Wirklichkeit um eine zentrale Verarbeitungsstörung handelt und die Modalitäten (Sinnesorgane) selbst keine Störungen aufweisen. Haltungstonusveränderungen, ob erhöhter oder schlaffer Tonus, finden sich schon sehr früh. Diese fielen ihm aber erst um den 3. – 4. Lebensmonat auf; ebenso die Asymmetrien, die manchmal eine Hemiparese vortäuschen können.

Verarmung der Bewegungen im Verlauf der motorischen Entwicklung und in der frühen Entwicklungsphase, abnorme Reaktionen bei der Prüfung der primären Reflexe erschienen ihm als Anzeichen für eine Früherkennung von motorischer Behinderung.

Milani-Comparetti u. Gidoni (1967 a, b) geben eine begrenzte Anzahl von Hinweisen, die sie, wenn sie von der Norm abweichen, als Frühformen ansehen, nämlich:

Abweichungen der
1. Stellreaktionen.
2. Sprungbereitschaft.
3. Gleichgewichtsreaktionen.
4. Primitiven Reflexe.

1. Stellreaktionen

a) Kopfstellreaktion, d. h. Stellung des Kopfes im Raum.
b) Sagittale Rumpfstellreaktion mit Streckung des Thorax und der Hüfte in der Bauchlage.
c) Derotierte Stellreaktion: Es handelt sich hier um die Stellreaktionen des Körpers auf den Körper, d. h., wenn der Schultergürtel sich dreht, folgen der Rumpf und die Hüfte, beginnend etwa mit dem 4. Lebensmonat.

Alle diese beschriebenen Reaktionen stehen im engen Zusammenhang zur aufrechten Position durch die Antischwerkraftkontrolle der Körperachse (Kopfkontrolle, Sitzen und Stehen).

2. Sprungbereitschaft

Es handelt sich hier um Reaktionen der Extremitäten auf plötzliche Veränderungen des aufrechten Rumpfes, wie z. B. die Sprungbereitschaft oder Stehbereitschaft bei plötzlicher Annäherung der Arme oder Beine hin zur Unterlage. Dazu gehört auch die Veränderung der Lage des Körpers im Raum durch mehr oder weniger schnelle Seitwärtsneigung.

3. Gleichgewichtsreaktionen

Diese Reaktionen treten auf, wenn der Körper versucht Gleichgewicht zu halten bei langsamem oder schnellem Verlust der Balance. Sie unterliegen den Entwicklungssequenzen.

4. Primitive Reflexe

Die Autoren meinen, daß es sinnvoll ist, diese Reaktionen „primitiv“ zu nennen, da sie im frühen Lebensalter normal sind und im Verlauf der Entwicklung verschwinden müssen. Persistieren oder das schnelle Reagieren auf Auslösung und damit auch Verlust der Haltungskontrolle erscheinen im Hinblick auf eine Früherkennung relevant zu sein.

(Diese Reaktionen sind an anderer Stelle eingehend beschrieben S. 12 ff.)

Die Autoren fügen diesen Vorstellungen eine Entwicklungstabelle hinzu, die sich vorwiegend an diesen Reaktionen der Aufrichtung aus der instabilen Horizontalen in die stabile Vertikale orientiert. Sie soll eine Screening-Untersuchung ermöglichen.

S. Saint-Anne Dargassies (1972) gibt in einer eingehenden Untersuchung Gegenüberstellungen normaler und abweichender Entwicklung. Sie untergliedert Schlüsselalter von:

- Neugeborenenzeit,
- 3 Lebensmonaten
- 4 - 6 Lebensmonaten,
- 7 - 9 Lebensmonaten,
- 10 - 12 Lebensmonaten

und fügt Untersuchungsbögen hinzu, die die *psychoaffektive* Abweichung der *motorischen* gegenüberstellt.

Durch die Systematik dieser Untersuchungsbögen gelingt es sehr schnell, zu übersehen, welche Störungen vorhanden sind und wie der Untersucher sie beurteilen bzw. von der Prognose her überschauen kann.

Die Autorin hat zum Ziel, einen möglichst vollständigen Überblick über die Abweichungen der Entwicklung zu bekommen mit der Möglichkeit, vergangene Aufzeichnungen mit den augenblicklichen zu vergleichen.

Touwen (1975) untersuchte eine große Anzahl von Kindern 1½ Jahre lang im Hinblick auf das Auftreten und Verschwinden von Reaktionen und Entwicklungsmustern und führte eine statistische Absicherung einer großen Anzahl von wichtigen Items durch.

Nach v. Bernuth (1972) stützt sich die Frühdiagnose im Verlauf des ersten Lebensjahres auf:

1. die Beurteilung von Allgemeinsymptomen,
2. die allgemeine Entwicklungsdiagnostik,
3. die eigentliche neurologische Untersuchung.

Aus der großen Zahl von Allgemeinsymptomen, auf die man bei jungen Säuglingen mit Zerebralschäden immer wieder stößt, seien einige besonders hervorgehoben:

- starke Schreckhaftigkeit,
- häufiges, unmotiviertes Schreien,
- Störungen des Schlaf-Wach-Rhythmus,
- Trinkschwierigkeiten,
- vermehrter Speichelfluß,
- marmorierte Haut.

Diese unspezifischen Symptome können im Zusammenhang mit anderen pathologischen Zeichen wichtige Hinweise auf eine Schädigung sein.

DUBOWITZ (1983) empfiehlt, bei einem auffälligen Neugeborenen vor allem darauf zu achten, ob das Kind die Fähigkeit hat, sich bald von den Schwierigkeiten zu erholen, oder ob die Auffälligkeiten bestehen bleiben.

Ergänzend zu der nicht immer befriedigenden neurologischen Untersuchung ist es heute möglich, mit kranialer Sonographie, Computertomographie, Kernspintomographie (NMR), evozierten Potentialen, Elektroenzephalographie und Nervenleitgeschwindigkeit die Art und die genaue Lokalisation der anatomischen Läsionen festzustellen. Hör- und Sehuntersuchungen ermöglichen es, sensorisch-neuronale Defizite aufzudecken und sie mit den bildgebenden Techniken zu vergleichen.

DUBOWITZ bezeichnet dieses Vorgehen als „integrierte Denkweise". Sie gibt für die neurologische Untersuchung sehr genaue Hinweise und zeigt bei den unterschiedlichsten Störungen auch verschiedene Zustände auf, die sich vor allem im Schweregrad der Erkrankung unterscheiden. Vorgeführt wird dies am Beispiel einer Asphyxie oder einer intraventrikulären Blutung. Die Technik der Untersuchung wird in dieser Arbeit genau erklärt. Die Autorin bedient sich dabei eines Untersuchungsbogens, der aus eigenen und den Erfahrungen anderer Autoren wie BRAZELTON (1973), AMIEL-TISON (1968), PRECHTL (1977), PARMELEE u. MICHAELIS (1971) sowie SAINT-ANNE DARGASSIES (1977) erarbeitet wurde.

Sie ist der Ansicht, daß es mit Hilfe der von ihr bevorzugten integrierten Denkweise möglich sein wird, neben Anhaltspunkten für ein ärztliches Eingreifen bei Sauerstoffmangelzuständen oder Hirnblutungen des Neugeborenen auch Grundlagen für künftige Nachuntersuchungen und eine Prognosestellung zu gewinnen.

CASAER u. EGGERMONT (1983) untersuchen nach ähnlichen Aspekten. Sie meinen, daß eine Risikoeinschätzung für kommende Entwicklungsauffälligkeiten nicht nur auf *einem* Faktor aufgebaut werden könne, sondern daß eine eingehende Anamnese aller Ereignisse bis zur Untersuchung zu erheben sei. Dazu empfehlen sie die Berücksichtigung des Optimalitätsscores nach PRECHTL (1977), ferner eine Protokollierung der Ereignisse auf der Neugeborenen- oder Intensivpflegestation, eine Beschreibung der Verhaltenszustände nach PRECHTL (1968) und MICHAELIS et al. (1979) sowie des kindlichen Verhaltens bei der Atmung und beim Füttern. Die Daten von Körpergröße und Kopfumfang sollten aufgezeichnet werden. Berichte des Pflegepersonals seien mit einzubeziehen.

Neurologisch-sensorische Funktionen werden ebenfalls mit einem Diagnosebogen erhoben, der durch eigene und den Erfahrungen der oben angeführten und weiterer Autoren (ANDRÉ-THOMAS u. Mitarb. 1960, DUBOWITZ 1985, PARMELEE u. SCHULTE 1970, TOUWEN 1978) aufgestellt wurde.

Der kritischen Analyse dieser Untersuchungsschritte folgte dann die Entscheidung, ob die Risikosituation des Kindes lediglich der Kontrolle durch regelmäßige Nachuntersuchungen bedarf oder ob entsprechende Behandlungsmaßnahmen eingeleitet werden müssen.

Die Beziehungen zwischen Form und Funktion des Hüftgelenks und deren Bedeutung für die statomotorische Entwicklung

K. Rauterberg

Wechselbeziehungen zwischen statomotorischer Entwicklung und Ausdifferenzierung des Skeletts

Die statomotorische Entwicklung des Neugeborenen und Säuglings wird entscheidend durch die fortschreitende Reifung der Hirnfunktionen beeinflußt. Unter der zunehmenden Funktionstüchtigkeit der Pyramidenbahn, des extrapyramidalen Systems, des Kleinhirns mit seinen afferenten und efferenten Bahnen und des Sensoriums verläuft sie zielgerichtet auf eine sichere Vertikalisation des Rumpfes mit der Möglichkeit eines freien Einsatzes von Arm und Hand hin. Ein wesentlicher Motor für die Anbahnung der posturalen Reaktionen ist das wachsende Bedürfnis des Säuglings, Sinneseindrücke der Umgebung auch in ihrer Gegenständlichkeit qualitativ und quantitativ zu erfassen und zu begreifen (s. S. 30 ff.).

Das Selbstverständnis für Haltungsbewahrung in variablen Positionen und die Modifikation primitiver Massensynergien zu koordinierten, komplexen Bewegungsmustern entwickeln sich schrittweise, d. h. in *kraniokaudaler* Richtung. Dieser zentral regulierte Reifungsprozeß der Motorik befähigt den Stütz- und Bewegungsapparat schließlich zum Aufrichten des Rumpfes gegen die Schwerkraft und zur bipedalen Lokomotion *ohne* Entwicklungsverzögerung oder *ohne* wesentliche Beeinträchtigung, allerdings nur unter der Voraussetzung, daß auch der *Bau des Bewegungsapparates* in allen seinen Teilabschnitten den *biomechanischen Erfordernissen* angepaßt ist.

Bei der mathematischen Analyse der Bauprinzipien des menschlichen Bewegungsapparates hat sich das Interesse der funktionell-anatomischen Forschung besonders auf das Hüftgelenk und das Femur konzentriert. Neue fundamentale theoretische Erkenntnisse über die Konstruktionseigentümlichkeiten stammen u. a. von LANZ (1950), PAUWELS (1965), KUMMER (1959) und AMTMANN u. KUMMER (1968) und bieten ein eindruckvolles Beispiel für die engen Beziehungen zwischen Form und Funktion dieses Gelenks.

Verwiesen wird immer auf die markante Trabekelstruktur am koxalen Femurende. Die Spongiosa ist nach spannungsoptischen Untersuchungen (PAUWELS 1965) trajektoriell gebaut und verwirklicht aufgrund seiner besonderen Architektur das in der Technik bekannte Prinzip des Leichtbaues. Bei einem minimalen Aufwand an Baumaterial und damit an Masse ist ein Optimum an mechanischer Beanspruchbarkeit gegeben.

Für die Erhaltung der Rumpfstabilität in der orthostatischen Position gegenüber äußeren Impulsen und für die ausbalancierte Übertragung der Rumpflast beim Gang nimmt das *Hüftgelenk* eine Schlüsselstellung ein. Es ist eine maßgebende Schaltstelle für eine schnelle Wiederherstellung oder Neueinstellung des Körpermassenschwerpunktes nach Lageänderungen. Seine Funktionstüchtigkeit hängt ab von einer stabilen und straffen Führung sowie von einer unbehinderten Gelenkmotilität und nicht zuletzt von ökonomischen Hebelverhältnissen für die angreifenden Muskelkräfte.

Augenfällige Probleme der motorischen Entwicklung treten insbesondere dann auf, wenn der Reifungsprozeß des Hüftgelenks in Kombination mit einer Affektion des ZNS oder des neuromuskulären Systems beeinträchtigt ist. Typische Beispiele sind die Hüftdysplasie oder die Hüftluxation bei der infantilen Zerebralparese, bei angeborenen Erkrankungen des Rückenmarks oder bei primären Erkrankungen des Muskelparenchyms.

Charakteristika der Hüftdysplasie sind eine flache steile, in kraniodorsaler Richtung ausgewalzte Pfanne, eine Lateralisation des Hüftkopfes, häufig verbunden mit einer Kopfdeformität sowie Abnormitäten der Achsenkrümmungen am koxalen Femurende. Aus der Inkongruenz der artikulierenden Gelenkflächen, der Dezentrierung der Krümmungsmittelpunkte von Hüftpfanne und Hüftkopf und der verminderten Kontraktilität der abduktorischen Muskulatur resultiert eine eingeschränkte Funktionstüchtigkeit des Hüftgelenks. Ausgeprägt ist die Funktionsuntüchtigkeit unter den Verhältnissen einer Luxation, bei der bekanntlich Hüftkalotte und Hüftpfanne nicht mehr in einer anatomischen Beziehung zueinander stehen (Abb. 17).

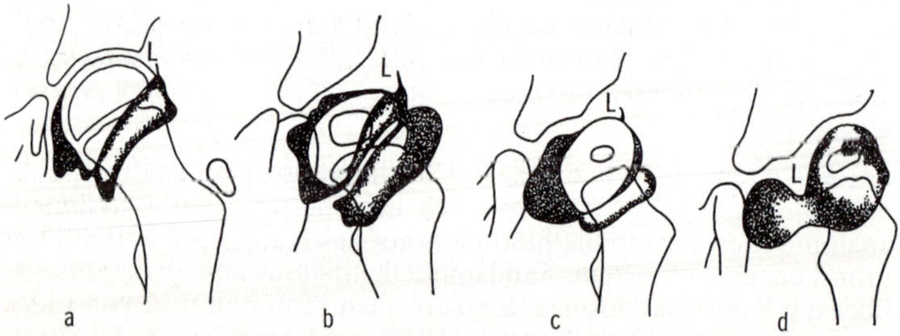

Abb. 17 a) normale Hüfte (Arthrogramm), b) leichte Subluxation, Limbus (L) horizontal stehend, c) hohe Luxation, Limbus (L) abgeflacht, d) Luxation, Limbus (L) eingeschlagen (nach Debrunner)

Jede entwicklungsorientierte Förderung und Therapie abnormer Motorik wird also den funktionellen *Teilabschnitt Beckengürtel-Hüftgelenk* in ihrem Gesamtbehandlungskonzept berücksichtigen müssen. Unmittelbare Voraussetzungen dafür sind Kenntnisse über die normale Entwicklung des Hüftgelenks und über die Rolle des Hüftgelenks hinsichtlich der Biomechanik des Standes und des Gehens.

Bleiben diese Gesichtspunkte therapeutisch unbeachtet, dann können in Extremfällen fatale Situationen hinsichtlich der motorischen Entwicklung entstehen. Als Beispiel sei angeführt der Fall einer schweren Tetraspastik, bei dem sich auf dem Boden einer kompletten Hüftluxation eine Asymmetrie derartigen Ausmaßes entwickelte, die jede Sitzfähigkeit unmöglich machte und dem Patienten nur noch die Rücken- bzw. Bauchlage ermöglichte (Abb. 18 a u. b).

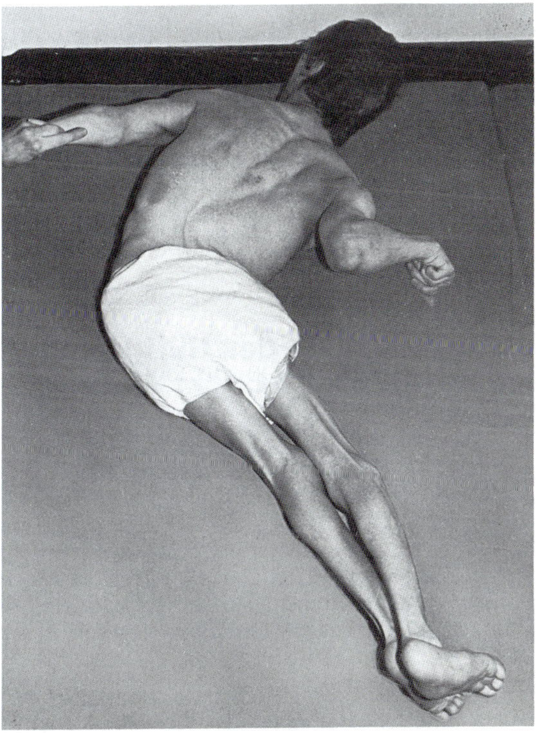

Abb. 18 a u. b) a) schwere Tetraspastik mit „koxaler" Asymmetrie. Im linksseitigen ATNR fixiert. Keine Sitzfähigkeit. b) Luxation der linken Hüfte, rechts Hüftdysplasie

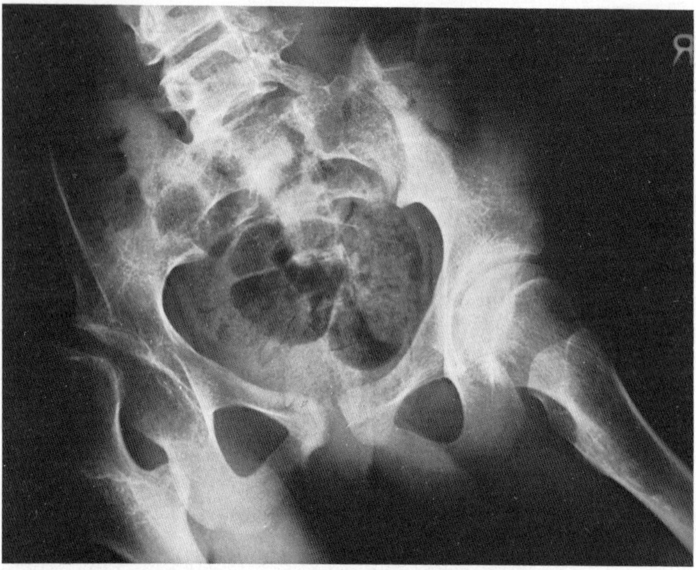

Abb. 18 b

Die Entwicklung des Hüftgelenks und der organisatorische Effekt statodynamischer Kräfte

Das normale Hüftgelenk des Erwachsenen ist funktionell ein dreiachsiges Kugelgelenk, nach BENNINGHOFF (1949) und PERNKOPF (1943) wird es als Nußgelenk bezeichnet. Die knorpelige Gelenklippe umgreift den Äquator der Kopfkugel etwa um ⅔ der Zirkumferenz. Zur Sicherung der Gelenkführung ist das Hüftgelenk fächerförmig von einem Bandapparat als passiver Halteapparat umgeben. Daneben hat die das Hüftgelenk umgebende Muskulatur die Funktion eines aktiven Halteapparates.

Hinsichtlich der geometrischen Ausgestaltung des koxalen Femurendes unterscheidet man den Zentrum-Kollum-Diaphysenwinkel (CCD-Winkel) und die „Femurtorquierung“ (AT-Winkel). Am Bekken hat vor allen Dingen die Neigung der Pfanneneingangsebene zur Transversalebene (transversaler Neigungswinkel) eine Bedeutung

(Abb. 19). Bei einer relativ starken Streuung beträgt der Mittelwert des CCD-Winkels beim Erwachsenen 126°, der Mittelwert der Femurtorquierung hat einen Wert von 12° und der Mittelwert der Neigung der Pfanneneingangsebene einen Wert von 42°. Diese geometrischen Parameter ändern sich von der Fetalzeit bis zum Erwachsenenalter, wobei statodynamische Kräfte einen organisatorischen Effekt haben.

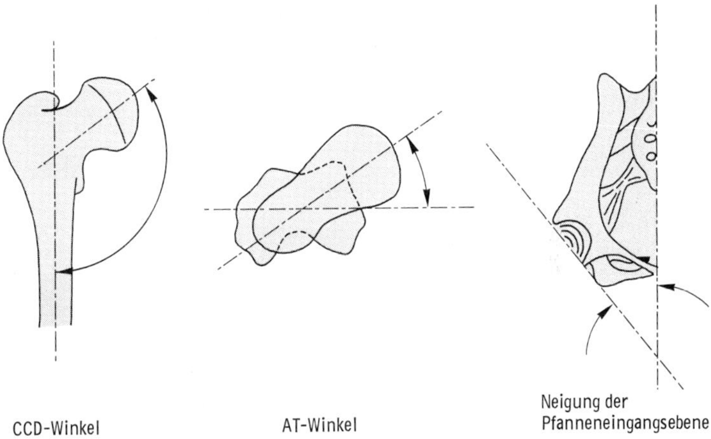

Abb. 19 s. Text

Die besondere formale Ausgestaltung des Hüftgelenks ist - wie bei allen anderen Gelenken - zunächst genetisch festgelegt. Bereits bei einem Embryo von 20 mm Scheitel-Steiß-Länge ist sowohl eine Abwinkelung des Schenkelhalses gegenüber dem Femurschaft in der Horizontalebene als auch in der Sagittalebene an der knorpeligen Skelettanlage nachweisbar (Abb. 20).

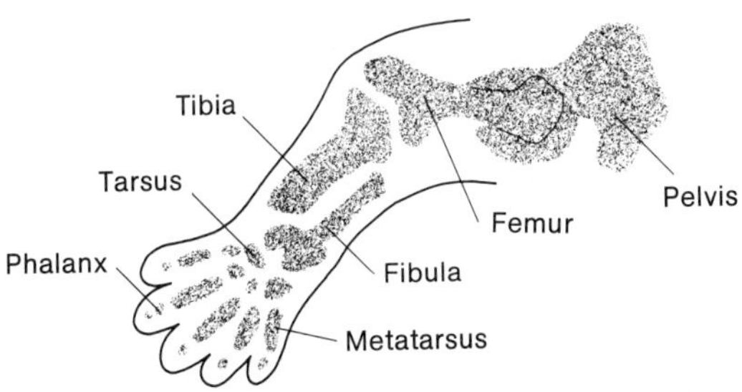

Abb. 20 Knorpelige Anlage der unteren Extremität bei einem Fetus mit 20 mm Scheitel-Steiß-Länge

Die Ausbildung der Diarthrose unterliegt in der weiteren Entwicklung zusätzlich funktionellen Momenten. Schon während der Embryogenese werden mit der Ausbildung kontraktiler Elemente in der Muskulatur und mit dem Einsetzen von Muskelkontraktionen Kräfte als *formativer Reiz* wirksam. Sie sind maßgebend beteiligt an der Entwicklung der Gelenkhöhle, der Konvexität der Hüftkalotte und der Konkavität der Hüftpfanne. Verwiesen sei auf das sehr instruktive Modell von FICK (1921), nach dem eine Konvexität immer dort entsteht, wo die Muskelansätze relativ gelenkfern sich befinden und eine Gelenkkonkavität, wo die Muskelansätze gelenknah sind (Abb. 21).

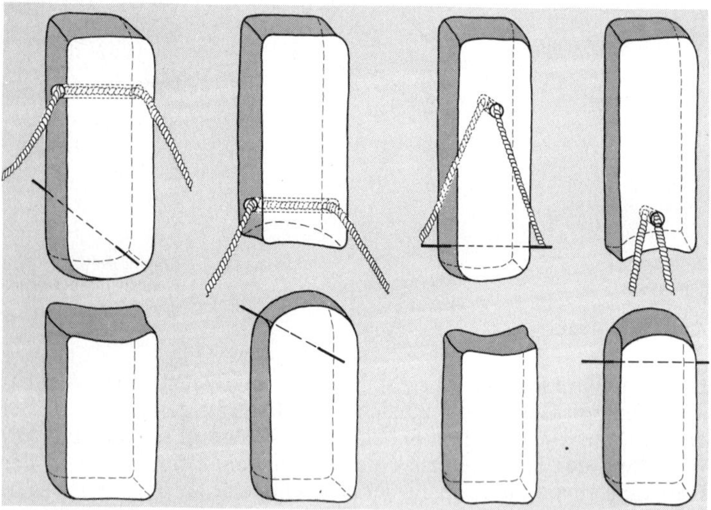

Abb. 21 Formativer Reiz muskulärer Kräfte, dargestellt im Modell mit geschliffenen Gipsstäben (nach Fick)

CCD-Winkel, Antetorsionswinkel und Neigung der Pfanneneingangsebene zur Transversalebene weisen von der Embryonalzeit bis zum Erwachsenenalter eine charakteristische Entwicklungsdynamik auf. Während der Embryonalzeit ist die Entwicklung des CCD-Winkels gekennzeichnet durch eine zunehmende Tendenz zur Verkleinerung, kurz vor der Geburt vergrößert sich wieder der CCD-Winkel und nimmt dann vom 2. Lebensjahr an erneut ab. Man spricht daher von einer *umwegigen* Winkeländerung des CCD-Winkels (Abb. 22). Der Antetorsionswinkels zeigt eine vergleichbare Entwicklungstendenz (Abb. 22). Die Pfanneneingangsebene ist in der Embryonalzeit steilgestellt. Der Azetabulumwinkel (Abb. 23) als Parameter für den Winkel der Pfanneneingangsebene zur Transversalebene beträgt im Mittel zwischen dem 1. und 2. Lebensjahr 30° und verkleinert sich auf einen Mittelwert von etwa 18° im Alter von 7 Jahren (Abb. 24).

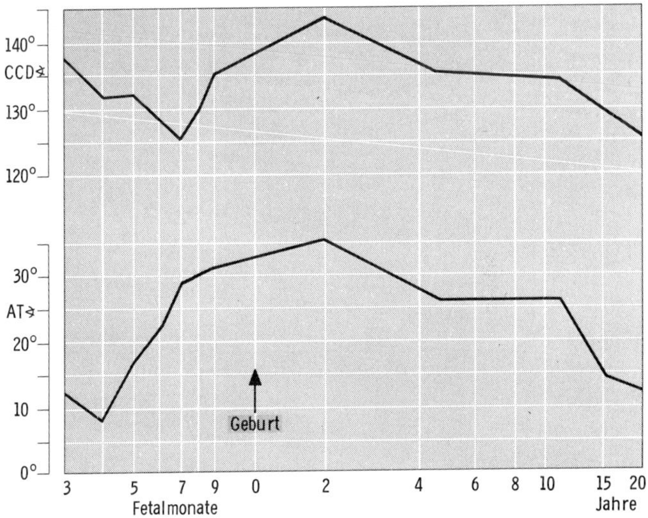

Abb. 22 Umwegige Entwicklung des CCD-Winkels und des AT-Winkels (nach Lanz)

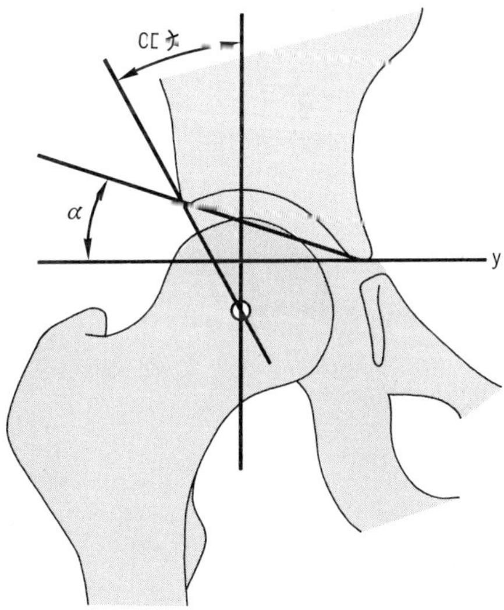

Abb. 23 Darstellung des AC-Winkels und des CE-Winkels (aus *Wiberg*, G. Z. Orthop. 72 [1941] 35)

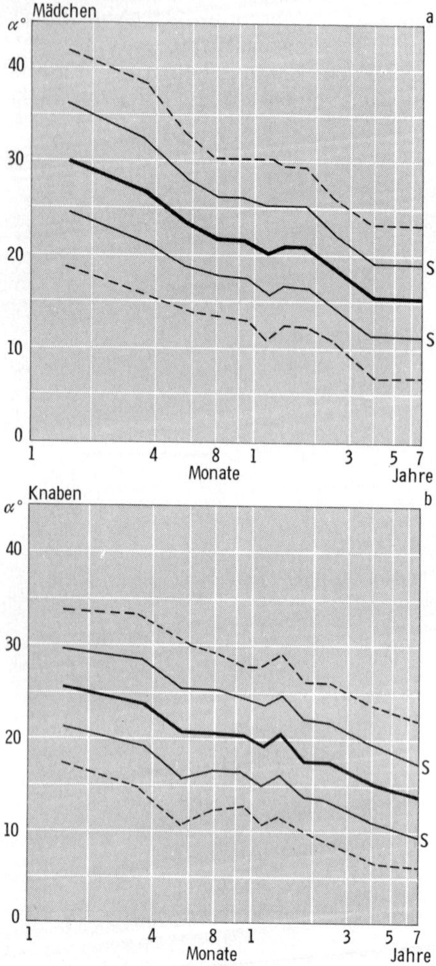

Abb. 24 Entwicklung des AC-Winkels bei Kindern von 0–7 Jahren (nach Tönnis u. Brunken)

Bei kritischer Beurteilung dieser Winkelangaben ist es schwierig, die Grenzen zwischen normalen und pathologischen Werten zu ziehen. Aufgrund der Untersuchungsergebnisse von HAMACHER (1974), dem für die Auswertung etwa 1000 Röntgenaufnahmen von Kindern und Jugendlichen zwischen dem 9. Lebensmonat bis zum vollendeten 18. Lebensjahr zur Verfügung standen, ist die Streuung erheblich (Abb. 25, 26).

Für die Gesamtbeurteilung der Hüftgelenkssituation hat der Zentrum-Ecken-Winkel nach Wiberg (CE-Winkel) eine wesentliche Bedeutung (Abb. 23). Mit diesem Parameter ist eine Aussage für die Zentrierung des Hüftkopfes in die Pfanne möglich. Der CE-Winkel weist in Abhängigkeit vom Alter zunehmend größere Winkelwerte auf und demonstriert damit eine während der Entwicklung kontinuierliche Verbesserung der Führung des Gelenks (Abb. 27). In der Altersgruppe zwischen 13 und 16 Jahren beträgt er 20° und ist in dieser Altersgruppe unter 15° pathologisch. Nach dem 14. Lebensjahr beträgt er 25° und mehr, wobei Werte unter 20° als pathologisch gelten.

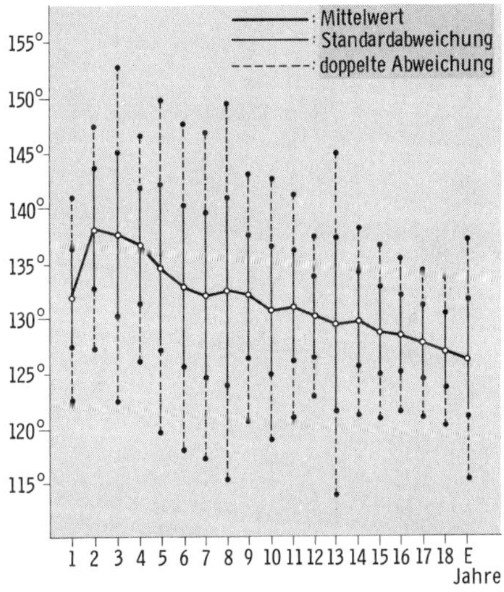

Abb. 25

Abb. 25 Änderung des CCD-Winkels in Abhängigkeit vom Alter. Erhebliche Streuung um den Mittelwert (nach Hamacher)

Abb. 26 Änderung des AT-Winkels in Abhängigkeit vom Alter (nach Hamacher)

Abb. 27 Änderung des CE-Winkels in Abhängigkeit vom Alter (nach Eichler)

Abb. 26

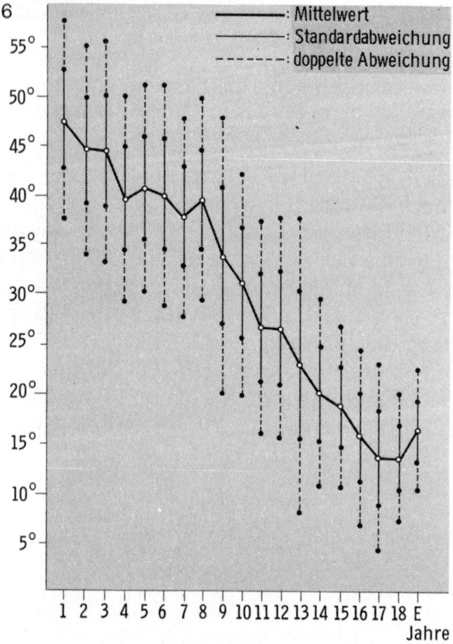
Mittelwert
Standardabweichung
doppelte Abweichung
55°
50°
45°
40°
35°
30°
25°
20°
15°
10°
5°
1 2 3 4 5 6 7 8 9 10 11 12 13 14 15 16 17 18 E
Jahre

Abb. 27

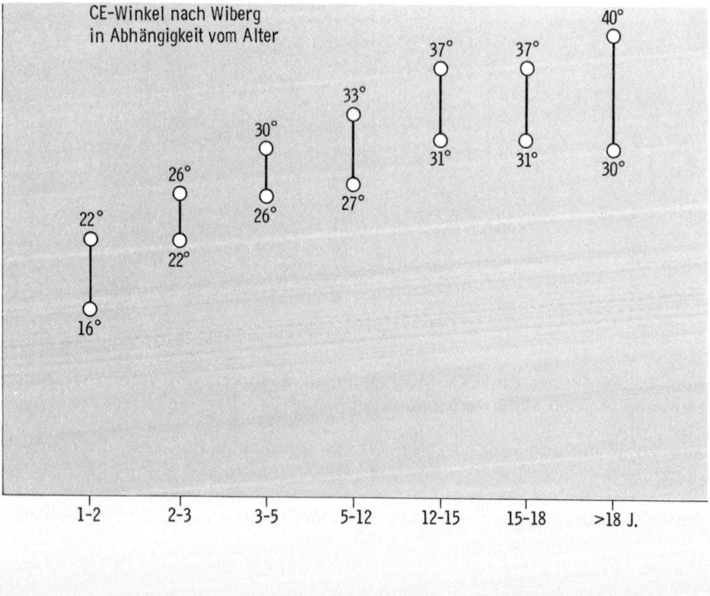
CE-Winkel nach Wiberg
in Abhängigkeit vom Alter
22°
16°
26°
22°
30°
26°
33°
27°
37°
31°
37°
31°
40°
30°
1-2
2-3
3-5
5-12
12-15
15-18
>18 J.

Koxales Femurende und Pfanne werden während des Wachstums wesentlich durch die während der prä- und postnatalen Phase auf das Hüftgelenk einwirkenden muskulären Kräfte beeinflußt. Pauwels (1958) fand als Erklärung für diese Erscheinung ein ungleiches Wachstum des Epiphysenknorpels. Das Wachstum der knorpeligen Wachstumsfuge ist nämlich in starkem Maße von der Verteilung der Druckbeanspruchung abhängig. Wenn der auf der Wachstumsfuge lastende Druck über die gesamte Querschnittsfläche gleichmäßig verteilt ist, zeigt sie an allen Stellen ein gleiches Wachstum. Verläuft dagegen die Wirkungslinie der resultierenden Kraft R - dargestellt wird sie als Summenvektor aus allen auf das Hüftgelenk einwirkenden inneren und äußeren Teilkräften - im Querschnitt des Wachstumsknorpels exzentrisch, dann wächst der Knorpel auf der Seite der größeren Druckbeanspruchung stärker, und zwar durch einen keilförmigen Zuwachs. Die Knochenachse wird sich dann nach der Seite des geringeren Längenwachstums krümmen. Pauwels nennt diesen Vorgang *„funktionelle Anpassung durch ungleiches Längenwachstum"*. Diese Gesetzmäßigkeit trifft allerdings nur zu, wenn die Wachstumsfuge diaphysär vom Drehpunkt des Gelenks liegt.

Die von Pauwels erkannte Gesetzmäßigkeit der funktionellen Anpassung durch ungleiches Längenwachstum läßt sich als Erklärung für die umwegige Entwicklung des CCD-Winkels anwenden (Kummer 1962). Bereits während der Fetalzeit erfährt das Hüftgelenk eine mechanische Beanspruchung. Bei Abduktion, Beugung und Außenrotation des Oberschenkels wirken auf das Hüftgelenk vorwiegend die Muskelkräfte des M. iliopsoas und der Hüftabduktoren. Dabei ist die Richtung der resultierenden Kraft R zur Wachstumsfuge nur geringfügig geneigt. Es resultiert daraus eine ungleichmäßige Druckspannung δ_D und damit eine Tendenz zur Verkleinerung des CCD-Winkels (Abb. 28 a).

Unmittelbar vor der Geburt und während der ersten Lebensmonate ändert sich die Situation mit zunehmender Hüftstreckung. In dieser Situation steht die Wirkungslinie der resultierenden Kraft R wesentlich steiler und trifft die Wachstumsfruge in ihrem medialen Bereich. Aus der dabei vermehrten Druckspannung δ_D erfolgt ein keilförmiger Zuwachs am medialen Bereich des Schenkelhalses mit dem Ergebnis einer Vergrößerung des CCD-Winkels (Abb. 28 b).

Auch mit dem Beginn des Gehens und Stehens weist die Richtung des Schenkelhalswachstums die Tendenz zur Aufrichtung auf (Abb. 28 c). Erst wenn die Wachstumsfuge infolge zunehmender enchondraler Ossifikation in Höhe des Drehpunktes des Hüftkopfes gelangt oder weiter epiphysär, erleidet der Schenkelhals eine Biegebeanspruchung. Die vermehrte Biegebeanspruchung bewirkt einen gesteigerten Knochenanbau an der medialen Seite des Schenkelhalses. Infolge des asymmetrischen Seitenwachstums des Schenkelhalses *verkleinert* sich der CCD-Winkel. Verbunden ist damit eine Änderung der Druckspannungsverteilung in der Wachstumsfuge. Der Längenzuwachs durch enchondrale Ossifikation wird jetzt auf der *lateralen* Fugenseite gesteigert. Daraus resultiert dann eine weitere Wachstumstendenz des Schenkelhalses im Varussinne (Abb. 28 d).

Der organisatorische Effekt statodynamischer Kräfte bei der Pfannenausbildung im Rahmen des Wachstums ist mit Hilfe vereinfachter biomechanischer Modelle nicht nachweisbar. Nach Otte (1969) wird das Pfannenwachstum rein phänomenologisch in Form einer zentralen Wachstumshemmung bei randständiger Apposition am Pfannenerker und im Bereich der Y-Fuge realisiert (Abb. 29).

Biomechanische Gesetzmäßigkeiten spielen aber zweifellos eine wesentliche Rolle in der Pathogenese der Hüftdysplasie. Die drastische Richtungsänderung der resultierenden Kraft R im Sinne einer Steilstellung in der Zeit kurz vor oder nach der Geburt durch vermehrte Hüftstreckung (vgl. Abb. 26 b) geht nämlich einher mit einer Veränderung der Beanspruchung des Hüftgelenks insbesondere im Bereich des Pfannenerkers. Wird dabei der Toleranzbereich der oberen Spannungsgrenze δ_D im Bereich des oberen Pfannenerkers überschritten, dann resultiert daraus eine Hemmung des Ge-

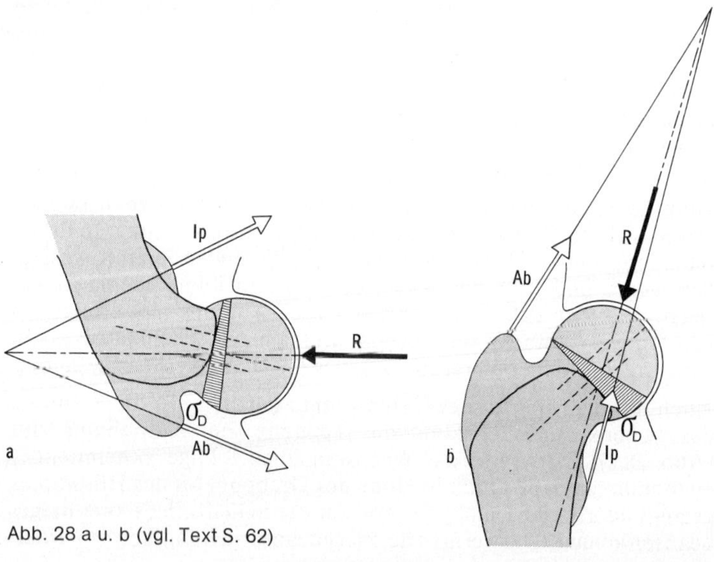

Abb. 28 a u. b (vgl. Text S. 62)

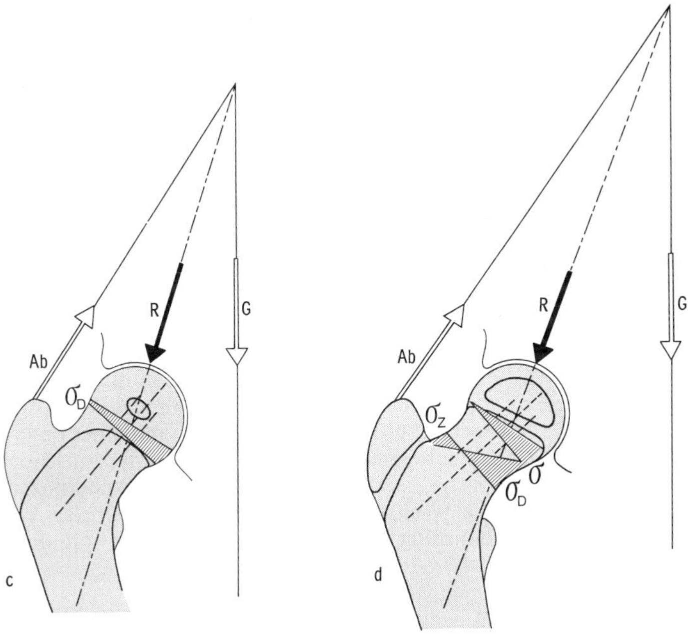

Abb. 28 a–d a) Hüftgelenk aus kaudaler Sicht in der Fetalperiode. Richtung und Größe der resultierenden Kraft R wird bestimmt durch die Richtung und Größe des M. iliopsoas (Ip) und der Abduktoren (Ab). Keilförmiger Zuwachs im Varussinne, da die Druckspannung δ_D lateral größer ist. b) Kurz vor der Geburt und während der ersten Lebensmonate vermehrte Hüftstreckung. Steile Richtung der resultierenden Kraft R. Keilförmiger Zuwachs im Valgussinne, da die Druckspannung δ_D lateral größer ist. c) Mit Beginn des Gehens wird die Richtung und Größe der resultierenden Kraft R durch die Richtung und Größe der Abduktoren und des Körpergewichts bestimmt. Keilförmiger Zuwachs im Valgussinne. d) Wachstumsfuge in Höhe des Drehpunktes. Durch vermehrte Biegebeanspruchung δ_D am medialen Schenkelhals knöcherne Apposition. Druckspannung jetzt im lateralen Fugenbereich größer. Schenkelhalswachstum im Varussinne (nach Kummel 1974)

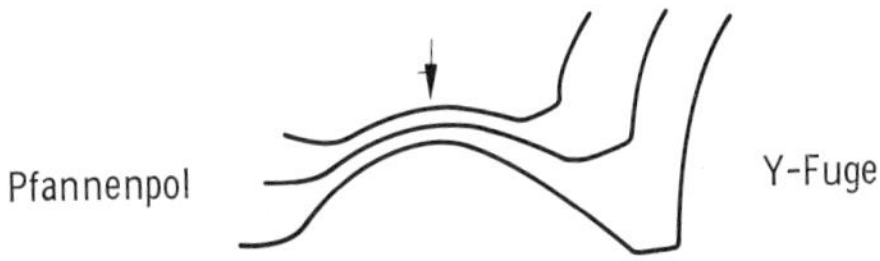

Abb. 29 Entwicklung der Pfanne durch zentrale Wachstumshemmung (s. Pfeil) bei randständiger Apposition an der Y-Fuge und am oberen Pfannenpol (nach Otte)

lenkknorpelwachstums und eine Beeinträchtigung der enchondralen Ossifikation (Abb. 30). Dieser Wirkungsmechanismus wird zweifellos dann zum Tragen kommen, wenn eine genetische Störung der enchondralen Ossifikation ohnehin schon vorliegt, wie man es für die Entstehung der sogenannten angeborenen Hüftluxation annehmen muß.

Sehr instruktive Beispiele für eine Fehlentwicklung des Hüftgelenks aufgrund *mangelhafter* oder *abnormer Muskelkräfte* lassen sich am Beispiel der Spina bifida oder der Spastik demonstrieren. Bei einem Lähmungstyp unterhalb Th6 zeigt sich in der Regel eine erhebliche Steilstellung der Schenkelhälse, ohne daß sich dabei eine wesentliche Dysplasie der Pfanne entwickelt, wahrscheinlich aufgrund der Tatsache, daß bei diesem Lähmungstyp keinerlei innere Kräfte wirksam werden (Abb. 31). Beim Lähmungstyp unterhalb L 2/3 hingegen ist wegen der erhaltenden Funktionstüchtigkeit des M. iliopsoas und der Adduktoren in der Regel mit einer Coxa valga sowie mit einer Luxation zu rechnen (Abb. 32). Vergleichbar sind die muskeldynamischen Verhältnisse bei der Spastik, bei der vor allen Dingen die Adduktoren und die Hüftbeuger die Wachstumsrichtung des Schenkelhalses im Sinne einer Valgusdeformität beeinflussen, nicht selten mit dem Ergebnis einer totalen Luxation (Abb. 33).

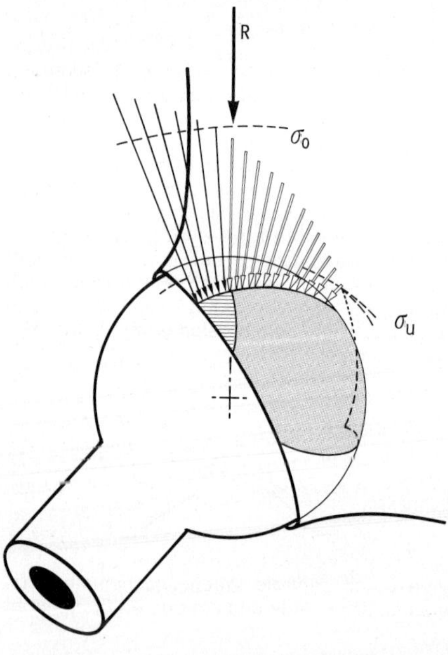

Abb. 30 Toleranzbereich für die Chondrogenese im Bereich der Hüftpfanne. Oberhalb der Spannungsgrenze δ_O im schraffierten Feld geht der Knorpel zugrunde, da sich unter zu großer Deformation der Knorpel zu Bindegewebe differenziert. Unterhalb der Spannungsgrenze δ_u differenziert sich Knorpel zu Knochen (nach Kummer 1974)

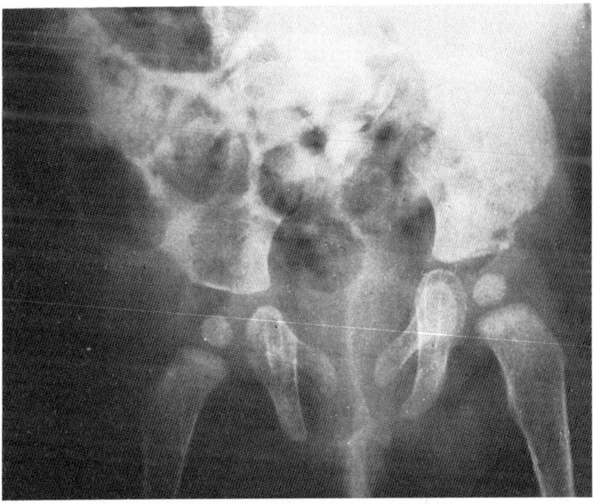

Abb. 31 S. T., weibl. 4 J. Komplette Lähmung unterhalb Th6 bds. Coxa valga bds. bei relativ guter Pfannenausbildung

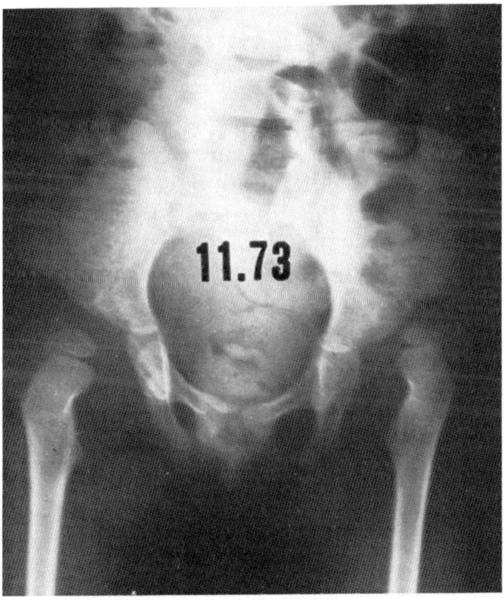

Abb. 32 M. L. weibl., 4 J. Komplette Lähmung unterhalb L 3/4 bds. Coxa valga luxans bds.

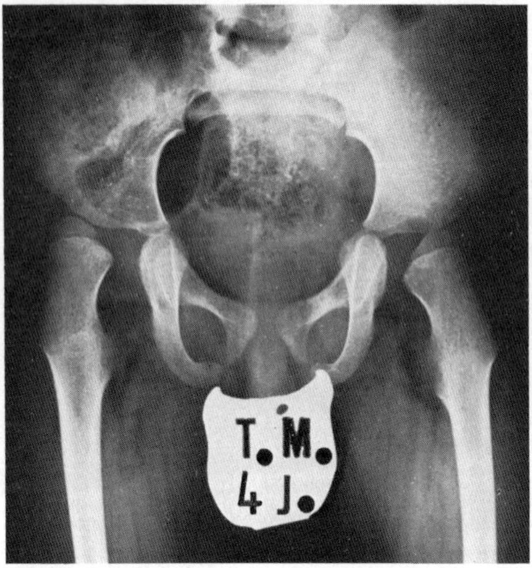

Abb. 33 T. M., männl. 4 J. Spastische Tetraparese, doppelseitige Hüftluxation bei relativ gut ausgebildeten Pfannen

Die Rolle des Hüftgelenks beim Gehen und Stehen aus biomechanischer Sicht

Die Hüftgelenke besitzen vom Aspekt der Bewegungsanalyse und der Biomechanik her eine Schlüsselstellung für den Stand und das Gehen. Die Vertikalisation des Rumpfes aus der quadrupeden Position erfolgt über eine Hüftstreckung durch Kontraktion des nur beim Menschen sehr kräftig ausgebildeten M. glutaeus maximus. Dabei wird der Körpermassenschwerpunkt, der in Höhe des lumbosakralen Übergangs zu lokalisieren ist, über die Verbindungslinie der Hüftgelenksdrehpunkte geführt. Bei gleichzeitiger Kniegelenksextension, also der vollständigen Streckung aus der anthropoiden Halbaufrichtung, nimmt seine Distanz zu der relativ kleinen Unterstützungsfläche der Füße erheblich zu. Die aufgerichtete Position geht einher mit einer Abnahme des Standmomentes, das definiert ist durch das Produkt von Körpergewicht und der halben Distanz der Unterstützungsfläche. Den Verlust an Kippsicherheit in der aufgerichteten Position vermag der Körper in vielfältiger Weise zu kompensieren, wie etwa durch abduktorische und adduktorische Kräfte an den Hüftgelenken bei gleichzeitiger Verlagerung der Wirbelsäule (Widerlagerung), durch Abspreizen der oberen und unteren Extremitäten auf der Seite des Impulses, durch eine abduktorische Bewegung in den Hüftgelenken oder durch Einnahme einer halbaufgerichteten Körperposition. Das Grundprinzip der Kompensationsmöglichkeiten besteht also entweder in einer Verlagerung des Schwerpunktes durch Veränderung der Teilschwerpunkte des Körpers oder in einer Vergrößerung der Unterstützungsfläche, also Mechanismen, die ein intaktes Hüftgelenk hinsichtlich seiner Gelenkführung, seiner Hebelverhältnisse für die angreifenden Kräfte und seiner Motilität zur Voraussetzung haben.

Grundsätzlich gilt, daß das System des menschlichen Bewegungsapparates über die hintereinander angeordneten, gelenkig miteinander verbundenen größeren und kleineren Hebel als bewegliche Gliederkette funktioniert. Die jeweils angreifende Kraft wirkt also nicht linear, sondern über einen Hebel um dessen Drehpunkt als aktives und passives Drehmoment. Die Funktion der Fortbewegung ist also nicht nur eine Leistung der unterem Extremitäten (Hoffmann-Daimler 1963). Herausgestellt seien aber die sehr komplexen Bewegungen des Hüftgelenks beim Gehen, die bei dem spiralförmig ablaufenden Lagewechsel des Körpermassenschwerpunktes in Richtung der Gehstrecke erfolgen.

Nach einem etwas vereinfachten Schema des Bewegungsablaufs beim Gehen (Abb. 34) schwingt das linke Bein bei belastetem rechten Bein kaudal des Schwerpunktes S, dabei ist die Wirbelsäule rechtstorquiert und das Becken entsprechend gedreht. Simultan wird das linke Hüftgelenk vor und das rechte rückverlagert. Das linke Bein weist dabei im Hüftgelenk eine Flexion, Außenrotation und Abduktion auf, das rechte Bein dagegen eine Überstreckung, Innenrotation und Abduktion. Kranial des Schwerpunktes S ist die Wirbelsäule linkstorquiert und der Schultergürtel rechtsgedreht. Der linke Arm ist im Schultergelenk nach dorsal überstreckt, der rechte Arm dagegen gebeugt, außengedreht und abduziert. Nach Belastung des linken Beins und entsprechender Entlastung des rechten Beins ändern sich die Verhältnisse im umgekehrten Sinne (Hoffmann-Daimler 1963).

Eine für die Gleichgewichtsbedingungen des Gehens wesentliche Phase liegt vor, wenn das Spielbein durch seine Ruhelage in der Frontalebene bewegt wird und das im Körpergesamtschwerpunkt S_6 angreifende Gesamtkörpergewicht G_6 durch das Standbein stabil abgestütz wird (Abb. 35). Richtung und Größe der angreifenden Muskelkräfte, insbesondere der kleinen Glutäi, werden bestimmt durch die besondere Geometrie am koxalen Femurende, durch den Verlauf der Muskeln zwischen Ursprung und Ansatz und durch das Ausmaß der angreifenden Muskelkräfte. Zur Aufrechterhaltung eines stabilen Zustandes muß das Moment des Teilgewichtes G_5 (Gesamtkörpergewicht - Gewicht eines Beins) um den Drehpunkt C durch

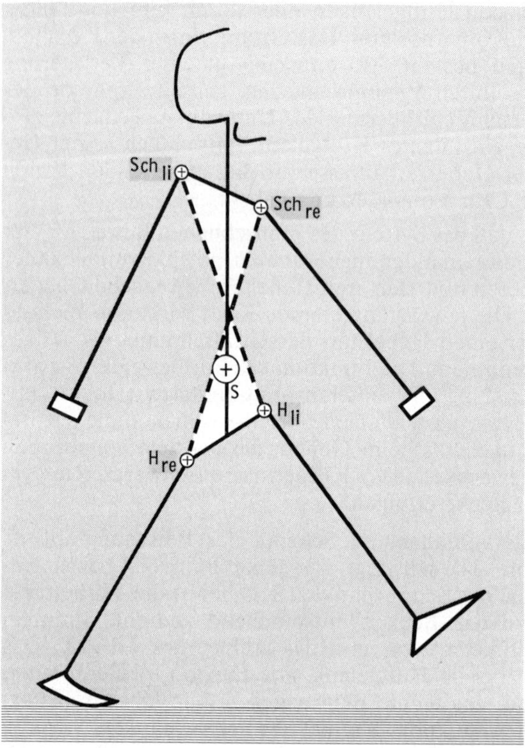

Abb. 34 Vereinfachtes Schema des Bewegungsablaufes beim Gehen. Sch_{li} = linkes Schultergelenk, Sch_{re} = rechtes Schultergelenk, H_{li} = linkes Hüftgelenk, H_{re} = rechtes Hüftgelenk, S = Körpermassenschwerpunkt (nach Hoffmann-Daimler)

eine innere Kraft kompensiert werden. Die innere Kraft ist eine idealisierte Kraft M der kleinen Glutäi, die an einem Angriffspunkt A an der Beckenschaufel und an der Trochanterspitze T angreift. Zur Kompensation des von G_5 erzeugten Moments um den Drehpunkt C muß die Muskelkraft M ein entgegengesetztes Moment um den gleichen Drehpunkt aufbringen. Der zugehörige senkrechte Abstand der Wirkungslinie der Muskelkraft M vom Drehpunkt C wird mit h bezeichnet. Da man Kräfte längs ihrer Wirkungslinie verschieben kann, darf man sich die Kraft G_5 in den Punkt S_5, die Muskelkraft M in den Punkt A' denken. Die Kräfte G_5 und M greifen also an einem geknickten Hebelsystem an. Das Momentangleichgewicht lautet also als Formel: $h \times M = d_5 \times G_5$.

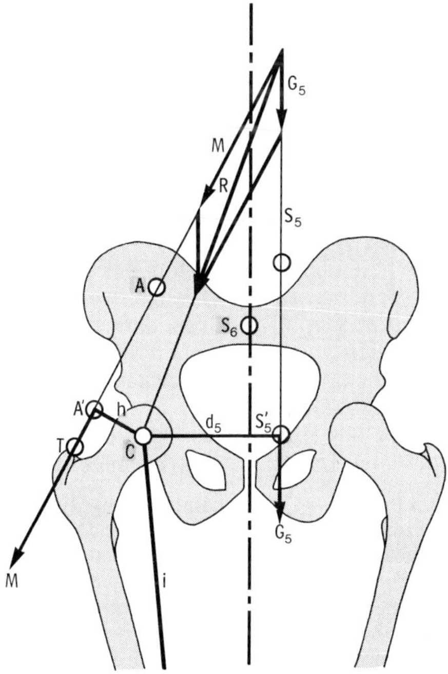

Abb. 35 Gleichgewichtsbedingungen beim Gehen, wenn das Spielbein durch die Frontalebene bewegt wird. Erläuterung s. Text

Durch Verschieben von G_5 und M längs ihrer Wirkungslinie bis zum Schnittpunkt beider erhält man durch zeichnerische, vektorielle Addition die resultierende Kraft R. Die resultierende Kraft R hat insofern eine Bedeutung, als die Belastung und die Beanspruchung des Hüftgelenks in der Standphase durch dessen Größe und Richtung bestimmt wird (Hamacher u. Roesler 1971).

Berechnungen (Pauwels 1963) haben ergeben, daß in der Standbeinphase die abduktorisch wirkenden kleinen Glutäi eine Kraft von etwa dem Dreifachen des Körpergewichts für die Aufrechterhaltung der Gleichgewichtsbedingungen aufbringen und daß dabei das Hüftgelenk des Standbeins eine Gesamtbelastung von etwa dem Vierfachen des Körpergewichts erfährt. Im Gegensatz dazu wird im symmetrischen Stand auf beiden Beinen jedes Hüftgelenk nur mit etwa einem Drittel des Körpergewichts belastet. Da die Wirkungslinie der Rumpflast in der Achse Hüftkopfzentrum – Kniegelenksmittelpunkt – Mittelpunkt des oberen Sprunggelenks liegt und daher eine Wirkung adduktorischer Muskelkontraktionen zur Verhinderung eines seitlichen Ausgleitens der Extremitäten nicht erforderlich sind, werden zusätzliche innere Kräfte auf das Hüftgelenk im Stand nicht wirksam.

Aus der Anwendbarkeit der Hebelgesetze auf die Standbeinphase beim Gehen wird ersichtlich, daß die aufzuwendende Kraft der kleinen Glutäi M für die Aufrechterhaltung der Gleichgewichtsbedingungen und die Gesamtbelastung des Hüftgelenks von der geometrischen Ausgestaltung des koxalen Femurendes abhängig ist. Bei zunehmender Vergrößerung des Schenkelhalsschaftwinkels, also bei der Tendenz zur Coxa valga, wird der Hebelarm h (vgl. Abb. 33) verkürzt. Daraus resultiert dann die Notwendigkeit einer Vergrößerung der aufzuwendenden Muskelkraft M, wenn die Gleichgewichtsbedingungen in der Standphase aufrechterhalten werden sollen. Verbunden ist damit aber auch eine Zunahme der Gesamtbelastung des Hüftgelenks, die nicht unbeträchtlich sein kann und damit einen frühen Gelenkverschleiß unterstützt.

Die Besonderheiten der Entwicklungsdynamik am koxalen Femurende und der dabei organisatorisch wirksame Effekt der Hüftmuskeln sowie die biomechanischen Gesetzmäßigkeiten am Hüftgelenk im Stand und beim Gehen müssen bei einer entwicklungsorientierten krankengymnastischen Behandlung größte Beachtung finden. Bei kritischer Analyse statomotorischer Regeln ergibt sich zum einen die Tatsache, daß nicht nur frühzeitig die großen, sondern auch die kleinen Glutäi intensiv trainiert werden müssen, und zum andern, daß auch ab etwa dem 2. Lebensjahr in der orthostatischen Position mit der Behandlung begonnen werden muß, um die Achsenkrümmung des Femurs im Sinne der physiologischen Entwicklung zu beeinflussen. Andernfalls kann eine Situation eintreten, die die normale Hüftgelenksentwicklung beeinträchtigt und damit die Funktion des Stehens und Gehens in Frage stellen kann.

Zusammenfassung

Das Hüftgelenk nimmt beim Stand und beim Gehen unter sämtlichen funktionellen Teilabschnitten des Bewegungsapparates eine Schlüsselstellung ein. Der Reifungsprozeß des Hüftgelenks erstreckt sich von der Fetalzeit bis zur endgültigen Ausgestaltung bei Wachstumsabschluß, wobei statodynamische Kräfte eine wesentliche Bedeutung für die Formausgestaltung haben. Störungen der Hüftgelenksentwicklung können ursächlich auf eine genetisch bedingte Beeinträchtigung der enchondralen Ossifikation zurückgeführt werden und/oder auf Erkrankungen neurologischer Art. Die Kenntnis der biomechanisch nachweisbaren Beziehungen zwischen Form und Funktion des Hüftgelenks sind eine wesentliche Voraussetzung für eine sinnvolle Förderung beeinträchtigter Motorik, ebenso aber für Aspekte der Prävention, wenn therapeutische Probleme der Koxarthrose angesprochen werden.

Unberücksichtigt blieben in der Darstellung der Hüftgelenksentwicklung der nicht unwesentliche Aspekt der Gelenkbiologie und Gelenkphysiologie. Bildung und Erhaltung des Gelenkknorpels und die Differenzierungsprozesse der enchondralen Ossifikation (Abb. 36) laufen nur dann geregelt ab, wenn der Nährsubstratzufluß und das Angebot an Gelenkschmiere (Synovia) sowie die Drainage der Stoffwechselendprodukte aus der Gelenkbinnenhaut (Synovialis) den Erfordernissen entsprechend gesteuert werden. Cotta (1966) spricht daher auch von der morphologisch-funktionellen Einheit des Gelenks. Diese neuen Erkenntnisse, die mit histologischen, elektronenoptischen, biochemischen und immunchemischen Methoden erarbeitet wurden, berechtigen zu der Hoffnung, zukünftig noch bessere Einblicke in die Beziehungen von Form und Funktion des Hüftgelenks zu gewinnen.

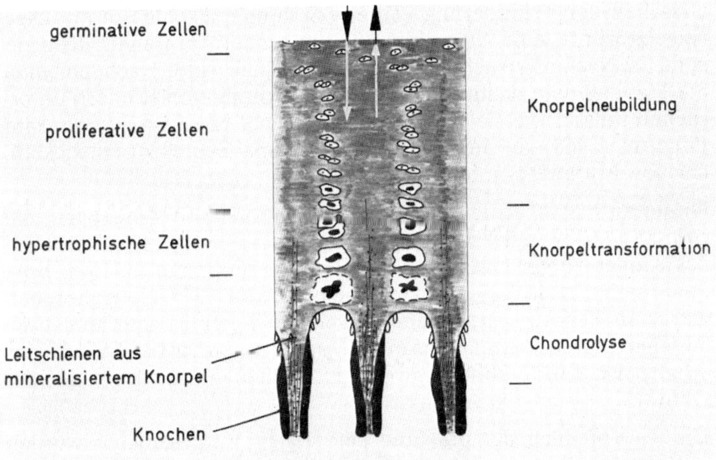

Abb. 36 Schematische Darstellung der enchondralen Ossifikation. Die Pfeile symbolisieren den Zufluß von Nährsubstraten in den Gelenkknorpel und den Abtransport von Stoffwechselendprodukten in die Synovialflüssigkeit

Ursachen der zerebralen Bewegungsstörung

Die zerebrale Bewegungsstörung ist die Folge einer Läsion oder Fehlentwicklung des Zentralnervensystems. Außer bei familiären genetischen Defekten entstehen diese Schäden prä-, peri- und/oder postnatal. In 20 bis 30 % aller Schwangerschaften bestehen für den Fetus Risikofaktoren (Dudenhausen u. Saling 1967).

10 bis 15 % aller Neugeborenen werden nicht unter „optimalen Bedingungen" geboren (Schröter 1967). Die für den Fetus und das Neugeborene gravierendste Gefährdung stellt die verminderte Sauerstoffzufuhr dar. Schon kurzfristiger Sauerstoffmangel kann zu bleibenden Organschäden des Kindes führen. Hiervon wird besonders das Gehirn betroffen. Bis 1967 wurden Risikoregister erstellt, und zwar nach einem sog. „Non-Optimal-Score" (Score = Punktliste), in der Annahme, daß man dadurch sowohl die Information über Ursachen der Behinderung verbessern könne, als auch in die Lage versetzt würde, eine Auswahl unter den Kindern zu treffen, die dringend in Nachuntersuchungen zu überwachen sind. Nachdem man merkte, daß man dadurch eine so große Anzahl von Kindern untersuchen müsse, wie sie ein Untersucher nicht bewältigen kann, kam Prechtl (1968) auf die Idee, einen „Optimal-Score" zu entwickeln, der von Michaelis modifiziert wurde.

Dieser enthält 42 Kriterien (Items) der optimalen Bedingungen, die sowohl von seiten der Mutter während der Schwangerschaft als auch des Kindes vor und während der Geburt erfüllt sein müssen. Eine quantitative neurologische Untersuchung von 1378 Neugeborenen wurde in den 10 ersten Lebenstagen durchgeführt und statistisch gesichert durch Korrelationsanalyse mit den Daten der Schwangerschaft, der Entbindung und des kindlichen Zustandes nach der Geburt.

Die 42 Variablen der prä- und perinatalen Vorgeschichte wurden analysiert und errechnet, inwieweit sie von den optimalen Bedingungen abwichen.

Dadurch ergab sich ein geburtshilflicher Risiko-Score für jedes Kind.

Je mehr eine Bedingung von der Norm abwich, desto größer war die Anzahl der mit ihr verbundenen nichtoptimalen Bedingungen. Die einfache Summierung der Anzahl solcher nichtoptimalen Bedingungen ergab die Möglichkeit, Säuglinge mit dem Risiko auf eine neurologische Schädigung herauszufinden.

Die Untersuchung PRECHTLS an 1378 Neugeborenen innerhalb der ersten 10 Lebenstage führten zu dem folgenden Beurteilungsschema:

1. Gruppe des niedrigen Risikos mit 0 oder 1 nichtoptimalen Punkt (19,2 %)
2. Gruppe des mittleren Risikos mit 2 bis 6 nichtoptimalen Punkten (68,4 %)
3. Gruppe des hohen Risikos mit 7 oder mehr nichtoptimalen Punkten (12,4 %).

Wenn man sich entschließt, nach dem Prechtlschen Risikoregister mit dem Optimal-Score zu arbeiten, erhält man eine gute Information über das Risiko, unter dem das Kind angetreten ist. Zum Beispiel fand PRECHTL unter den Kindern hohen Risikos viele mit einem Geburtsgewicht unter 2500 g wie ebenso mit einem Apathiesyndrom. Kinder mit einem Hemisyndrom fanden sich z. B. in allen drei Gruppen, während die Kinder mit einem Hyperexzitabilitätssyndrom gehäuft in der Gruppe des mittleren Risikos anzutreffen waren. In dieser Gruppe waren die Knaben auch statistisch deutlich häufiger vertreten als die Mädchen.

Kriterien optimaler geburtshilflicher Bedingungen *(Prechtl* 1965)

1. Alter der Mutter (Erstgebärende)	18–30 Jahre
Alter der Mutter (Mehrgebärende)	20–30 Jahre
2. Juristischer Status der Mutter	verheiratet
3. Anzahl der Geburten	1–6
4. Vorangegangene Aborte	0–2
5. Becken	kein Mißverhältnis
6. Luetische Infektion	abwesend
7. Rh-Antagonismus	abwesend
8. Blutgruppenunverträglichkeit	abwesend
9. Ernährungszustand	gut
10. Hämoglobinspiegel	70 % oder darüber (> 8 g%)
11. Blutung während der Schwangerschaft	abwesend
12. Infektionen während der Schwangerschaft	abwesend
13. Röntgenuntersuchung des Abdomens während der Schwangerschaft	keine
14. Toxämie	abwesend oder mild
15. Blutdruck	nicht wesentlich über oder unter 135/90
16. Albuminurie oder Ödeme	abwesend
17. Hyperemesis	abwesend
18. Psychischer Streß	abwesend
19. Unerwünschte Sterilität (2 Jahre)	abwesend
20. Chronische Leiden der Mutter	abwesend

Geburt

21. Zwillings- oder Mehrlingsgeburt	keine
22. Entbindung	spontan
23. Dauer des 1. Stadiums	6 – 24 Stunden
24. Dauer des 2. Stadiums	10 Min. bis 2 Stunden
25. Wehen	mäßig oder stark
26. Medikamente für die Mutter	O_2, Lokalanästhesie
27. Fruchtwasser	klar
28. Blasensprung	nicht länger als 6 Stunden

Fetale Faktoren

29. Intrauterine Lage	Vertex
30. Gestationsalter	38 – 41 Wochen
31. Fetale Präsentation	Vertex
32. Herztätigkeit	regelmäßig
33. Herzfrequenz (2. Stadium)	100 – 160
34. Nabelschnurumschlingung	keine oder locker
35. Nabelschnurvorfall	keiner
36. Knoten in der Nabelschnur	keine
37. Plazentainfarkt	keiner oder kleiner
38. Atmungsbeginn	innerhalb der ersten Minute
39. Behandlung, Wiederbelebung	keine
40. Gegebene Medikamente	keine
41. Körpertemperatur	normal
42. Geburtsgewicht	2500 – 4990 g

Diese Kriterien der optimalen geburtshilflichen Bedingungen bedürfen dringend einer Revision. Nach Angaben von Touwen (persönliche Mitteilung) wird von Prechtl u. Mitarb. ein Optimal-Score mit etwa 73 Items benutzt. Eine statistische Aufarbeitung dieser veränderten Items erfolgte bis jetzt nicht. Es wird Aufgabe der Peri- bzw. Neonatologie sein, hier einen neuen Optimal-Score zu erarbeiten.

Das Prinzip dieser Form des Risikoregisters war Grund, es an dieser Stelle aufzuführen, obwohl die Anzahl und die Auswahl der Items mit unseren heutigen obstetrischen Forderungen nicht mehr im Einklang steht.

Jedes Item wird mit 0 oder 1 gewertet, letzteres, wenn der Befund nicht optimal ist.

Dieser Optimal-Score ist ein Vorschlag, um die Kinder herauszufinden, die unter einem mittleren bzw. hohen Risiko geboren wurden. Diese und die in der Neugeborenenperiode neurologisch auffälligen Kinder ergeben die Gruppe, die intensiv nachuntersucht werden sollte.

Eine Revision wurde 1979 von Michaelis et al. durchgeführt. Sie erstellen eine weitere Liste optimaler Bedingungen.

Es konnte eine Reduzierung der Optimalität der kindlichen Entwicklung gezeigt werden, wenn eine Reduzierung der mütterlichen Auffälligkeiten in der Anamnese vorgefunden wurde.

Früh- und Fehlgeburten in der Vorgeschichte der Mutter, Blutungen im 1. Trimester, vorzeitige Wehen, operative Entbindungen, Frühgeburt und Apgar-Werte unter 7 zeigten eine Korrelation zu späteren auffälligen Befunden bei den Kindern.

Zu den neurologisch auffälligen Kindern in der Neugeborenenperiode wären die zu rechnen, die sich unter den folgenden Verhaltenssyndromen fanden (Prechtl 1968, Schulte 1968):

- Apathiesyndrom
- Hemisyndrom
- Hypertoniesyndrom
- Hyperexzitabilitätssyndrom
- Hypotoniesyndrom

Eine ausführliche Beschreibung der Syndrome wird im diagnostischen Teil gegeben. Sie vervollständigen das Risikoregister. Weitere Risikofaktoren sind postnatal in Erkrankungen zu sehen, die eine Störung der Hirnfunktion bewirken. Hier stehen im Vordergrund die Meningoenzephalitis bzw. Enzephalitis unterschiedlicher Genese, sowohl aus dem viralen als auch bakteriellen Bereich; ferner auch extreme Ernährungsstörungen im Sinne einer Säuglingstoxikose. Die große Anzahl durch Verkehrsunfälle traumatisierter Kinder stellt ebenfalls ein großes Risiko im Hinblick auf eine Schädigung des Gehirns dar. Starke soziale Deprivationen mit mangelhafter Stimulation und Verwahrlosung machen gleichfalls ein hohes Risiko für die Entwicklung aus.

Eine kleine Anzahl von Kindern kommt bereits mit offensichtlichen Defekten zur Welt. Darunter versteht man solche Kinder, die an einer Chromosomenaberration leiden (z. B. Morbus Down) und jene Kinder mit Mißbildungen, die jeden Teil des Zentralnervensystems betreffen können (z. B. Spaltbildungen wie Spina bifida und angeborener Hydrozephalus). Enzymdefekte sind Ursache für vielfältige Hirnfunktionsstörungen (z. B. Phenylketonurie, Galaktosämie usw.).

Diese Kinder müssen von Geburt an in regelmäßigen Abständen nachuntersucht werden, damit gegebenenfalls Behandlungskonzepte erarbeitet werden.

Zusammenfassend kommen als Ursache für eine motorische Behinderung die folgenden Faktoren in Betracht:

1. Falsche Bewegungserfahrung (z. B. wie bei Spastik, Athetose, Ataxie und ihre Mischformen).
2. Falsche oder mangelhafte Bewegungserfahrung bei taktil-kinästhetischen, optischen und akustischen Wahrnehmungsstörungen.
3. Mangelhafte Bewegungserfahrung (z. B. bei sozialer Deprivation geistiger Behinderung).
4. Psychisch bedingte Störungen der Bewegungserfahrung.
5. Genetisch bedingte Störungen der Bewegungserfahrung.
6. Mischformen der obengenannten Störungen.

Untersuchungstechnik

Die Früherkennung stützt sich auf die Beobachtung abnormer Haltungs- und Bewegungsabläufe, wobei das Wissen um die normale motorische Entwicklung Grundvoraussetzung für ihre Beurteilung ist. Je jünger der Säugling, desto stärker fluktuieren die Untersuchungsergebnisse, bei Wiederholungsuntersuchungen unter Umständen bereits am gleichen Tage. Außerdem gibt es im 1. Lebensjahr dynamische Phasen der motorischen Entwicklung, in denen man mit wechselnden Befunden rechnen muß. Hinzu kommt die große Variationsbreite innerhalb der motorischen Entwicklung, der nicht immer genügend Rechnung getragen wird.

Um trotz dieser Schwierigkeiten möglichst genaue und verläßliche Befunde zu erhalten, ist es wichtig, ein konstantes Untersuchungsmilieu zu schaffen. Damit nichts Wesentliches übersehen und Verlaufskontrollen durchgeführt werden können, sollte man sich bei jeder Untersuchung an einen festen Untersuchungsablauf halten.

Ferner ist es notwendig, daß der jeweilige Zustand des Kindes dokumentiert wird. Hierbei haben sich die 6 „States“ von Prechtl u. Beintema (1964) bewährt.

Der Begriff „States“, worunter man den Zustand des Kindes versteht, d. h. seine Vigilanz (Wachheitsgrad), wurde von Ashby (1956) definiert: „Man versteht unter dem Zustand ‚eines Systems‘ jede wohldefinierte Bedingung oder Eigentümlichkeit, die man erkennen kann, wenn sie sich immer wieder ereignet.“

Prechtl u. Beintema (1964) beschrieben folgende fünf bzw. sechs Kriterien:

- State 1: Augen geschlossen, keine Bewegungen
- State 2: Augen geschlossen, unregelmäßige Atmung, keine groben Bewegungen
- State 3: Augen offen, keine groben Bewegungen
- State 4: Augen offen, grobe Bewegungen, kein Schreien
- State 5: Augen offen oder geschlossen, Schreien
- State 6: Andere Zustandsbilder, die man beschreiben soll (z. B. Koma)

Es handelt sich nicht um objektive Kriterien, sondern um heterogene Kombinationen von unterschiedlicher Qualität, wie Atmung, motorische Aktivität, offene oder geschlossene Augenlider. Die Autoren halten es für möglich, daß es andere Variablen gibt, fanden aber, daß diese genannten Kriterien wohl am einfachsten zu erkennen sind. Drei Untersucher von 80 Kindern beurteilen die States zu 100 % gleich.

Wenn es einem Untersucher gelingt, das Kind im State 4 zu halten, so scheint dies ideal zu sein. Das wird aber nicht immer gelingen. Wichtig ist, daß man jede Änderung dokumentieren sollte.

Nicht auszuschließen sind Faktoren, die mit dem inneren Milieu, dem Tagesrhythmus des Kindes u. a. zusammenhängen.

Unter „konstantem" Milieu verstehen wir, daß die Untersuchungen jeweils unter gleichen Bedingungen stattfinden.

Man sollte, wie bei Neugeborenenuntersuchungen, den von der Mutter oder einer Pflegeperson vorgestellten Säugling in Ruhe untersuchen. Jede äußere Störung sollte vermieden werden, z. B. Telefon.

Der Raum soll warm, jedoch nicht überheizt sein, das Licht diffus, da sich das Kind sonst der Lichtquelle zuwendet, wodurch Asymmetrien vorgetäuscht werden können.

Ein hungriges oder aus dem Schlaf genommenes Kind läßt sich schlecht untersuchen.

Es empfiehlt sich, das Kind während der ersten zehn Minuten lediglich auf dem Schoß der Mutter zu beobachten, indem man sich mit ihr unterhält und die Vorgeschichte erfragt.

Es bestätigt sich immer wieder, daß ein Kind, dessen Mutter Vertrauen zum Untersucher hat, zu Beginn der Untersuchung ruhig ist. Eine mißtrauische oder ängstliche Mutter wird ihre eigene Unruhe aber sehr deutlich auf das Kind übertragen.

Ein überempfindliches Vestibularsystem wird die Mutter veranlassen, alle Bewegungen mit dem Säugling sehr langsam, körpernah durchzuführen. Da diese empfindlichen Kinder viel schreien, ist die Beobachtung des Hantierens, auch in bezug auf den Versuch das Kind zu beruhigen, z. B. durch Bewegungen auf und ab in der Vertikalen oder Horizontalen informativ.

Schon beim Ausziehen in Rückenlage tritt häufig und intensiv eine Moro-Reaktion auf, woraufhin das Baby noch mehr schreit. Die Rükkenlage wird dadurch zu einem unangenehmen Erlebnis und irritiert Kind, Mutter und Untersucher stark. An- und Ausziehen wird dadurch zu einem Ereignis der Unlust.

Das Kind wird von der Mutter ausgezogen und ohne Kleidung auf den Untersuchungstisch in **Rückenlage** gelegt. Diese hat sich als die zweckmäßigste herausgestellt, da sich der Säugling während der Untersuchung später nicht mehr gerne in die Rückenlage zurücklegen läßt.

Der Untersucher bemüht sich, Kontakt mit dem Kind über Blicke und Sprache zu bekommen, ohne es anzufassen. Die Spontanmotorik und die Haltung des Kindes werden so am besten erkennbar und beurteilbar (Motoskopie).

Über Spielzeug oder Blickkontakt versucht man das Kind zu veranlassen, den Kopf von der einen Seite zur anderen zu bringen. Dabei beobachtet man die Schulterhaltung und die Bewegungen der Arme bzw. des Rumpfes, der Hüfte und der Beine. Je nach dem Alter des Kindes versucht man es zu stimulieren, einen Gegenstand zu ergreifen, den man vor die Augen in einem erreichbaren Abstand bringt.

Greift es nicht spontan danach, berührt man mit dem Gegenstand die Hände und beobachtet, ob er dann ergriffen wird. Auch versucht man herauszubekommen, inwieweit es in der Lage ist, Gegenstände in der Mittellinie zu erfassen oder sogar über diese hinweg. Hierbei sollte man die Haltung des Armes und der Hand, ob in Supination oder Pronation, genau beobachten. Ebenso ist die Art des Greifens zu beachten. Die Haltung der Hüfte, der Beine und der Füße und deren Bewegungen müssen dabei genau beobachtet werden.

Um Übererregbarkeitsreaktionen bei der Untersuchung zu vermeiden, ist eine Untersuchung auf dem Schoß der Mutter oft sinnvoll. Das Kind sitzt in aufrechter Position, den Rücken gegen den Bauch der Mutter gelehnt. Die Mutter faßt das Kind nicht an. Der Untersucher, der davor sitzt, nimmt die Beine am Unterschenkel des Kindes und zieht ganz leicht an ihnen, um das Kind in eine liegenden Position zu bringen.

Bei übererregbaren Kindern kann man dabei beobachten, daß sie die Augen aufreißen, daß der Mund sich öffnet oder die Hände und Arme in Streckhaltung übergehen wie bei einem beginnenden Moro-Reflex. Erfolgen diese Signale sehr stark und schnell, kann man von einer überstarken vestibulären Reaktion bei Verlagerung im Raum sprechen. Alle Hantierungen sollten sehr ruhig und langsam durchgeführt werden, da sonst das Kind zu schreien beginnt.

Es folgt die Drehung des Kindes in die **Bauchlage,** um zu sehen, ob es fähig ist, den physiologischen Beugetonus der ersten Lebensmonate zu überwinden, den Kopf zu heben und die Arme selbständig nach vorn zu bringen. Ein zu spontaner Drehung bereites Kind sollte nicht angefaßt, sondern über „sozialen Kontakt" – Lächeln des Untersuchers, Geräusche, Spielzeug usw. – zur Drehung veranlaßt werden. Die Art der Drehung ist dabei gut zu beobachten. Man sollte das Kind sich sowohl über die rechte als auch über die linke

Seite drehen lassen. Dabei wird auf die Bein- und Hüfthaltung geachtet, und zwar sowohl während des Drehens als auch in der Bauchlage. Besondere Beachtung verdient die Kopfstellung bei asymmetrischer Haltung des Kindes. Sie soll durch Geräusche und Spielzeug zur Änderung veranlaßt werden, damit man erkennt, ob die asymmetrische Haltung fixiert ist oder spontan überwunden werden kann.

Nachdem das Kind in die Rückenlage zurückgedreht ist, wird es unter besonderer Beachtung der Kopfkontrolle durch Traktion zum **Sitzen** gebracht. Anschließend wird die Abstützfähigkeit des Kindes im Sitzen nach vorn, zur Seite und nach hinten untersucht, das Kind hochgenommen und seine Stehbereitschaft geprüft, indem man die Beine – und bei Prüfung der Sprungbereitschaft die Arme – schnell der Unterlage nähert. Schließlich wird bei älteren Kindern ihre Fähigkeit zum Sitzen mit Gleichgewicht, **Krabbeln, Stehen** und **Laufen** getestet. Für diese sind Kopfkontrolle, Rotationsvermögen um die Körperachse und die Entwicklung der Gleichgewichtsreaktionen Voraussetzung.

Nicht nur die Beobachtung des motorischen Verhaltens gibt Aufschluß über Abweichungen, sondern auch die Fähigkeit zur Aufnahme einer Interaktion mit dem Untersucher. Die Irritierbarkeit des Kindes oder seine Fähigkeit, sich an neue Situationen zu adaptieren, sind wichtige Kriterien für die Intaktheit seines Nervensystems.

In den folgenden Kapiteln sind jeweils die zur Diagnosestellung günstigsten Untersuchungsschritte unter Berücksichtigung der für den betreffenden Lebensmonat zu erwartenden Entwicklungssituation des Kindes ausgeführt, und zwar vom 1. bis 10. Monat in monatlichen Intervallen, danach nur noch im 12., 15. und 18. Monat. Dabei wurden z. T. als Einteilungsschemata diejenigen der Denver-Entwicklungsskalen (entsprechend den Gesell-Skalen) zugrunde gelegt, um ein einprägsames konstantes Bezugsystem für die einzelnen Untersuchungsschritte zu haben.

Reihenfolge des Untersuchungsganges bei der neurologisch-motoskopischen Untersuchung des Säuglings

A. Anamnese durch die Eltern und durch Hinzuziehung aller Unterlagen, die aus früheren Untersuchungen oder Krankenhausbehandlungen zur Verfügung stehen, evtl. mit Familienfotos.

B. Neurologische Untersuchung unter Berücksichtigung des Gestationsalters, vor allem beim noch kleinen Säugling.

C. Motoskopische Untersuchung der Bewegungsabläufe (evtl. mit Stimulation durch Außenreize, z. B. Spielzeug, Blickkontakt usw.).

D. Verhaltensbeobachtungen im Hinblick auf Dynamik, Adaptationsfähigkeit, Irritierbarkeit, Verlagerung im Raum, Berührungsempfindlichkeit (Oberflächen- und Tiefensensibilität).

Die Untersuchung sollte in der folgenden Reihenfolge durchgeführt werden (je nach Alter):

Grobmotorik

- Rückenlage
- Bauchlage
- Hochziehen aus der Rückenlage
- Aufstellen mit Halten unter der Achsel
- Hochziehen zum Sitzen
- Selbständiges Hinsetzen
- Sitzen
- Hochziehen zum Stand
- Selbständiges Aufsetzen
- Stehen
- Rollen, Kriechen, Robben
- Krabbeln
- Laufen
- Haltungs- bzw. Muskeltonus
- Prüfung der Stellreaktionen in allen Lagen (horizontal und Hängelage, Seitwärtsverlagerung usw.)
- Gleichgewichtsreaktionen
- Symmetrie
- Tonische Haltemuster und Reflexe sowie Reaktionen der frühen Säuglingszeit (primäre Reaktionen)

Feinmotorik und Adaptation

Greifen

Sprache und Sozialer Kontakt
- Sprache
- Sozialer Kontakt

Hören und Lokalisieren von Geräuschen

Lautierung unter Beachtung der Atmung, des Saugens bzw. Schluckens

Sehen und Augenbewegungen

Verrichtungen des täglichen Lebens

Emotionales Verhalten

Entwicklung (unter Einbeziehung der sensorischen Integration)
- visuell
- auditiv
- taktil-kinästhetisch-vestibulär

Zusammenfassend kann man sagen, daß zur Erkennung der Abweichung der Entwicklung eines Säuglings im Vordergrund das Wissen um den normalen Ablauf steht. Neben den genannten Kriterien, die eine Abweichung signalisieren, sei SAINT-ANNE DARGASSIES (1972) erwähnt:

Bei der Untersuchung sind folgende Hauptprinzipien zu erfassen:

1. Die Reifung ist ein kontinuierlicher Prozeß. Dieser Prozeß der Entwicklung ist dynamisch. Jeder Stillstand oder Mangel an fortschreitender Entwicklung muß bereits als Verdachtsmoment gelten.
2. Auf dieser Grundlage des Erwerbs von Fähigkeiten muß man die psychoaffektiven Funktionen beobachten, die sich in den ersten sechs Lebensmonaten zeigen. Nach diesem Alter spielt die motorische Funktion in aufrechter Position eine große Rolle. Aber wichtiger als der Zeitpunkt des Erscheinens dieser Fähigkeiten ist ihre Qualität und wie sie z. B. das Spielen beeinflussen.
3. Es gilt zu verstehen, aus welchen Komponenten sich das Verhalten des Kindes zusammensetzt: ob es sich um die motorische oder die psychoaffektive Komponente handelt. Die Betrachtung muß sowohl den aktuellen Zustand beachten als auch den seit der Geburt entwickelten Reifungsgrad.

Eine einmalige Untersuchung sagt nichts über die Entwicklung aus. Erst die folgenden lassen eine Prognose zu. SAINTE-ANNE DARGAS-

SIES wählt dafür den dritten, achten und zehnten Monat als Zeiträume im Sinne von „Schlüsselaltern“ aus. Ich würde dafür die im Vorsorgeheft angegebenen Untersuchungszeitpunkte bevorzugen (3.–10. Lebenstag, 4.–6. Lebenswoche, 3.–4. Lebensmonat, 6. bis 7. Monat, 10.–12. Monat usw.), da eine Frühbehandlung *vor* dem fünften Monat beginnen sollte.

Eine vorschnell geäußerte Aussage kann die Exaktheit des Untersuchers anzweifeln lassen und schadet nur der ausgeglichenen Atmosphäre in einer Familie, der das Kind so fundamental bedarf.

Die motorischen Anzeichen können die ersten Hinweise für Auffälligkeiten sein, deren Komplexität erst später offenbar wird.

Als Beispiel sei eine Beobachtung genannt, die man schon an dem sehr kleinen Säugling machen kann und die oft weitreichende Konsequenzen hat:

Beim Traktionsversuch aus der Rückenlage bei einem etwa vier Monate alten Säugling mit motorischen Abweichungen bleibt der Kopf in Streckung zumeist nach hinten hängen. Der Mund kann sich bei jeder Streckung öffnen. Dabei kommt unter Umständen kein Blickkontakt zur Mutter zustande (Abb. 37, Abb. 38). Bald zeigt dieses Kind Trink- und Fütterungsschwierigkeiten, die den Kontakt zwischen Mutter und Kind schwer beeinträchtigen können. Der mangelhafte Blickkontakt vervielfältigt das Problem manchmal bis zur Unerträglichkeit.

Es ist daher nicht überraschend, wenn später sichtbar wird, daß bei dem Kind Eß- und Sprachstörungen entstanden sind. Das Kind entwickelt so aufgrund eines unbewußten Fehlverhaltens der Mutter, welches lediglich an die gegebene Situation angepaßt war, eine Verhaltensstörung, die als ein auffallendes Symptom zu einer Vorstellung beim Arzt führen kann. Die Fehlinterpretation dieses mütterlichen Verhaltens durch einen Untersucher, der den Hergang nicht berücksichtigt, verschärft diese Situation manchmal nur noch mehr. Auf diese Weise können Abweichungen der Motorik im frühen Kindesalter zu ernsten Störungen auch des kindlichen Verhaltens führen, wenn sie nicht rechtzeitig erkannt und planmäßig behandelt werden.

Eine genauere Kenntnis über frühe Anzeichen von Abweichungen der Motorik einschließlich der visuellen, akustischen und taktilkinästhetischen Integration wird uns in die Lage versetzen, mit einer sich stetig verbessernden Behandlung das Problem des mehrfach behinderten Kindes zu erfassen. Wir sind erst am Anfang.

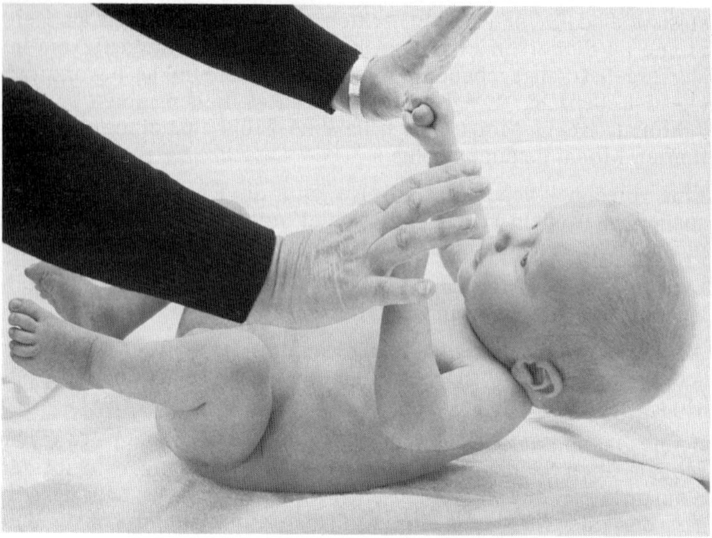

37

38

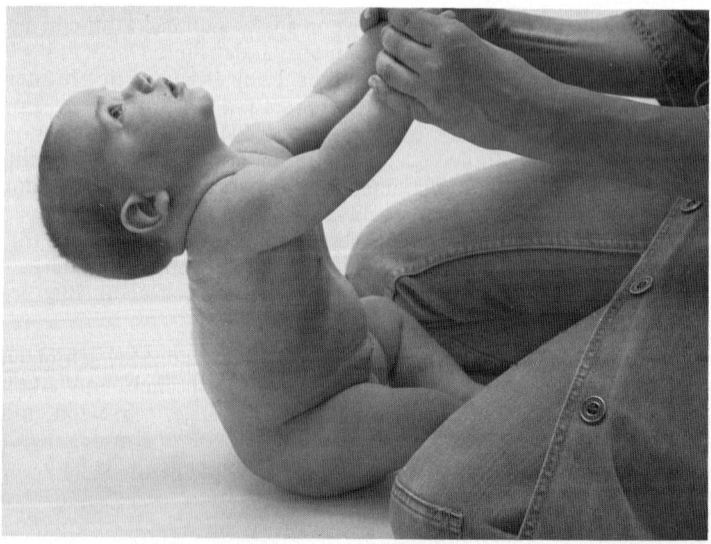

Klassifikation der zerebralen Bewegungsstörung

Trotz zahlreicher Versuche unterschiedlicher Arbeitsgruppen ist es bisher nicht gelungen, eine allgemeingültige Definition des Krankheitsbildes der zerebralen Bewegungsstörung zu erarbeiten. Im Gegensatz zu den neurologischen Erkrankungen des Erwachsenenalters, denen pathologisch-anatomisch fest umrissene Krankheitsbilder mit entsprechend definierbaren Ausfallerscheinungen zugrunde liegen, trifft die Noxe des frühkindlichen Hirnschadens, z. B. der Sauerstoffmangel, das noch völlig unausgereifte Gehirn diffus in unberechenbarer und unterschiedlicher Intensität. Da Kompensationsvorgänge des in diesem Alter noch „plastischen" Gehirns einen Teil des Ausfalls ausgleichen können, wobei auch dieser Anteil unberechenbar ist, kommt es zu einer Vielzahl der unterschiedlichsten pathologischen Erscheinungsbilder.

Solange das jeweilige neuropathologische Geschehen nicht aufgeklärt ist – und bisher können wir hierfür nur Hypothesen aufstellen, die für mehr oder minder große Wahrscheinlichkeit sprechen –, kann jeder Einteilungsversuch sich nur auf die möglichst präzise Beschreibung und Abgrenzung der unter das gemeinsame Dach des frühkindlichen Hirnschadens gehörenden Krankheitsbilder beschränken.

Nach Perlstein (1952) gibt es kaum zwei Menschen mit Zerebralparese, die sich hinsichtlich des Charakters oder des Schweregrades ihrer Erkrankung gleichen. Dennoch erscheint ihm der Versuch sinnvoll, zu einer Eingruppierung zu gelangen. Er unterscheidet 4 Gruppen:

1. Spastizität
2. Hyperkinese
   - Athetose
   - Dystonie
   - Tremor
3. Rigidität
4. Ataxie

Eine Definition des allgemeinen Begriffs der zerebralen Lähmung („cerebral palsy") wurde 1959 nach ausgedehnter Diskussion von der *„Oxford Study Group on Child Neurology and Cerebral Palsy"* folgendermaßen formuliert: „Die zerebrale Bewegungsstörung ist eine Störung sowohl der Haltung als auch der Bewegung des Kindes. Sie ist ein nicht fortschreitendes Leiden, das im Verlauf der frühen Hirnentwicklung erworben wurde."

Man unterscheidet bei der voll entwickelten Bewegungsstörung 5 verschiedene Formen, wobei die Mischtypen sicherlich am häufigsten vorkommen:

A Spastik
- Tetraparese
- Diplegie
- Hemiparese
- Bilaterale Hemiparese

B Athetose
- Dystone Form
- Choreoathetotische Form
- Rigide Form

C Ataxie

D Zentrale Hypotonie

E Mischform

Spastik

Bei der Spastik besteht ein Hypertonus der Muskulatur, der eine Fehlkoordination von Bewegung und Haltungsbewahrung bewirkt. Um eine Bewegung koordiniert ausführen zu können, müssen die Tonusstärken der Agonisten und Antagonisten adäquat gesteuert werden, was infolge der Hirnläsion nicht mehr möglich ist. Es liegt bei der Spastizität eine Einschränkung der motorischen Bewegungsfähigkeit vor, worauf sich der zentrale Steuerungsmechanismus einzustellen versucht. Tonische Haltemuster verhindern die Koordination, es kommt zu stereotypen Bewegungen und zu einer Verarmung von Bewegungsmöglichkeiten: die Extremitäten werden steif.

Der Begriff der „Tetraparese" besagt, daß alle 4 Extremitäten und damit der ganze Körper in gleicher Intensität betroffen sind.

Bei der „Diplegie" sind die Beine stärker befallen als die oberen Extremitäten.

Der Begriff „Hemiparese" charakterisiert eine Spastizität nur einer Körperseite, während die andere an beiden Extremitäten normale Tonusqualitäten erkennen läßt.

Bei der „bilateralen Hemiparese" schließlich ist eine Körperseite stark betroffen, die andere nur leicht. Obwohl alle vier Extremitäten in diesem Falle an dem Krankheitsbild beteiligt sind, würde der Begriff „Tetraparese“ wegen der unterschiedlichen Ausprägung der Spastizität in den beiden Körperhälften das klinische Krankheitsmuster nur unzutreffend beschreiben.

Athetose

Während die Spastizität zu einer Verarmung an Bewegung des Kindes führt, finden wir bei der Athetose eher eine Übersteuerung des Bewegungssystems. Dadurch kommt es bei den betroffenen Kindern zu ständigen ungesteuerten, sinnlosen und für den Betrachter oft bizarr wirkenden Bewegungen. Der Mangel an sinnvoller und ökonomischer Bewegungskoordination ist offensichtlich. Das Kind scheint keine feste Position einnehmen zu können. Je mehr es sich darum willentlich bemüht, desto schlechter gelingt es ihm.

Ataxie

Bei der Ataxie ist der Regelkreis der zentralen Steuerung durch Störungen in der Bewegungskontrolle seitens des Kleinhirns und seiner Nervenbahnen geschädigt. Ständige Kokontraktion ebenfalls als Ausdruck einer Übersteuerung im Zentralnervensystem ist die Folge. Im Erscheinungsbild sind sich deshalb Ataxie und Athetose sehr ähnlich. Viele Athetotiker zeigen gleichzeitig ataktische Symptomatologie. Aus der Übersteuerung resultiert wie bei der Athetose eine mangelhafte Bewegungskoordination. Es fehlt an Gleichgewicht. Bei der Athetose helfen sich die Kinder durch Benutzung tonischer Haltemuster, die auch im späteren Alter die Aufrechterhaltung des Gleichgewichtes erleichtern können.

Wenn diese Kinder zum Laufen kommen, resultiert bei der Ataxie der typische „gestelzte“ Gang mit Streckmustern in den oberen Extremitäten. Infolge eines Intentionstremors sind feinere Bewegungen und Manipulationen oft nicht koordiniert durchführbar.

Zentrale Hypotonie

Bei der zentralen Hypotonie erscheint eine koordinierte Steuerung überhaupt unmöglich. Der Steuerungsmechanismus ist zusammengebrochen. Gelingt dann aber doch eine Bewegung, ist sie so überschießend-ausfahrend, daß die Wirkung extrem ist. Das Einnehmen einer aufrechten Haltung und Haltungsbewahrung wird unmöglich gemacht. Alle Bemühungen sind frustran. Das Kind gibt also nach einer Weile auf und liegt dann ruhig, manchmal apathisch auf dem Rücken oder auf dem Bauch. In der Horizontalen entwickelt es im Verlauf der Entwicklung manchmal auch ein recht gutes Gleichgewicht; jeder Versuch jedoch, sich entgegen der Schwerkraft aufzurichten, mißlingt. Manche Kinder zeigen zeitweilig nur noch in der aufrechten Haltung ihre Unfähigkeit, Bewegungszwischenstufen einnehmen zu können.

Zu dieser Gruppe gehören die Auffälligkeiten, die durch eine taktil-kinästhetisch-vestibuläre Wahrnehmungsstörung bedingt sind.

Mischformen

Mischformen sind schwieriger zu identifizieren. Sie stellen sicherlich den größten Anteil der bewegungsgestörten Kinder. Sie zeigen, wie die anderen Formen, eine mangelhafte Bewegungskoordination.

Es ist an dieser Stelle bereits darauf hinzuweisen, daß die Bewegungsstörung nur der Teilaspekt einer Schädigung ist, die fast immer, wenn auch in unterschiedlicher Ausprägung, eine Mehrfachbehinderung des betroffenen Individuums darstellt. Die Bewegungsstörung tritt nur am augenfälligsten in Erscheinung. Sie stellt quasi die Spitze des Eisbergs dar. Nach den weiteren Schädigungen muß man oft länger suchen. Vor allem im ersten Lebensjahr steht die Bewegungsstörung in den meisten Fällen im Vordergrund, da Bewegung in diesem Alter die Grundlage der Fähigkeit zum Wahrnehmen, Erkennen und zur Bedienung der integrierten Sinnesorgane ist.

Die Behinderung differenzierter kindlicher Leistungen oder Perzeptionen können erst dann manifest und diagnostiziert werden, wenn die entwicklungsgemäßen Voraussetzungen hierfür gegeben sind.

Milani-Comparetti u. Gidoni sehen in dem dynamischen Prozeß des Aufbaus der Struktur von Haltung und Bewegung beim Säugling bis hin zum aufrecht gehenden Kleinkind eine Interaktion von „konkurrierenden Mustern", die kommen und gehen und während des Entwicklungsprozesses eingebaut werden. Die verzögerte Entwicklung im Sinne von Meilensteinen und die Entwicklung abnormer Haltungs- und Bewegungsmuster sind für sie die fundamentalen Anzeichen zur Früherkennung der zerebralen Bewegungsstörung.

Diese charakteristischen abnormen Haltungs- und Bewegungsmuster lassen sich durch die sog. Motoskopie erfassen, wie sie schon seit geraumer Zeit bei der Athetose und der Ataxie durch Neurologen angewandt wurde. Gerade diese beiden klinischen Bilder konnten durch den Muskeltonus allein niemals befriedigend erklärt werden. Spastik, Dystonie und Rigor wurden ebenfalls einer motoskopischen Untersuchung unterzogen und in zwei charakteristische Gruppen unterteilt:

A. Charakteristisches Muster mit Extension. Die unteren Extremitäten sind ausgestreckt adduziert, innenrotiert mit Überkreuzen, die oberen mit Schulterretraktion, gebeugten Ellenbogen und Handgelenk. Unter anderen Bedingungen findet sich ein totales Beugemuster.

B. Charakterisiert durch Extension ohne Adduktion der unteren Extremitäten, kein Überkreuzen. Die Füße sind innenrotiert, die oberen Extremitäten in der Schulter gebeugt, die Ellenbogen gestreckt und die Arme innenrotiert.

In der Gruppe A finden sich vorwiegend die Spastiker, bei B die dystonen Störungen.

Aber auch die Motoskopie allein sollte nicht als das Nonplusultra gelten, sondern nur viele Parameter ergeben wie zusammengesetzte Mosaiksteine ein Bild.

Das Auffinden von Abweichungen der normalen Entwicklung, vor allem im Hinblick auf eine Prognose, ist in der Neugeborenenperiode besonders schwierig. PRECHTL u. BEINTEMA haben an 1500 Neugeborenen, deren Mütter Auffälligkeiten während der Schwangerschaft zeigten, Reflexe und Reaktionen nach standardisierten Untersuchungen erarbeitet, die dazu dienen sollen, neurologische Auffälligkeiten zu erkennen.

Diese klinisch-neurologische Untersuchung versetzte die Autoren in die Lage, Syndrome zu *quantifizieren*. Dabei unterscheiden PRECHTL und SCHULTE folgende Syndrome, welche es erlauben, das Kind im Hinblick auf eine Grunderkrankung genauer zu beurteilen und entsprechende Maßnahmen einzuleiten:

1. Hyperexzitabilitätssyndrom

Dieses Syndrom zeigt sich bei Kindern mit sehr lebhaft gesteigerten Eigen- und Fremdreflexen. Manchmal treten Kloni auf, die nicht so schnell erschöpfbar sind. Der Moro-Reflex ist in seiner Auswirkung überschießend, manchmal ohne vom Untersucher ausgelöst zu sein, sondern schon bei jeder auch nur geringen Kopfbewegung.

Berührung des Kindes oder ein plötzliches, gar nicht einmal lautes Geräusch wird mit einer überschießenden Reaktion beantwortet. Diese Kinder schreien viel und schlafen wenig. Nach klinischer Durchuntersuchung ohne Befunderhebung ist die Prognose für diese übererregbaren Kinder angeblich gut. Bei Nachuntersuchungen zeigt sich jedoch, daß eine gewisse Unruhe und leichte Erregbarkeit für Außenreize bestehen bleibt.

Manche hyperkinetischen, überaktiven Kinder haben ein Übererregbarkeitssyndrom in der Vorgeschichte, manchmal mit Konzentrationsstörungen und Ablenkbarkeit, das auch zu Lernstörungen führen kann.

2. Apathiesyndrom

Das Gegenteil der übererregbaren Kinder sind die zu ruhigen, apathischen. Die Eigen- und Fremdreflexe sind träge und schwierig auszulösen. Schreit-, Galant-, Bauer-, Greif- und Moro-Reaktion sind nur schwer und manchmal gar nicht auszulösen.

Schreien die Kinder einmal, klingt der Schrei leise jammernd. Sie schlafen sehr viel, schlucken und saugen schlecht oder gar nicht, so daß sie sondiert werden müssen. Die Prognose ohne klinische Durchuntersuchung und Behandlung ist nicht gut. Es handelt sich meistens um eine mehr oder weniger schwere Beeinträchtigung des Nervensystems.

3. Muskelhypertonie

Hierbei handelt es sich um einen erhöhten Widerstand gegen passive Bewegungen, aber auch schon in der Haltung zeigen sich totale Beuge- bzw. Streckmuster. Alle Gelenke erscheinen schlecht bewegbar, verspannt gegen Beugung oder Streckung. Bewegt sich das Kind, dann nur en bloc. In den meisten Fällen ist die aktive Bewegung jedoch eingeschränkt. Der Hypertonus kann an den unteren oder oberen Extremitäten verstärkt sein. Die Arme sind beim Hochziehen des Kindes stark gebeugt. Da physiologischerweise eine Hypertonie beim Neugeborenen vorhanden ist, ist die Unterscheidung manchmal schwierig und oft von der Erfahrung des Untersuchers abhängig.

4. Muskelhypotonie

Sind Eigen- und Fremdreflexe im Falle einer Hypotonie auslösbar, ist erst einmal anzunehmen, daß eine zerebrale Ursache für dieses Syndrom besteht.

Die Arme sind beim Hochziehen schlaff gestreckt, das Kind liegt fast der Unterlage auf: Froschhaltung. Schlechte Reaktionen, um die Schwerkraft zu überwinden. Manchmal bewegt sich das Kind sehr wenig oder sehr viel, da es beständig seinen schlaffen Tonus überkompensiert und damit motorisch eher unruhig wirkt. Bei diesen Kindern wird z. B. der Kopf aus der Bauchlage manchmal angehoben, aber überschießend stark. Manchmal liegt der Kopf in Seitenlagerung sehr weit nach hinten überstreckt. Bei passiver Prüfung erscheinen die Gelenke überdehnbar schlaff. Alle Positionen sind instabil. Die Prognose bei Hypotonie ist abhängig von der Ursache.

5. Hemisyndrom

Bei genauer klinischer Prüfung fällt immer wieder eine Asymmetrie der Reaktionen auf. Entweder wird eine Seite zu wenig oder gar nicht bewegt, oder die Auslösung der Reaktionen erfolgt asymmetrisch

(z. B. Moro-Reaktion). Die neurologische Untersuchung sollte durch eine genaue Bewegungsbeobachtung erweitert werden.

Eine kleine Gruppe von Forschern in Edinburgh versuchte 1964 die Erarbeitung einer *Terminologie* und *Klassifikation* der Zerebralparese. Sie kamen aus den bereits ausgeführten Gründen zu dem Ergebnis, daß man eigentlich nur von einem „Syndrom der zerebralen Dysfunktion" im weitesten Sinne sprechen könne. Bei diesen Untersuchungen wurden alle neurogenen und muskulären Erkrankungen des Bewegungsapparates ausgeschlossen, ferner solche, die nur sehr kurzfristig auftreten und wahrscheinlich psychische Ursachen haben, sowie alle progressiven neurologischen und bei geistig behinderten Kindern vorkommenden neurologischen Störungen.

Die Autoren meinten, daß eine Klassifikation erst nach besserer Kenntnis der nosologischen Ursachen der zerebralen Bewegungsstörung in den kommenden Jahren möglich sei. Aber auch 11 Jahre später veröffentlichte HAGBERG seine Klassifikation der zerebralen Bewegungsstörung, wie sie seit 1958 in Schweden praktiziert wird, im wesentlichen unter Zugrundelegung klinischer Symptome. Eine erweiterte Kenntnis ihrer Ursachen war zwischenzeitlich nicht erfolgt.

Er unterscheidet:

- Spastiksyndrom mit Hemiplegie, Diplegie und spastischer Tetraplegie.
- Ataxiesyndrom mit den zwei Unterscheidungen der kongenitalen Ataxie und der ataktischen Diplegie.
- Dyskinesiesyndrom mit Hyperkinesie bei der choreatisch-athetotischen Form und der dystonen Form.
- Mischformen.

Der Begriff „zerebrale Bewegungsstörung" taucht im deutschen Schrifttum zum ersten Mal bei KÖNG (1965) auf anstelle des Begriffes „zerebrale Lähmung", da es sich ja in Wirklichkeit *nicht um eine Lähmung* mit verminderter Muskelkraft handelt, sondern um eine *sensomotorische Koordinationsstörung.* Die Autorin meint, daß dieser Begriff schon aus psychologischen Gründen sinnvoller wäre, um leichtere Fälle nicht mit dem so schwerwiegenden Ausdruck der Lähmung zu belasten.

Diese Begriffsform hat zudem den Vorteil der größeren Genauigkeit, da ja weder eine Parese noch eine Plegie besteht.

Nach MILANI-COMPARETTI (1964) ist die neurologische Erklärung für das Verständnis der Haltungs- und Bewegungsmuster eine Frage der Steuerung eben dieser Muster über die untergeordneten Mechanismen der Muskelspannung. Somit wird erklärlich, daß es sich bei der zerebralen Bewegungsstörung primär um eine Hirnläsion handelt, die eine Störung in der Struktur der motorischen Funktionsmuster bewirkt und sekundär zur erst später manifesten Änderung des Muskeltonus führt. Man sollte daher besser von Störungen der Haltung und Bewegung als von Spastik, Rigor, Dystonie, Hyper- oder Hypotonie sprechen.

Bei der zerebralen Bewegungsstörung stehen die abnormen motorischen Muster im Mittelpunkt des Geschehens, die vom totalen Mangel an Haltung beim schlaffen Kind bis hin zum exzessiven Tonus beim versteiften, spastischen Kind reichen, das in seinen Bewegungen eingeengt ist und dadurch den Eindruck einer Parese erweckt.

Nach Sherrington (1946) ist der Tonus eines Muskels im Hinblick auf die Erkrankung selbst unwichtig, bedeutsam ist er nur hinsichtlich seiner Verteilung in allen Körpermuskeln im Hinblick auf das Haltungsmuster des Kindes.

Das Zusammenspiel von Schwerkraft und Muskeltonus ergibt die Haltungs- und Bewegungsmuster, welche jedes Individuum unverzichtbar benötigt, um sich bewegen oder in der Bewegung innehalten zu können.

Wenn Milani-Comparetti (1964) postuliert, daß es sich bei der zerebralen Bewegungsstörung um eine neurologische Erkrankung handelt, dann sollte der Neurologe daran denken, daß Körperhaltung und -bewegung das Resultat operationaler Entscheidungen des Zentralnervensystems sind und damit aufgefaßt werden können als Integration von Bewegungsmustern, unabhängig von der Mechanik solcher Prozesse.

Milani-Comparetti bietet eine motoskopische Klassifikation der Zerebralparese an, die mir sinnvoller erscheint, als die Nomenklatur, die sich am Tonus orientierte (Tab. 4).

Jackson (1958) drückt dies in dem lapidaren Satz aus: „Das Gehirn kennt keine Muskeln, sondern nur Bewegungen.“

Tabelle 4 Motoskopische Klassifikation der zerebralen Bewegungsstörung

<table>
<tr><td>Mangel an Haltungs-kontrolle</td><td colspan="3">(Verspätete motorische Entwicklung = Verzögerung des Aufbaus der primären Automatismen gegen die Schwerkraft, traditionell als Bild des „floppy child“ oder „hypotonen Kindes“ bezeichnet.) Kann bei normalen oder geistig behinderten Kindern beobachtet werden, kann jedoch eine Frühentwicklungsphase oder einen Teilaspekt der zerebralen Parese darstellen, deren typische „Pattern“, trotz des spärlichen Antriebes der Motorik und der Haltung, erkennbar sind. Je später das Endbild der zerebralen Bewegungsstörung zutage tritt, desto schwerer ist die geistige Behinderung.</td></tr>
<tr><td rowspan="4">Regressions-syndrome (Dominanz fetaler „Pattern“)</td><td colspan="2">I. Diarchie (griech. = Zweiherrschaft)</td><td rowspan="2">In den nicht angemessen behandelten Fällen entwickelt sich später ein funktioneller Kompromiß zwischen den beiden dominierenden „Pattern“, und zwar die totale Semiflexion. Das Syndrom kann tetra-, para- oder hemiparetisch sein, wobei es vorwiegend an den unteren Extremitäten auftritt. Begleitet von Spastizität.</td></tr>
<tr><td>Streck-„Pattern“
Obere Extremitäten: Schultern retrahiert, Ellenbogen gebeugt, gebeugtes Handgelenk mit Abweichung nach ulnar, Faustschluß, adduzierter Daumen.
Untere Extremitäten: gestreckt adduziert, innenrotiert (überkreuzt).</td><td>Beugungs-„Pattern“
Obere und untere Extremitäten in totaler Beugung.</td></tr>
<tr><td colspan="2">II. Diarchie</td><td rowspan="2">Hier ist das Bild schwerwiegender an den oberen Extremitäten und am Kopf. Zum Syndrom gehören auch: die Dysphasie (Kau und Schluckstörungen sowie Speichelfluß) und Dysarthrie (Beschränkung der Zungenbewegung auf das Saug „Pattern“). Das Fehlen der Seitwärtsbewegung der Zunge erzeugt eine typische Deformierung der Mundhöhle. Wenn das Kind engagiert ist, besonders während der Propulsion, zeigen sich im Mund ein Öffnungsspasmus und Störungen der konjugierten Augenbewegungen, besonders mit Einschränkung des Blickes nach unten.</td></tr>
<tr><td>„Pseudo-Moro“
(Schreckreaktionsmuster) in Rückenlage auf harter Auflage: Arme abduziert, gekrallte Hände, forcierte Einatmung, erschrockener Gesichtsausdruck.
Untere Extremitäten leicht abduziert und Füße supiniert.</td><td>Propulsion
(= Bewegungsmuster, das der Fetus ausführt, um auf die Welt zu kommen [fetale Mitarbeit bei der Geburt]).
Bei nach vorn gebeugtem Rumpf sind bei den oberen Extremitäten die Schultern protrahiert, Arme nach unten flektiert und innenrotiert, Ellenbogen gestreckt und in Pronation, gebeugte Handgelenke, Hände gefaustet, Kopf gestreckt.</td></tr>
</table>

Tabelle 4 (Fortsetzung)

Dystonisch-athetoide Syndrome (unkoordinierte Integration der „Pattern")	Das Bild ist durch eine Störung der Musterintegration charakterisiert, die von einem Konflikt zwischen den „Pattern" stammt. Wie z. B.: bei der Hand zwischen Danebengreifen und Erreichen, bei der Gesichtsmimik zwischen dem Muster für den Säuregeschmack und jenem für den Bittergeschmack sowie zwischen vielen anderen. Besonders typisch ist die Beteiligung des Extension-Pronation-„Patterns" des Armes und des sogenannten asymmetrisch-tonischen Nackenreflexes. An dem dystonisch-athetoiden Konflikt können auch die Muster der II. Diarchie beteiligt sein. Das Bild ist sehr unterschiedlich: es verschwindet im Schlaf, verändert sich mit der Zeit, und häufig geht mangelnde Haltungskontrolle voraus.
Ataktisches Bild	„Dyschronometrie". Die zeitliche Integration der normalen „Pattern" ist gestört (auf Fotografien oft nicht erkennbar und gewöhnlich im ersten Lebensjahr nicht diagnostizierbar).
Gemischte Formen	

* (aus: Milani-Comparetti, A.: Therapie neuromotorischer Störungen bei Kindern. In: Bonavita, V.: Terapia in neurologia [im Druck]).

Behandlung der zerebralen Bewegungsstörung und anderer Auffälligkeiten

Soll das normale Kind sich im Verlauf des ersten Lebensjahres aus der Horizontalen in die Vertikale aufrichten, bedarf es der Integration von Haltungs- und Bewegungsmustern, die ihm diese Position entgegen der Schwerkraft erlauben.

Das Kind verselbständigt sich und befreit sich im Verlauf der Entwicklung von den Handhabungen seiner Mutter und anderer Personen seiner Umwelt.

Fehlentwicklungen dieser Bewegungsmuster bewirken abnorme Bewegungsabläufe, an die sich das agierende Kind gewöhnt und die es daran hindern, seinem Bewegungsbedürfnis zu entsprechen und dem Ziel des Aufrichtens näher zu bringen. Diese falschen Bewegungsabläufe hindern es an einer normalen Entwicklung im weitesten Sinne.

Der Aufbau der willkürlichen Bewegungsmuster erfolgt fortlaufend und ineinandergreifend, d. h., eine Bewegung bzw. deren Haltungsbewahrung baut sich überlappend aus der vorhergehenden auf. Dabei wird kein Zwischenstadium ausgelassen. Um ein Aufrichten gegen die Schwerkraft zu ermöglichen, muß sich der Muskeltonus regulieren, der entsprechend ausgeprägt und differenziert genug sein muß, um die Schwerkraft zu überwinden und dabei feinere Bewegungen zuzulassen.

Darüber hinaus gibt es Reflexmechanismen, welche die Funktion des Aufrechterhaltens, des Gleichgewichtes und der Haltungsbewahrung während der Bewegungsabläufe steuern. Der normale Haltungsreflexmechanismus garantiert einen normalen Haltungstonus und läßt ein normales Bewegungsmuster zu. Eine der ersten Haltereaktionen, für die ein normaler Haltungstonus die Voraussetzung ist, ist die Kopfkontrolle.

Der Säugling beginnt innerhalb der ersten Monate aus dem in utero erworbenen physiologischen Beugetonus heraus Streckung und damit das Kopfheben zu entwickeln. Der Prozeß der Streckung in Bauchlage mit Kopfheben gegen die Schwerkraft beginnt und ist mit etwa sechs Monaten mit vollständiger Streckung aus der Hüfte heraus abgeschlossen; dann folgen höhere, differenziertere Haltereaktionen wie Gleichgewichts- und Körperstellreaktionen, die vorher vorbereitet wurden, damit Rotation und Abstützreaktionen wirksam werden.

Die genaue Kenntnis der motorischen Funktionen des Kindes mit der Integration perzeptorischer Funktionen ermöglicht die Aufstellung eines Behandlungsplanes, immer orientiert an den Signalen des Kindes.

Die Therapeutin wird also, bevor sie die Behandlung beginnen kann, Prüfungen der Funktionen vornehmen, um das Behandlungsziel und die jeweiligen Schritte dahin abschätzen zu können.

- Beachtung der motorischen Entwicklung unter Berücksichtigung des Alters.
- Prüfung der motorischen Abläufe, wie Kopfkontrolle, Rotation um die eigene Körperachse, Stütz- und Greiffunktion der Arme und Hände, Aufsitzen, Knien, Krabbeln, Aufstehen und Gehen. Bei allen diesen Bewegungsabläufen Prüfung der Gleichgewichtsreaktionen, d. h. auch der Bewegungszwischenstufen. Dabei sind die Qualität der Bewegungen und die Zeiteinheit, in der die Bewegungen ablaufen, zu beachten. Prüfung der Kompensationsmechanismen.
- Prüfung der abnormen Reaktion, ob abnorme tonische Haltemuster bestehen und die kindliche Motorik beeinflussen.
- Prüfung der Stellreaktionen.
- Prüfung der Gleichgewichtsreaktionen.
- Prüfung der Hautsensibilität, Farbe der Haut und Reaktion auf Hautreize.
- Prüfung der Wahrnehmung in allen Sinnesbereichen, soweit dies einer Krankengymnastin möglich ist. Unter Umständen unter Hinzuziehung einer Beschäftigungstherapeutin oder Logopädin.
- Prüfung etwaiger Kontrakturen und/oder Deformitäten.
- Prüfung des Tonus in allen Körperteilen. Erfassung des Grundtonus oder der Tonusveränderung.
- Prüfung der Bedürfnisse des Kindes, seine psychische Situation.
- Erfassung der inneren Struktur der Familie des Kindes durch Abschätzen der Bedürfnisse der Eltern und der Erwartung, die diese in das Kind legen.

Die Prinzipien der neurologischen Entwicklungsbehandlung (Bobath)

Nachdem im Laufe der letzten Jahre die zuerst an der Statik sich orientierende Behandlung eine Dynamisierung erfahren hat, die in das Konzept eingedrungen ist, sprechen wir von einer „Entwicklungsbehandlung". Aus der „reflexhemmenden Ausgangsstellung" wurde das „reflexhemmende Bewegungsmuster" nach Bobath (1963).

Der Begriff der „Bewegungsbahnung" setzte ein neues Signal. Durch Hemmung pathologischer tonischer Haltemuster wird der Haltetonus verbessert, und durch gleichzeitige Bahnung normaler Stell- und Gleichgewichtsreaktionen vermittelt man dem Kind eine bessere Bewegungserfahrung. Hemmung und Bahnung müssen gleichzeitig durchgeführt werden.

Dabei sind die sog. Schlüsselpunkte der Bewegung zu beachten, nämlich Kopf, Schulter, Hüfte bzw. jedes proximal liegende Gelenk in bezug zum distalen. Von diesen Schlüsselpunkten aus können Bewegungsabläufe kontrollierend und stimulierend beeinflußt werden. Unter Manipulationstechniken, die an diesen Schlüsselpunkten angreifen, können sich die Extremitäten und damit das Kind als Ganzes freier und aktiver bewegen.

Dies erfordert ein sensibles und ausgeprägtes Einfühlungsvermögen der Therapeutin, um die individuellen Bedürfnisse und Bewegungsmöglichkeiten des Kindes zu erfassen und zu berücksichtigen.

Unter den weiteren Behandlungstechniken stehen die verschiedenen Arten des sog. **Tapping** zur Verfügung:

- Inhibitorisches Tapping.
- Alternierendes Tapping.
- Streichtapping.
- Drucktapping.

Tappingtechniken (leichtes Schlagen oder Klopfen) setzen Reize, um den Muskeltonus des Körpers durch propriozeptive und taktile Stimulation zu beeinflussen. Es handelt sich um Summationen von Reizen, die in einer gewissen Zeitabfolge durchgeführt werden müssen, um einen entsprechenden Effekt zu erzielen. Treten Reflexmuster, assoziierte Reaktionen oder Hypertonus auf, muß die Stimulation umgehend geändert werden. Durch Kombination von Reflexhemmung, Bahnung bzw. Erregung und Tapping versucht man zentrale Impulse durch Rückwirkung über periphere Reize in die richtigen Bahnen zu leiten.

Da man realisieren muß, daß Bewegung, ob mehr oder weniger automatisch oder willkürlich, immer so rationell wie möglich durchgeführt wird, zeigt jede Abweichung die Schwierigkeiten auf, mit denen das sich entwickelnde Kind konfrontiert wird. Die Behandlung hat dem immer Rechnung zu tragen.

Die Ziele der Behandlung sind nach B. Bobath (1963) folgende:

- Normale Haltungsreaktionen und normalen Haltungstonus aufbauen, um sich gegen die Schwerkraft aufrecht zu halten und die Bewegungen zu kontrollieren.
- Der Entwicklung von falschen Haltungsreaktionen und abnormem Haltungstonus entgegenzuarbeiten.
- Dem Kind das Gefühl für Hantierungen und Spiel zu geben und die funktionellen Muster zu vermitteln, die es für das Füttern, Waschen, Anziehen usw. braucht, um sich zu verselbständigen.
- Kontrakturen und Deformierungen zu verhindern.

Die Koordinationsmuster, die beim bewegungsgestörten Kind in ihrer Qualität vermindert wurden, müssen durch die Behandlung so gut wie möglich beeinflußt werden, wobei vor allen Dingen die aktive Bewegung des Kindes gemeint ist.

Die Techniken der **Facilitation** versuchen, das Ziel dieser aktiven automatischen Bewegungen für das Kind so leicht wie möglich erreichbar zu machen. Die Bewegungsmuster für die motorische Entwicklung müssen aufgebaut werden. Dies hat bei der Behandlung primär von seiten der Therapeutin passiv zu geschehen, indem die Bewegungsmuster so aufgebaut sind, daß das Kind sie aktiv benutzen kann, sofern es will. Die frühe Behandlung gibt uns die Möglichkeit, diese Bewegungsmuster so gut zu facilitieren, daß ein Einschleichen pathologischer Muster nicht unbedingt erfolgen muß, jedoch stets abhängig von der Ausgedehntheit des Schadens. Hierbei kann die Therapeutin den Tonus reduzieren, aufbauen oder ihn erhalten. Die Koordination der Antagonisten oder Synergisten kann reguliert, die nicht funktionierenden Haltemuster können gehemmt und automatisch bzw. als Willkürbewegungen facilitiert werden (facilis [lat. = leicht], facilitieren = erleichtern, bahnen).

Bobath (1961) faßt die **Behandlungsziele** folgendermaßen zusammen:

- Man braucht einen normalen Haltungsreflexmechanismus, um einen normalen Muskeltonus für die Bewegung zu erreichen.
- Dieser besteht aus der Interaktion einer großen Anzahl von Haltungsreflexen, vor allem im Bereich der Stell- und Gleichgewichtsreaktionen. Es handelt sich um automatische subkortikal kontrollierte Abläufe, „most automatic movements“ genannt, wo-

bei gemeint ist, daß es sich hier um Bewegungen handelt, die ohne Bewußtseinskontrolle ablaufen.

- Die Haltungsreflexe kommen in Form von kompensatorischen Bewegungen oder Muskeltonusveränderungen vor, die sich adaptieren auf Änderungen in der Haltung, was besagen soll, daß sie nicht unbedingt Bewegungen verursachen müssen. In beiden Fällen werden komplexe Muster der Koordination entwickelt, die vor allen Dingen bei den am wenigsten automatischen, vielmehr bei den willkürlichen Bewegungen entstehen.
- Sie sind der Hintergrund, den willkürlich durchgeführte Bewegungen brauchen und womit Geschicklichkeiten feinmotorischer Art durchgeführt werden können. Sie werden langsam entwickelt und zeigen einen chronologischen Aufbau in den ersten drei Lebensjahren. Stellreaktionen werden teilweise gehemmt und ausgetauscht durch die Entwicklung von Gleichgewichtsreaktionen und Willkürhandlungen, die im Prozeß des Lernens von feineren Tätigkeiten gebraucht werden.

Bei aller therapeutischen Technik der **Hemmung und Bahnung** muß beachtet werden, daß diese Hantierungen dem Kind die Möglichkeit geben, sich aktiv selbst zu bewegen. Sicher sollte z. B. eine Hemmung nicht dazu führen, daß das Kind aus dieser Situation heraus sich nicht bewegen kann. Hier spielt die Bahnung aus den Schlüsselpunkten heraus eine hervorragende Rolle, so daß Ausmaß und Verteilung von ungenügendem bzw. abnormen Muskeltonus kontrolliert werden können. Das gibt dem Kind die Möglichkeit, sich von peripher her zu bewegen, obwohl die Therapeutin Schlüsselpunkte der Kontrolle steuert. So kann es dann passieren, daß Hemmung und Bahnung gleichzeitig stattfinden. Dies muß von der Therapeutin sehr genau beobachtet werden, da an den Schlüsselpunkten selber eine aktive Beweglichkeit durch das Kind nicht stattfinden kann, sondern immer nur von den distalen Punkten her. Dies bedeutet, daß die Therapeutin selber ihr Konzept ständig anzupassen hat.

Da das klassische Muster eines bewegungsgestörten, aber noch sehr jungen Kindes noch nicht ausgeprägt vorhanden ist, hat man die Chance, über diese Techniken zu verhindern, daß sich abnorme Bewegungsmuster einschleichen. Die Kinder lernen, sich selbständig zu bewegen, und zwar von vornherein in normaleren Bewegungsmustern.

An dieser Stelle soll noch einmal betont werden, wie wichtig es selbst im Säuglingsalter ist, nicht nur die Entwicklungssequenzen von Beugung und Streckung zu beachten, sondern auch zu realisieren, daß man aus gestreckter aufrechter Position manchmal die

Durchführung von Funktionen erreichen kann, die früheren Entwicklungsaltern entsprechen. Durch Druck bzw. Zug der Schwerkraft wird den Propriozeptoren in den Gelenken die Information für die aufrechte Position vermittelt. Dadurch findet eine für Bewegungsabläufe aus der Horizontalen in die Vertikale vor allem dem schlaffen Kind nützliche Tonusstabilisierung statt; es wird somit der Aufbau von Bewegungszwischenstufen möglich sein, die es dem Kinde erleichtern, auf normale Reize zu reagieren und sich entsprechend dem Schwierigkeitsgrad zu adaptieren.

Diese Facilitationstechnik erlaubt es im Verlauf der Behandlung, Willkürbewegungen des Kindes zu ermöglichen, ohne daß der Therapeut zu stark eingreift. Er benutzt die Schlüsselpunkte, um die Bewegungen des Kindes zu kontrollieren und es damit aktiv handeln zu lassen. Das Kind lernt mithin die Kontrolle über seine Stellung im Raum und vermag in allen Ebenen selbständig zu reagieren. Die Behandlung kann in allen Positionen erfolgen; es eignen sich dafür sowohl die Rücken- als auch Bauchlage, das Sitzen und Seitsitzen, der Kniestand bzw. Stand. Bei der Behandlung sollte nicht vergessen werden, daß die Streckung für das Erreichen der aufrechten Position wichtig ist.

Vollständig ist die Behandlung bewegungsgestörter Kinder erst dann, wenn das sensomotorische Wahrnehmungssystem miteinbezogen wird.

Da Sensomotorik sowohl aus dem Wahrnehmungssystem der Muskeln, Sehnen und Gelenke besteht als auch aus dem taktil-vestibulären, wobei man selbstvermittelte und fremdvermittelte Reize unterscheiden muß, sollte sich die Behandlung darauf einstellen.

Taktile und vestibuläre Reize in allen Ebenen sind Techniken, die sehr effektiv eingesetzt werden können.

Zusätzliche Hilfen für die Bewegungsbehandlung

Trotz guter krankgengymnastischer Behandlung werden in manchen Fällen Hilfen notwendig, die zusammen mit der Krankengymnastik den Behandlungserfolg verbessern.

Hier sollen nur die Hilfen beschrieben werden, die bei der Frühbehandlung nützlich sind und nicht die beim älteren Kind benötigten.

- **Unterschenkelstehgipse**

  Bei Gefahr einer Kontraktur in den Sprunggelenken wenden wir den Unterschenkelstehgips an, der zumeist von einem Orthopäden angelegt wird. Das Kind kann damit laufen. Unter dem Fuß befindet sich eine Holzplatte, die die Fixation des Fußes für das Auftreten auf der Unterlage gewährleistet. Der Gips reicht nur bis unterhalb der Kniekehle und niemals über mehr als ein Gelenk. Das Kniegelenk bleibt frei. Das Anlegen sollte fachgerecht ausgeführt werden, weil die Füße sonst in Fehlhaltungen verbleiben können, die nicht wieder zu beeinflussen sind. Die Zehen sind frei. Diese Gipsbehandlung muß immer an *beiden* Beinen erfolgen, um keine falsche Wahrnehmung zu erzeugen.

  Eine Unterschenkelstehgipsbehandlung darf erst nach genauer Diagnostik der Hautsensibilität erfolgen. Eine Vorbereitung für eine solche Gipsbehandlung erfolgt mit beschäftigungstherapeutischen Techniken, je nachdem, ob es sich um überempfindliche oder unempfindliche Hautgefühle am Bein und Fuß handelt. Der Gips würde als unangenehm-unerträglich oder gar nicht empfunden, was seinen therapeutischen Wert herabsetzen oder einen gegensätzlichen Effekt erzeugen würde. Der Therapieerfolg wäre nicht gewährleistet.

- **Hängematte**

  Bei Kindern mit einer Opisthotonushaltung, die aber überwindbar erscheint, ist manchmal eine Hängematte von Nutzen. Manchmal genügt ein „Wippy", wie er in jedem Kaufhaus zu kaufen ist. Hat das Kind konkurrierende tonische Haltemuster mit starker Asymmetrie, kann die Hängematte auch Schaden anrichten. Man muß es ggf. ausprobieren und versuchen, das Kind in die Mittellinie mit leichter Beugung zu bekommen.
  Schaukeln und alle möglichen Gegenstände, in denen man ein Kind bewegen kann, gibt dem Kind das Gefühl für sein Gleichgewichtssystem (Vestibularsystem) und kann benutzt werden, solange es Vergnügen bereitet. Es dient auch der Regulation des Tonus.

- **Lagerungsleibchen** (nach Lübbe, 1976)

  In seltenen Fällen kann man bei Skoliosehaltung (ermittelt in

Sitzposition) das Lübbesche Lagerungsleibchen anwenden. Auch hier trifft zu - wie bei der Hängematte erklärt - daß bei konkurrierenden tonischen Haltemustern Schaden angerichtet werden kann.
Man muß es ausprobieren, um zu erreichen, daß eine noch nicht fixierte asymmetrische Haltung ausgeglichen wird.

- **Hüftabspreizmittel**
  Bei starkem Adduktorenspasmus ist man versucht, mit einer Spreizhose zu arbeiten, die verheerende Folgen haben kann. Ein Hüftabspreizkissen oder eine Pavlik-Bandage können hier aber manchmal helfen, Hüftluxationen zu verhindern. Oft genügt eine Verdoppelung der Windeleinlage und das Tragen auf der Hüfte der Mutter (immer beidseitig wechseln, da sich sonst die Asymmetrie der Mutter auf das Kind überträgt) (s. „Handlinganweisungen").

So wird klar, daß die Hüfte eine zentrale Funktion im Rahmen dieser Behandlung hat. Die Streckung bzw. Beweglichkeit der Hüfte hat im Verlauf der Evolution, infolge der Aufrichtung gegen die Schwerkraft, die Entwicklung des Gehirns und der Sehfunktion (und damit den Homo erectus) möglich gemacht, wodurch die Entwicklung zum heutigen Menschen bewirkt wurde. Diese Funktion der Streckung und Beweglichkeit der Hüfte muß sehr früh, vor dem eigentlichen Stand, vorbereitet werden, weil dadurch erst die Einnahme der aufrechten Position mit gleichzeitiger Streckung auch des Schulterbereiches ermöglicht wird.

Diese Behandlung muß in die Bewegungsbahnung sehr früh einbezogen werden, da es sonst kaum gelingt, Beugesynergien zu überwinden. Hier kann uns, vor allem beim schlaffen Kind, die Schwerkraft durch Stimulierung der Propriozeptoren in den Gelenken helfen, die Stabilität zu erreichen, die wir für eine geordnete motorische Funktion, vor allem der Bewegungszwischenstufen, brauchen.

„Handling" ist ebenfalls ein wesentlicher Bestandteil der Behandlung. Man will dadurch erreichen, daß das Kind auf die Handhabungen, das „Hantiertwerden" seitens seiner Umwelt mit normalen Bewegungen reagiert. Diese Handhabungen vermitteln dem Kind und damit auch der Mutter, die das Kind sonst zu stark und zu lange unterstützt und damit eine Verselbständigung verhindert, neue sensorische und motorische Bewegungserfahrungen. Auf diese Techniken, die der Arzt der Mutter zeigen kann, wird im Anhang des Buches eingegangen.

Dazu gehört ein gezieltes *Training der Mutter* oder der Bezugsperson für die alltäglichen Verrichtungen des Hochnehmens, Wickelns, Anziehens, Fütterns und Badens des Kindes.

Es handelt sich hierbei nicht nur um eine bestimmte Art, Kinder anzufassen und zu bewegen, sondern gleichzeitig und im wesentlichen Maße darum, die Mutter durch eingehende Instruktionen über die Behandlungsweise und durch Hinweise auf die besonderen psychischen Bedürfnisse ihres behinderten Kindes zur immer verfügbaren Mittherapeutin zu machen.

Bei der Behandlung, die von seiten der Therapeutin immer sehr aktiv erfolgt, sollte beachtet werden, daß die ständige Manipulation das Kind erheblich irritieren kann, wenn ihm nicht die Möglichkeit gegeben wird, das, was es erfahren hat, auch auszuprobieren. Während der Behandlung sollte dies ständig geschehen, zumal neben der motorischen Verbesserung auch die sensorische Integration stattfindet. Lernvorgänge erfolgen nicht ungezielt, sondern was PAPOUŠEK (1975) „Lernen zum Erfolg" nennt. Das Kind kann es nur erfahren, wenn man es selbständig versuchen läßt.

Die bekannte Erfahrung, daß ein Kind sich auch nach wochenlanger Nichtbehandlung, z. B. nach Ferien, verbessert haben kann, sollte hier als Leitlinie gelten.

Die Therapeutin ist auf *„Versuch und Irrtum"* angewiesen und sollte lernen, sehr genau zu beobachten und zu versuchen, immer wieder Phänomene richtig zu interpretieren.

Für die Therapeutin bedeutet dies ein hohes Maß an Einfühlungsvermögen in die jeweilige Situation des behinderten Kindes und seiner Familie.

Ein schwieriges Problem stellen in dieser Hinsicht ganz besonders die mehrfach behinderten Kinder dar. Eine Krankengymnastin, die die motorischen Behinderungen eines solchen Kindes erfolgreich behandeln kann, fühlt sich aufgrund ihrer Ausbildung und Erfahrung oftmals nicht in der Lage, die gleichzeitig bei dem Kind bestehenden sensorischen und perzeptorischen Störungen mit der gleichen Aussicht auf Erfolg therapeutisch anzugehen. Es werden deshalb weitere Therapeuten, die die betreffenden Mängel günstig beeinflussen können, herangezogen werden müssen, um die Krankengymnastin nicht zu überfordern.

Auf der anderen Seite hat es sich aber gezeigt, daß das Kind in seinem ersten Lebensjahr möglichst nur von einer Person behandelt werden sollte, um ihm nicht zu viele „Bezugspersonen" neben der Mutter anzubieten, an die es sich jeweils neu gewöhnen muß.

Aufgrund der Erfahrungen der letzten Jahre konnte immer wieder festgestellt werden, daß es auch Beschäftigungstherapeuten, Heilpädagogen, Logopädinnen und anderen Therapeuten durchaus gelingt, eine Frühbehandlung erfolgreich durchzuführen. Nachteilig wirkt sich dabei jedoch manchmal die unterschiedliche Ausbildung aus, die in den meisten Fällen nicht am Säugling, sondern an älteren Kindern erworben wurde.

Dieser optimalen Forderung, auch das mehrfach behinderte Kind mit nur einer Bezugsperson umfassend therapieren zu können, wird man nur dann gerecht, wenn die Ausbildung der Therapeuten universeller gestaltet würde, als dies bis jetzt der Fall ist. Man müßte Therapeuten, denen an einer solchen sicherlich sehr befriedigenden Tätigkeit liegt, die Möglichkeit einer Ausbildung zum *„Entwicklungstherapeuten“* bieten.

Der *„Entwicklungstherapeut“* wäre ein neues Berufsziel. Aufbauend auf seinem spezifischen Studium sollte er lernen, die Behandlungstechniken auch anderer Therapeuten zu beherrschen, möglichst in einem gemeinsamen Aufbaustudium. Dieser Therapeut könnte durch die anderen Bereiche stimuliert werden, entweder direkt am Kind oder auch beratend zur Verfügung zu stehen, da es ohne ihn wohl kaum gelingen wird, früh erkannte behinderte Kinder adäquat und mit Erfolg zu behandeln und zu erziehen.

Es handelt sich um ein medizinisch-psychologisch-pädagogisches Problem und verlangt die Phantasie und das Engagement aller hierher gehörenden Berufsgruppen, ohne einer einzelnen die Priorität zu geben. In diesem „Funktionskreis“ stehen sich alle gleichberechtigt gegenüber und ermöglichen auf dieser Denkebene erst das Konzept der „Teamarbeit“, die unabdingbar zu geschehen hat. Einbezogen in diesen Kreis sind ebenfalls die Eltern und die übrige Umwelt des Kindes sowie die Sozialarbeiter und alle anderen, die die optimale Therapie erst ermöglichen.

In diesem Funktionskreis würde der komplex ausgebildete Entwicklungstherapeut die zentrale Figur darstellen. Er hat für den Bedarfsfall den Kontakt zu allen anderen nach außen und koordiniert in seiner Person deren Möglichkeiten gegenüber dem mehrfach behinderten Kind, für welches er als einzelner sichtbar handelnd tätig wird.

Normale Entwicklung und ihre Abweichungen

Erster Monat

Normal

Grobmotorik

Rückenlage: Im Wachzustand (State 4) überwiegt beim kleinen Säugling die Beugehaltung. Der Kopf ist meist zur Seite gelegt, der Körper folgt der Drehung en bloc. Die Arme liegen angewinkelt neben dem Körper, die Hände sind teils offen, teils geschlossen in Pronationshaltung, der Daumen ist adduziert, manchmal eingeschlagen, jedoch locker.

Die Schultern sind – sofern nicht die Beugung überwiegt – etwas retrahiert und liegen der Unterlage auf. Der Thorax befindet sich in der Mittellinie und verändert seine Haltung entsprechend der Lage des Kopfes durch Einflüsse des asymmetrisch-tonischen Nackenreflexes (ATNR). Wenn sich der Kopf bewegt, kann eine Moro-Reaktion auftreten.

Die Beine liegen aus der Hüfte heraus in Außenrotation, manchmal nur das eine Bein, während das andere zur Seite gelegt wird und innenrotiert sein kann. Sie sind entweder beide abduziert oder asymmetrisch, das eine abduziert, das andere adduziert. Die Knie sind gebeugt, die Füße dorsalflektiert. Noch häufig kommt es zu undifferenzierten Massenbewegungen mit Überwindung des Beugemusters durch die Moro-Reaktion (Abb. 39).

39

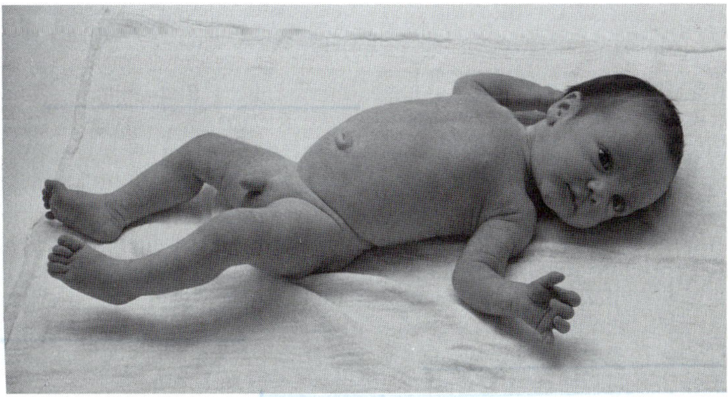

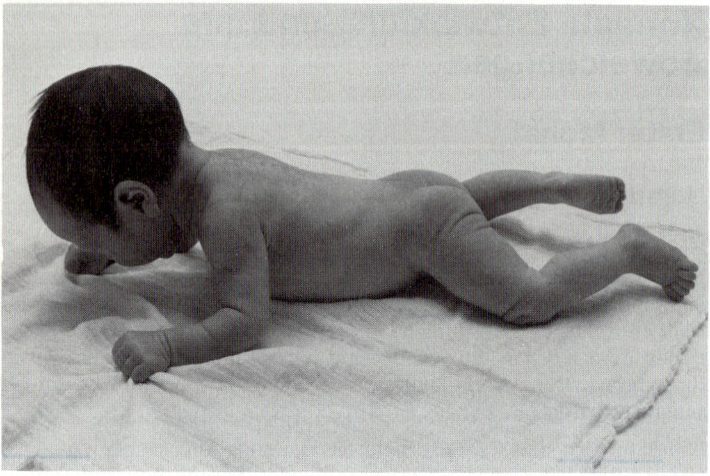

40

Bauchlage: Auch in dieser Lage überwiegt die Beugehaltung. Die Knie liegen unter oder fast neben dem Rumpf und werden bei der Streckung aus der Hüfte heraus „befreit".

Der Kopf wird meist zu einer Seite gelagert und kann kurzfristig angehoben werden, um sich zur anderen Seite zu legen. Auch ohne Anfassen des Kindes sind Kriechbewegungen zu sehen, die alternierend auftreten. Der Rumpf wird dabei je nach Kopflage bewegt. Die Schultern sind entweder gebeugt oder etwas retrahiert. Die Arme liegen unter oder neben dem Thorax. Die Beine sind aus der Hüfte heraus außenrotiert, das Gesäß ist leicht angehoben. Die Knie sind gebeugt, die Füße dorsalflektiert (Abb. 40).

1

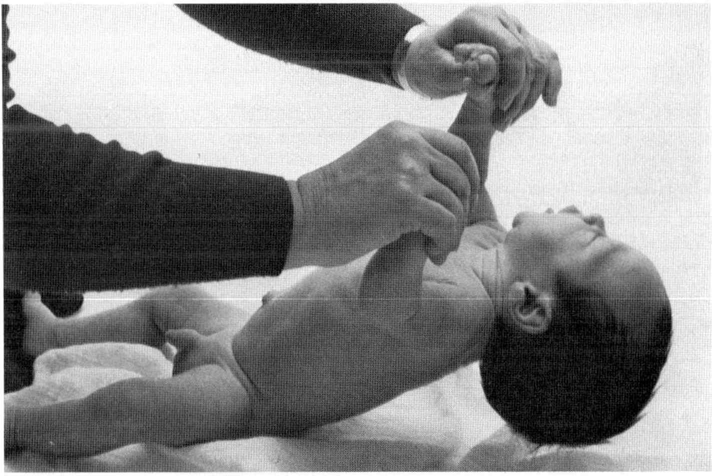

41

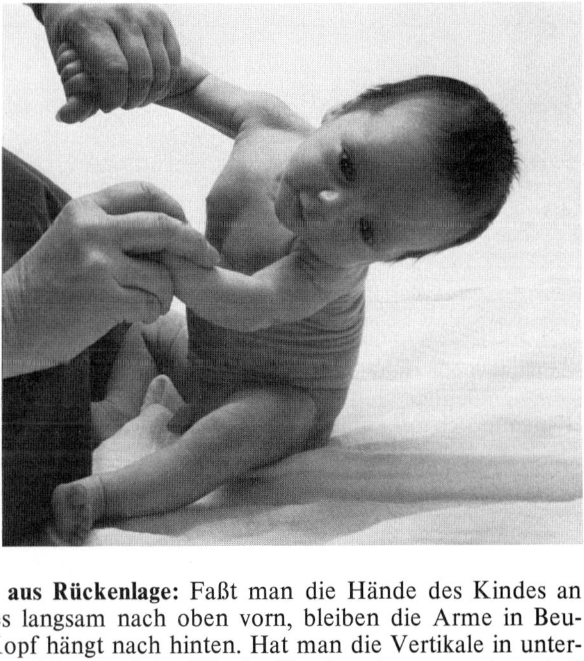

42

Hochziehen aus Rückenlage: Faßt man die Hände des Kindes an und zieht es langsam nach oben vorn, bleiben die Arme in Beugung, der Kopf hängt nach hinten. Hat man die Vertikale in unterstützter Sitzposition erreicht, fällt der Kopf nach vorn und wackelt hin und her (Abb. 41, 42).

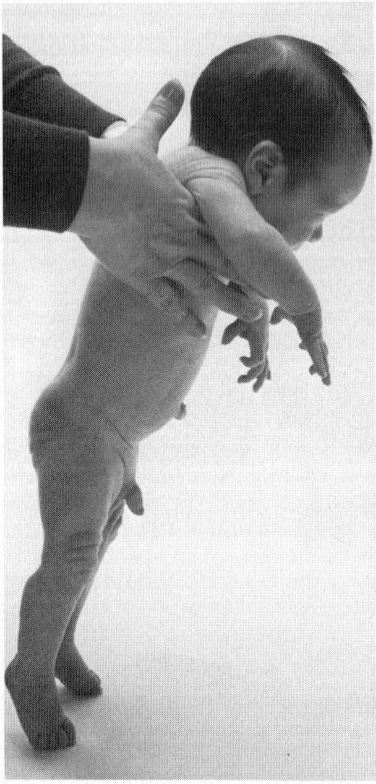

43

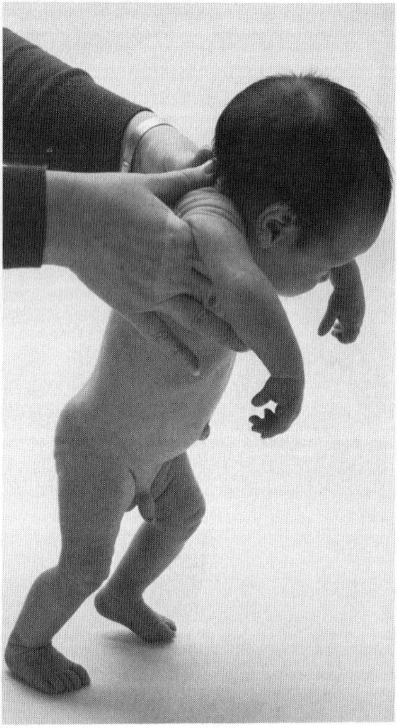

44

Aufstellen mit Halten unter der Achsel: Das Kind belastet kurzfristig ohne eindeutige Gewichtsübernahme und fällt dann mit gebeugten Knien in sich zusammen (physiologische Astasie) (Abb. 43, 44).

Haltungs- bzw. Muskeltonus

Beim bloßen Ansehen bzw. Beobachten ohne Berühren des Kindes überwiegt der Beugetonus, der auch beim passiven Bewegen nicht leicht zu überwinden ist. Deutlicher Widerstand gegen die Streckung. Die gestreckten Extremitäten gehen beim Loslassen in die Ausgangsstellung zurück.

Stellreaktionen

Nur geringe Fähigkeit, den Kopf im Raum einzustellen. Das Kind paßt sich noch nicht jeder Veränderung der Lage im Raum an. Seine Haltung wird vorwiegend von der Schwerkraft bestimmt.

Gleichgewichtsreaktionen

Noch kein Gleichgewicht bei Prüfung in der Horizontalen und Vertikalen. Es sollte jede Reaktion beobachtet werden, die beim Bewegen des Kindes im Raum sichtbar wird und ob das Baby diese Bewegungen genießt oder ob es weint. Intensität und Schwelle der Auslösung der Moro-Reaktion beobachten.

Symmetrie

Das Kind liegt und bewegt sich fast symmetrisch. Geringe Wendung des Kopfes nach einer „Lieblingsseite". Bei der Einnahme der Position besteht zu diesem Zeitpunkt noch ein Einfluß der Lage in utero und während der Geburt.

Tonische Haltemuster, Reflexe und Reaktionen der frühen Säuglingszeit

Einflüsse tonischer Haltemuster sind in diesem Alter ab und zu bei Bewegungen sichtbar. Beim passiven Prüfen strecken sich bei der Kopfwendung zur einen Seite manchmal die Extremitäten der Gesichtsseite und beugen sich die Extremitäten der Hinterhauptseite. An den Beinen wird dies gelegentlich intensiver sichtbar als an den Armen.

Alle bereits geschilderten Reflexe und Reaktionen sind in diesem Alter seitengleich gut auslösbar, wenn man die Untersuchungsbedingungen konstant hält.

Feinmotorik und Adaptation

Bewegte Gegenstände in Sichtlinie (nicht zu nahe, Abstand etwa 40–50 cm) werden wahrgenommen und schon fixiert, wenn auch nur kurzfristig. Die Augen folgen zusammen mit dem Kopf auf Stimulation durch einen Gegenstand oder durch das Gesicht der Mutter bis zur Mittellinie, noch nicht darüber hinweg.

Das Kind reagiert auf extreme Licht- oder Geräuscheinwirkungen mit Stirnrunzeln, Schreien, Moro-Reaktion oder vermindert seine Aktivität und wird ganz still.

Sprache und sozialer Kontakt

Sprache: Der Säugling kann wenige Kehlkopflaute unwillkürlich hervorbringen, schnorchelnde Geräusche bei Nacht. Er schreit vor der Mahlzeit, beruhigt sich aber sofort bei Fütterung. Wenn eine Glocke ertönt, wird er ruhig und aufmerksam.

Sozialer Kontakt: Das Kind zeigt im ersten Monat ein fast unbewegliches (amimisches) Gesicht, über das ab und zu ein Lächeln ohne ersichtlichen Grund „schießt“. Manchmal blickt es die Mutter oder den Untersucher an. Es erschrickt leicht bei Geräuschen. Motorische Aktivität und Massenbewegungen werden bei Ablenkung vermindert. Der Säugling läßt sich durch Aufnehmen, Streicheln, beim Anhören einer vertrauten Stimme, Körperwärme und Stillen beruhigen und öffnet und schließt den Mund.

Hören und Lokalisieren von Geräuschen

Beim Hören von Geräuschen unterbricht das Kind seine Bewegungen. Noch kein Wenden zur Geräuschquelle. Manchmal fängt es nach Beendigung des Geräusches an zu schreien.

Lautierung unter Beachtung der Atmung, des Saugens bzw. Schluckens

Der Säugling kann wenige Kehlkopflaute unwillkürlich hervorbringen.

Er schreit laut,wenn er hungrig oder müde ist, kräftige Stimme. Atmung regelmäßig. Saugen und Schlucken gut koordiniert.

Sehen und Augenbewegungen

Der Säugling nimmt Gegenstände, die sich bewegen, wahr, wenn ein Abstand von 40 - 50 cm eingehalten wird, und fixiert sie dann auch kurzfristig. Augenbewegungen noch nicht gut koordiniert, ab und zu Strabismus (Schielen).

Emotionales Verhalten

Wenn die Untersuchungsbedingungen eingehalten werden, sollte das Kind weitgehend ruhig und wach bzw. aufmerksam sein. Die Augen sind offen, ab und zu tritt ein Lächeln auf. In diesem Alter spielen die Ängste der Eltern bei der Untersuchung für das Verhalten des Kindes eine große Rolle. Weint das Kind, sollte man sich in die Lage der Eltern, die vor dem Arzt oft verunsichert sind, versetzen und sie entsprechend beraten. Das Kind läßt sich dann zumeist durch die Stimme und auch Wärmeausstrahlung der Mutter beruhigen.

Abweichungen

Grobmotorik

Rückenlage: Die normale Beugehaltung des Kindes wird entweder zu stark sichtbar, oder das Kind zeigt bereits in diesem Alter eine zu ausgeprägte Streckung. Diese Muster können total sein, können aber auch Bevorzugungen zeigen wie z. B. zu stark an den Schultern oder an den Beinen bzw. der Hüfte. Bei starker Beugung erfolgt jede Bewegung in eine andere Ebene en bloc, bei Streckung ist eine Rotation sehr erschwert. Zu beachten sind die Schultern, die zu stark retrahiert sein können. Die Arme können extreme Stellungen einnehmen und asymmetrische Muster zeigen. Innen- und Außenrotation im Schulterbereich können übertrieben ausgeprägt vorhanden sein. Die Arme stehen oft in Pronationshaltung. Im ganzen zeigen sich unmodifizierbare, totale Bewegungsmuster.

Die Hände sind zur Faust geschlossen. Der Daumen ist meist eingeschlagen und im Grundgelenk adduziert. Starke Streckung des Rumpfes mit asymmetrischer Haltung ist als Abweichung zu werten. Die Beine sind in diesen Fällen innenrotiert und adduziert. Sie können nicht aus dieser Haltung heraus. Alle Bewegungen sind eingeschränkt, manchmal sogar unmöglich. Das Kind liegt sehr still. Ist das Kind extrem schlaff, dann liegt es der Unterlage total auf. Will es sich bewegen, geschieht dies mit Übersteuerung, d. h., die Bewegungen sind ausfahrend-unruhig. Die Beine liegen in Froschhaltung, stark aus der Hüfte heraus außenrotiert. Überstreckung ist eher als ein Versuch zu werten, sich zu bewegen, wobei aber das

Ausmaß nicht genau eingeschätzt werden kann. Die Bewegung gerät deshalb zu extrem und zeigt dabei zu viel Streckung (Abb. 45).

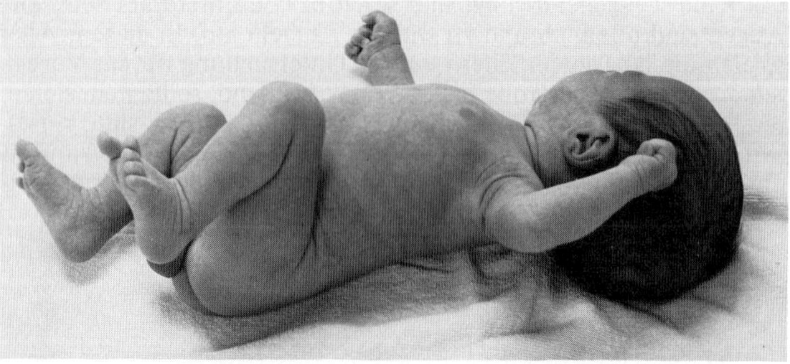

45

Bauchlage: In Bauchlage kann die Beugehaltung so stark auftreten, daß ein Anheben des Kopfes unmöglich wird. Damit würde auch die Entwicklung der Streckung, die normalerweise vom Kopf aus eingeleitet wird, nicht mehr möglich. In der weiteren Entwicklung kommt es auch nicht zum Abstützen auf die Unterarme, da die Schwerkraft nicht überwunden werden kann. Der Kopf kann nicht frei zur Seite gebracht werden, die Atemwege werden dadurch nicht funktionstüchtig, das Kind kann nur schwer Luft holen. Es lernt dabei nicht, seinen Kopf und Körper im Raum einzustellen, eine Fähigkeit, die bereits in diesem Alter für die künftige Entwicklung nötig ist.

Durch das totale Muster sind alternierende Bewegungen, die als „Vorprogramm“ für die alternierende Fortbewegung zu werten sind, nicht möglich. Die Unbeweglichkeit der Beine, ob hyper- oder hypoton, bewirkt, daß das Kind seine Beine und Füße nicht als Teil seines Körpers entdecken und sinnvoll benutzen kann (Abb. 46).

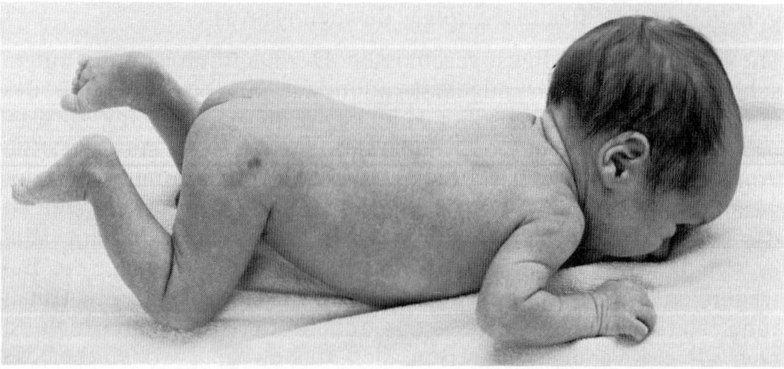

46

Hochziehen aus der Rückenlage: Es ist gar nicht einfach, die kindlichen Handinnenflächen zu erreichen, weil die Hände entweder so fest geschlossen sind, daß man keinen Finger dazwischen bekommt, oder die Finger des Untersuchers der Hand entgleiten, da das Kind die Finger nicht umfaßt.

Der Greifreflex muß überwunden werden, was bei zu starker Reaktion schwierig wird. Beim Hochziehen nach oben vorn sind die Arme entweder so stark gebeugt, daß das Kind ohne eigene Mithilfe total hochgezogen wird, oder der Arm streckt sich vollständig, da der Hypotonus keine Beugung zustande kommen läßt.

Obwohl ein Säugling in diesem Alter noch keine Kopfkontrolle haben muß, fällt trotzdem bei Abweichungen auf, daß auch das Wenige an Tonisierung fehlt, das normalerweise vorhanden ist, so daß der Kopf sehr schlaff in alle Richtungen fällt (Abb. 47). Manchmal ist der Kopf auch zwischen den Schultern wie „eingemauert", der Schulterbereich zeigt eine Blockierung.

47

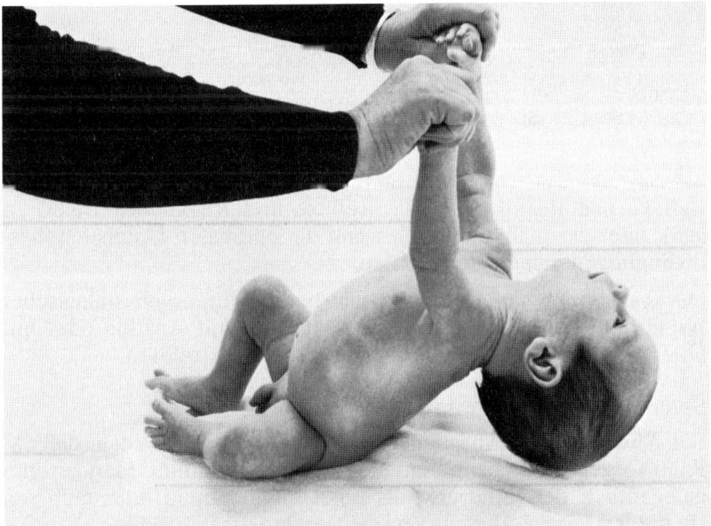

Aufstellen mit Halten unter der Achsel: Die Beine werden entweder zu stark oder zu wenig der Unterlage entgegengestreckt (Abb. 48).

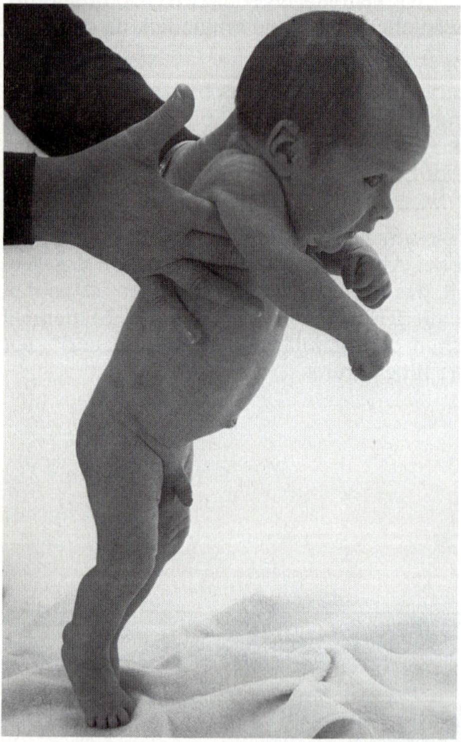

48

Reflexe und Reaktionen: Alle Reflexe und Reaktionen treten zu stark oder gar nicht auf, auch wenn die optimalen Untersuchungsbedingungen eingehalten werden.

Die Reaktionen sind asymmetrisch (bei Beachtung physiologischer Asymmetrien). Das Kind reagiert entweder mit Apathie oder mit Übererregbarkeit bei dem Versuch, Reflexe auszulösen.

Feinmotorik und Adaptation

Bei Abweichungen vom Normalen kann man beobachten, daß das Kind Gegenstände nicht eindeutig genug wahrnimmt. Man gewinnt gelegentlich den Eindruck, als ob das Kind blind oder taub sei, da die Reize zentral nicht verarbeitet werden.

Die Reaktionen des Kindes auf Licht- und Geräuscheinwirkungen sind entweder überschießend stark oder inadäquat gering.

Sprache und sozialer Kontakt

Sprache: Es fällt manchmal auf, daß der Säugling entweder zu ruhig oder zu unruhig ist. Er schreit entweder unentwegt oder gar nicht, wobei ersteres die Umwelt immer mehr beunruhigt und damit deshalb auch mehr Beachtung hervorruft.

Sozialer Kontakt: In diesem Alter wird gelegentlich übersehen, daß der Säugling mit seiner Umwelt zu wenig Kontakt aufnimmt. Hier sollte man die Äußerungen der Mutter sehr sorgfältig beachten, da sie das Gefühl für diese Kontaktschwierigkeit hat. Natürlich kann die Ursache eine Hör- oder Sehstörung sein. Es kommt auch vor, daß das Kind bei dem Versuch, es durch Streicheln, Aufnehmen, Wärme oder Stillen zu beruhigen, nicht adäquat reagiert.

Haltungs- bzw. Muskeltonus

Die Tonusqualität fällt sowohl in der Haltung des Kindes als auch beim Untersuchen sehr deutlich auf. Entweder zeigt das Kind verstärkte Beugung oder ein Zuviel an Streckung. Außerdem kann es auch schlaff daliegen und sich zuviel oder zuwenig bewegen. Asymmetrien kann man in der Haltung gut beobachten. Beim Überprüfen merkt man dann Tonusdifferenzen.

Stellreaktionen

Obwohl in diesem Alter die Stellreaktionen noch mangelhaft sind, zeigt das Kind bei der Abweichung Extremsituationen. Selbst das Wenige an Reaktionen, um die Schwerkraft zu überwinden, bringt ein auffälliger Säugling nur ungenügend oder gar nicht zustande.

Gleichgewichtsreaktionen

Da das Kind in diesem Alter normalerweise noch kein Gleichgewicht hat, ist eine Abweichung davon nicht zu erkennen. Es sollte jede Reaktion beobachtet werden, die beim Bewegen des Kindes im Raum sichtbar wird und ob das Baby diese Bewegungen genießt oder ob es weint. Intensität und Schwelle der Auslösung der Moro-Reaktion beobachten.

Symmetrie

Am auffallendsten im Hinblick auf Erkennung einer Abweichung der motorischen Entwicklung im Alter von einem Monat scheint neben anderen Faktoren vor allem die Symmetrie zu sein. Starke Asymmetrien sind als Hemisyndrom zu erkennen und bedürfen immer einer genauen Beachtung. Man sollte die Suche nach ihrer Ursache in diesem Alter noch intensiv durchführen, da es sich manchmal nur um ein klinisches Anzeichen für eine Grunderkrankung handelt. Man muß jedoch beachten, daß Lageanomalien in utero oder unter der Geburt Ursache von Asymmetrien sein können.

Tonische Haltemuster, Reflexe und Reaktionen der frühen Säuglingszeit

Bei Abweichungen handelt es sich nicht mehr um Einflüsse tonischer Haltemuster, sondern um persistierende Reaktionen. Sie sind immer konstant und sehr intensiv, oft auch asymmetrisch auszulösen.

Man beachte beim Auslösen der Reflexe und Reaktionen, ob sie asymmetrisch sind und wie ihre Intensität ist, ob zu stark oder zu schwach. Bei Apathie- oder Übererregbarkeitssyndrom sind diese Reflexe und Reaktionen immer auffällig, ebenso bei Hypo-, Hypertonie- und Hemisyndrom (Abb. 49).

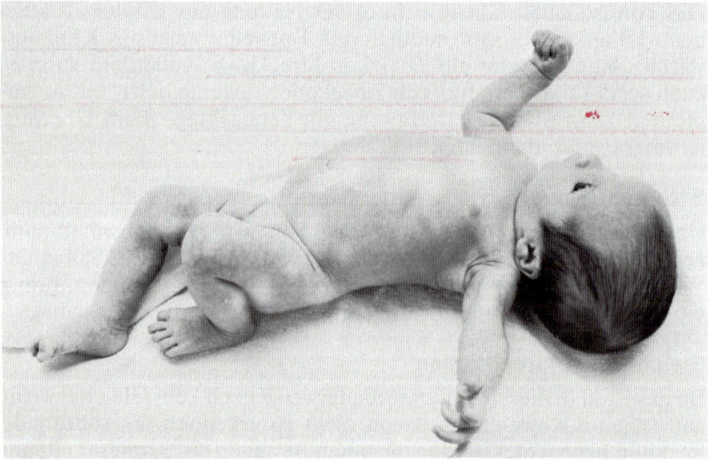

49

Emotionales Verhalten

Auch beim Einhalten konstanter Untersuchungsbedingungen findet man Abweichungen im Verhalten. Die Kinder werden entweder extrem unruhig oder ruhig. Das Lächeln ist ein guter Indikator, der stets beachtet werden sollte.

Die Kinder sind manchmal weder zu beruhigen noch zu aktivieren.

Hören und Lokalisieren von Geräuschen

Nicht nur Hörstörungen können Ursache für eine Reaktionslosigkeit des Kindes sein, sondern auch zentrale Verarbeitungsstörungen.

Lautierung unter Beachtung der Atmung, des Saugens bzw. Schluckens

Man achte darauf, ob das Kind „lautiert" oder nicht. Eine spastische Koordinationsstörung kann Ursache für den Mangel an Lautierung sein. Auch beim schlaffen Kind fehlt manchmal die Lautierung. Das Schreien ist schrill oder leise-gepreßt. Schlechte, unregelmäßige Atmung und Fehlkoordination beim Saugen oder Schlucken zeigen eine schwere Behinderung an.

Sehen und Augenbewegungen

Nicht nur durch Störung der Sehfunktion, sondern auch zentral ist eine Verarbeitungsschwäche möglich, so daß das Sehen und Fixieren in jedem Bereich gut beobachtet werden muß. Die Augenkoordination, die in diesem Alter noch nicht voll funktioniert, ist bei Kindern mit Abweichungen oft schwerer gestört (fluktuierender Strabismus).

Zweiter Monat

Normal

Grobmotorik

Rückenlage: Das Kind zeigt zwar noch Beugehaltung, kommt jedoch schon besser in die Streckung. Es strampelt alternierend, nur selten gleichzeitig. Es legt den Kopf zur Seite (meistens zur Lieblingsseite), der Kopf kann aber auch auf die andere Seite gelegt werden. Die Arme liegen angewinkelt neben dem Körper, die Hände sind oft geöffnet. Die Arme werden manchmal angehoben, jedoch noch nicht bis zur Mittellinie.

Der Körper liegt symmetrisch, manchmal sieht man Verkürzungen derjenigen Rumpfseite, die der Gesichtsseite zugewendet ist. Die Beine sind in der Hüfte außenrotiert und manchmal auch schon gut abduziert. Sie können nach beiden Seiten zusammengelegt werden, eine Seite dabei oft etwas mehr innenrotiert als die andere. Die Massenbewegungen sind weniger geworden, der Moro-Reflex wird noch manchmal bei Kopfbewegungen ausgelöst (Abb. 50), als Ausdruck vestibulärer Stimulierung.

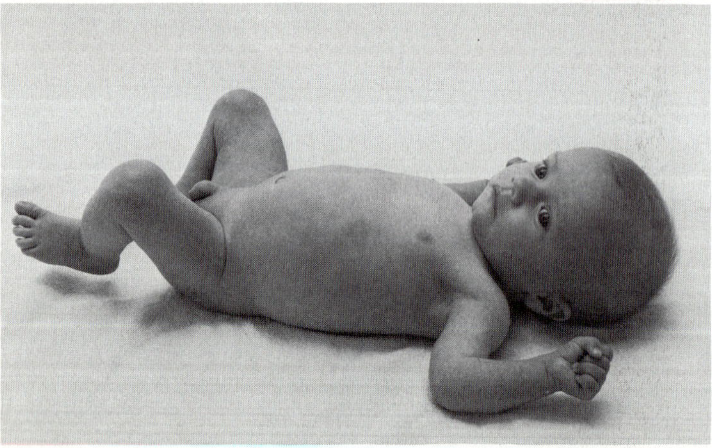

50

Bauchlage: Im Alter von zwei Monaten überwiegt noch der Beugetonus, das Kind kann sich aber im Thoraxbereich bereits strecken. Die Hüfte ist noch gebeugt. Der Kopf wird kurzfristig, noch leicht schwankend, angehoben, jedoch nicht über 45°.

Die Schultern sind noch etwas retrahiert. Die Arme liegen, noch nicht stabil, auf den Unterarmen zum Abstützen. Das Gesäß ist infolge der Hüftbeugung und der physiologischen Beugetendenz leicht angehoben. Die Beine sind aus der Hüfte heraus außenrotiert und strampeln alternierend, Füße zumeist dorsalflektiert, können aber auch plantarflektiert werden (Abb. 51).

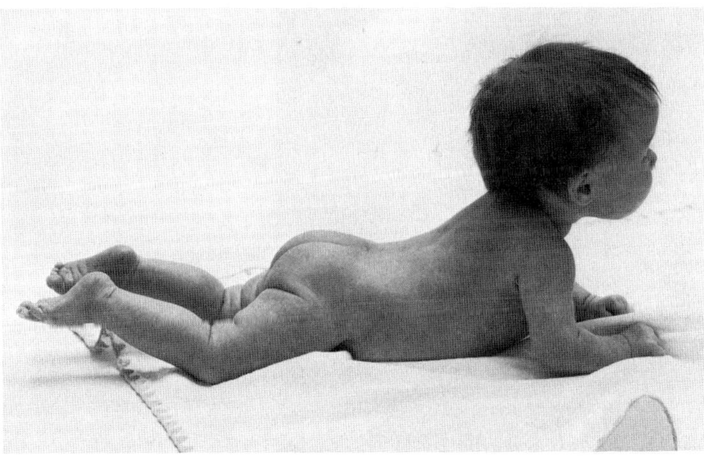

51

Hochziehen aus Rückenlage

Faßt man die Hände des Kindes an und zieht es langsam nach oben vorn, dann beugen sich die Arme leicht an. Der Kopf kommt schon recht gut mit. In aufrechter Sitzposition fällt er noch leicht nach vorn und wird wackelnd in die stabilere aufrechte Position gesteuert. Der Rumpf verhält sich noch instabil, symmetrisch. Eine geringe Haltungsasymmetrie hängt vom Tonus und ATNR ab (physiologisch) (Abb. 52-54).

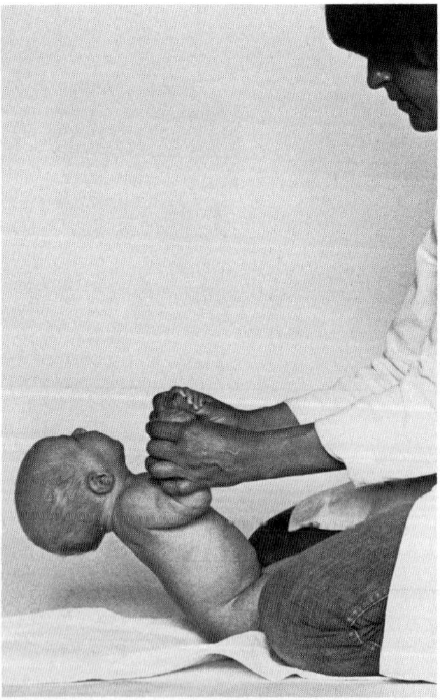

52

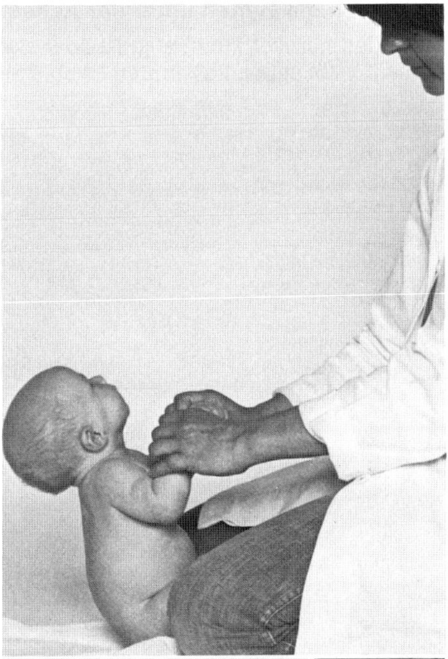

53

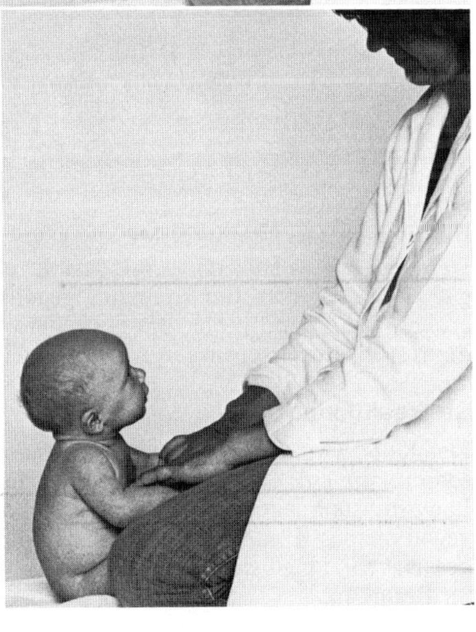

54

Aufstellen mit Halten unter der Achsel

Das Kind belastet kurzfristig, ist aber stabiler geworden, fällt leicht unter Kniebeugung zusammen (Abb. 55).

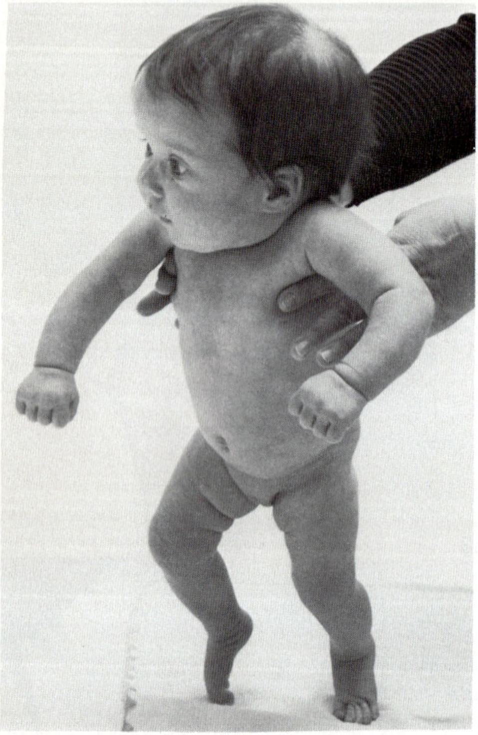

55

Haltungs- bzw. Muskeltonus

Der Beugetonus hat sich vermindert. Er ist bei der passiven Prüfung gut zu überwinden. Bei Streckung gegen die Beugung besteht kein großer Widerstand mehr, die gestreckte Extremität schwingt allerdings nach Loslassen in die Ausgangsstellung zurück.

Stellreaktionen

Der Kopf wird im Raum in allen Positionen noch wackelnd, aber schon ganz gut, eingestellt. In Bauchlage wird der Kopf durch die Labyrinthstellreaktionen angehoben. Der Einfluß der Schwerkraft, gegen die das Kind angehen muß, wird in seiner Auswirkung geringer, das Kind paßt sich bereits kurzfristig der Veränderung der Lage im Raum an.

Gleichgewichtsreaktionen

Das Kind wird in Rücken- und Bauchlage etwas stabiler, die Gleichgewichtsreaktionen verbessern sich.

Bei Verlust des Gleichgewichtes versucht es sich an die neue Situation anzupassen, es gelingt nur noch nicht gut genug. Jedes Bewegtwerden wird als Genuß empfunden, das Kind lächelt dabei oder scheint sich wohl zu fühlen. Bewegtwerden durch die Umwelt wirkt anregend oder beruhigend.

Symmetrie

Das Kind kann symmetrisch liegen und sich bewegen. Eine gewisse physiologische Asymmetrie durch Hirndominanz, abhängig vom Haltungstonus und tonischer Haltemuster (Lieblingsseite) kann sichtbar werden.

Tonische Haltemuster, Reflexe und Reaktionen der frühen Säuglingszeit

Einflüsse tonischer Haltemuster werden auch in diesem Alter noch sichtbar, wie ATNR, TLR und STNR. Sie behindern aber nicht die Koordination der Bewegungen. Reflexe und Reaktionen sind geringer in ihrer Intensität, aber gut seitengleich auslösbar.

Feinmotorik und Adaptation

Bewegte Gegenstände werden in Sichtlinie (im Abstand von 30 bis 40 cm) wahrgenommen und fixiert. Die Augen verweilen dabei, bis der Gegenstand außer Sichtweite gerät. Die Augen verfolgen einen Stimulus, meist zusammen mit einer Kopfbewegung. Der Blick erreicht die Mittellinie und geht kurzfristig darüber hinaus.

Das Kind reagiert auf extreme Lichtreize mit Stirnrunzeln, Schreien, Moro-Reaktionen oder vermindert seine Aktivität. Es wird dann ganz still.

Greifen

Die Hände sind noch vorwiegend zur Faust locker geschlossen. Oft wird die ganze Hand oder auch nur der Daumen in den Mund gesteckt. Die Hand öffnet sich bei Berührung, z. B. mit einer Klapper. Diese wird festgehalten, aber noch nicht losgelassen (palmarer Greifreflex).

Sprache und sozialer Kontakt

Sprache: Der Säugling bildet mehrere Laute (a, ä, o, u). Gelegentlich werden diese Vokale mit einem „h“ verbunden (ha, hä, ähä). Das Lachen kann in Gurren übergehen. Der Säugling reagiert auf Lächeln mit Bewegungen der Gesichtsmimik. Das Schreien wird differenzierter und zeigt Stimmungen an. Wenn eine Glocke ertönt, wendet sich das Kind ihr zu. Es wird dabei ruhig und aufmerksam.

Sozialer Kontakt: Das Kind nimmt bereits mit der Umgebung Kontakt auf, wenn es angesprochen wird. Es lächelt und beobachtet aufmerksam Gesichter, die nicht zu nahe herankommen. Das Kind ist mit seinen Reaktionen von der Umwelt abhängig und reagiert darauf, z. B. Beruhigung, wenn es aufgenommen wird oder eine vertraute Stimme hört.

Hören und Lokalisieren von Geräuschen

Beim Hören von Geräuschen stellt das Kind seine Bewegungen ein. Das Wenden zur Geräuschquelle ist möglich. Manchmal fängt es nach Beendigung des Geräusches an zu weinen.

Lautierung unter Beachtung der Atmung, des Saugens bzw. Schluckens

Der Säugling bildet schon mehrere Laute wie „a, ä, o, u“. Gelegentlich werden diese Vokale mit einem „h“ verbunden. Das Lachen kann in Gurren übergehen, es quietscht. Er schreit laut, wenn er hungrig ist, jammert vor sich hin, wenn er müde ist. Das Schreien zeigt einen unterschiedlichen Ausdruck. Es ist je nach der Ursache heftig oder sanft klagend. Die Stimme ist kräftig, die Atmung regelmäßig. Saugen und Schlucken sind gut koordiniert.

Sehen und Augenbewegungen

Der Säugling nimmt Gegenstände, die sich vor ihm bewegen, im Abstand von 30 – 40 cm wahr und fixiert sie dann kurzfristig. Er kommt mit den Augenbewegungen an die Mittellinie heran und überkreuzt sie auch kurzfristig. Die Augenbewegungen sind noch nicht voll koordiniert, selten tritt auch einmal ein Strabismus auf.

Emotionales Verhalten

Wenn die Untersuchungsbedingungen eingehalten werden, sollte das Kind weitgehend ruhig und wach bzw. aufmerksam sein. Die Augen sind offen, ab und zu tritt ein Lächeln auf. Die Ängste der Eltern spielen für das Verhalten des Kindes eine große Rolle. Eine Beratung der Eltern, die beruhigend wirkt, beruhigt oft auch das Kind.

Abweichung

Grobmotorik

Rückenlage: Die noch physiologische Beugehaltung ist verstärkt, oder es zeigt sich eine nicht altersgemäße Streckung. Diese Muster sind dann am auffälligsten, wenn sie total sind. Bevorzugung eines

Abschnitts, z. B. des Schulterbereichs oder der Hüfte bzw. Beine, kommt häufig vor. Die Bewegungen aus der Beugung heraus erfolgen en bloc. Im Falle der Bevorzugung eines Streckmusters ist Rotation nicht oder nur sehr schlecht vorhanden.

Man beobachtet kein alternierendes Strampeln. Der Kopf wird asymmetrisch gehalten, manchmal wird viel Beugung nach einer Seite bevorzugt, manchmal mit einer zusätzlichen Streckung, d. h. Opisthotonushaltung.

Die Schultern sind extrem retrahiert, die Hände zur Faust geschlossen. Die Arme liegen in extremen asymmetrischen Haltungen, entweder zu stark gebeugt oder auch zu stark gestreckt. Die Arme und Hände zeigen eine betonte Pronationshaltung. Die Bewegungsmuster sind nicht modifizierbar und immer total. Die geschlossenen Hände zeigen adduzierte, eingeschlagene Daumen.

Starke Streckung des Rumpfes mit asymmetrischer Haltung ist als Abweichung zu werten.

Die Beine sind oft aus der Hüfte heraus innenrotiert und adduziert. Diese Haltung ist oft fixiert und kann allein vom Kind nicht überwunden werden.

Ist das Kind extrem schlaff, dann liegt es der Unterlage total auf. Bewegt es sich, geschieht dies übersteuert, d. h., die Bewegungen wirken unruhig ausfahrend. Die Beine liegen aus der Hüfte heraus in Froschhaltung, sie sind stark außenrotiert und abduziert. Überstreckung ist eher als Versuch zu werten, sich zu bewegen, dann aber nicht das Ausmaß genau einschätzen zu können, die Bewegung gerät zu extrem und zeigt deshalb zuviel Streckung (Abb. 56).

56

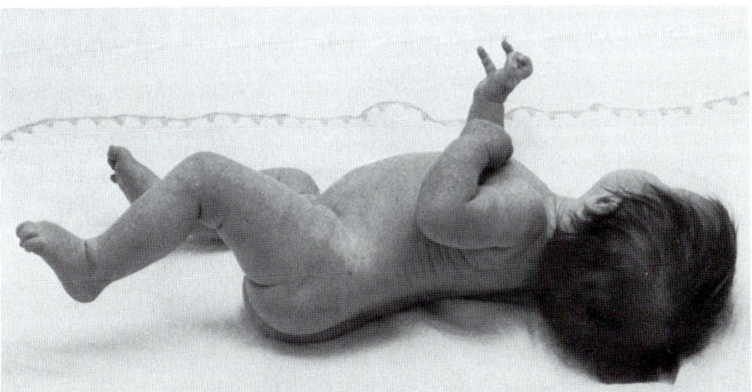

Bauchlage: In der Bauchlage kann die Beugehaltung so stark auftreten, daß ein Anheben des Kopfes schwierig, manchmal sogar unmöglich wird. Damit würde auch die Entwicklung der Streckung, die vom Kopf eingeleitet wird, nicht mehr möglich sein.

Das Abstützen auf die Unterarme ist erschwert, wenn nicht unmöglich. Der Kopf wird nicht gut genug oder gar nicht zur Seite gebracht, die Atemwege sind dadurch eingeschränkt. Die Einstellung des Kopfes im Raum ist erschwert und damit die des Körpers zur Entwicklung eines Körperschemas und der Stellung des Kindes im Raum.

Durch das totale Muster sind alternierende Bewegungen – ein „Vorprogramm" für die schrittweise Fortbewegung – nicht möglich. Die Unbeweglichkeit der Beine, ob durch Hypo- oder Hypertonie, bewirkt, daß das Kind seine Beine nicht als Teil seines Körpers entdecken kann. Ebenso ergeht es ihm mit den Füßen (Abb. 57, 58).

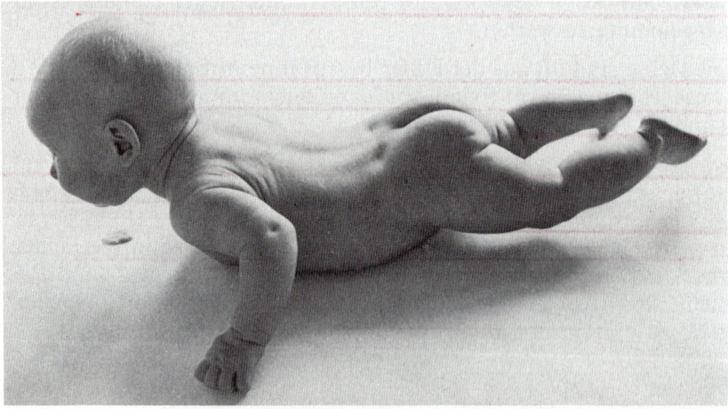

57

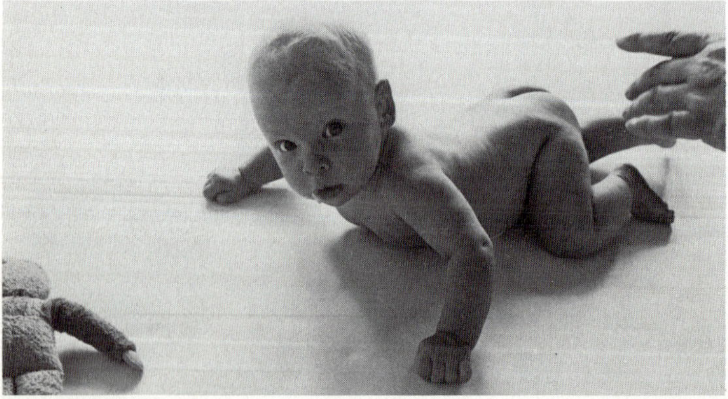

58

Hochziehen aus der Rückenlage: Durch die extrem fest verschlossenen Hände oder durch den sehr schlaffen Tonus kann der Untersucher nur schlecht Kontakt mit den Handinnenflächen des Kindes bekommen, um es zu stimulieren, beim Hochziehen mitzuhelfen. Manchmal ist ein noch zu starker Greifreflex festzustellen. Beim Hochziehen nach oben vorn sind die Arme entweder so stark gebeugt, daß das Kind total ohne eigene Mithilfe hochgezogen wird, oder der Arm streckt sich schlaff vollständig, da der Hypotonus eine Beugung verhindert.

Obwohl ein Säugling in diesem Alter noch keine Kopfkontrolle haben muß, fällt trotzdem bei Abweichungen auf, daß auch das Wenige an Tonisierung fehlt, so daß der Kopf sehr schlaff in alle Richtungen fällt (Abb. 59). Manchmal ist der Kopf auch zwischen den Schultern „eingemauert“, der Schulterbereich zeigt eine Blockierung.

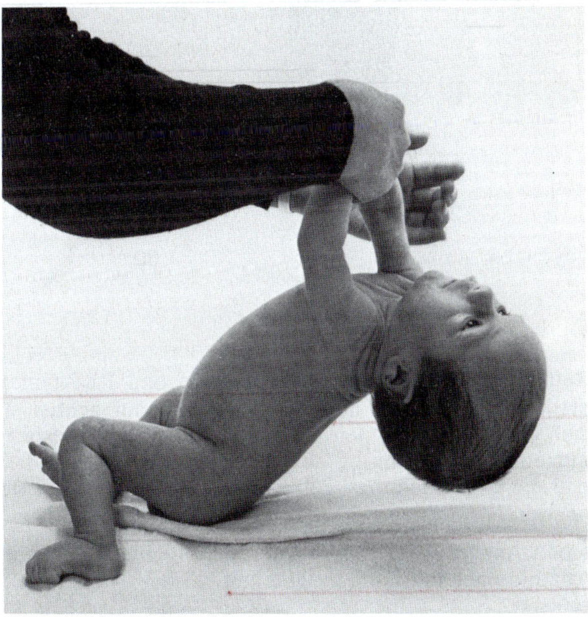

59

Aufstellen mit Halten unter der Achsel: Die Beine werden entweder zu stark (positive Stützreaktion) oder zu wenig (Astasie) der Unterlage entgegengestreckt (Abb. 60).

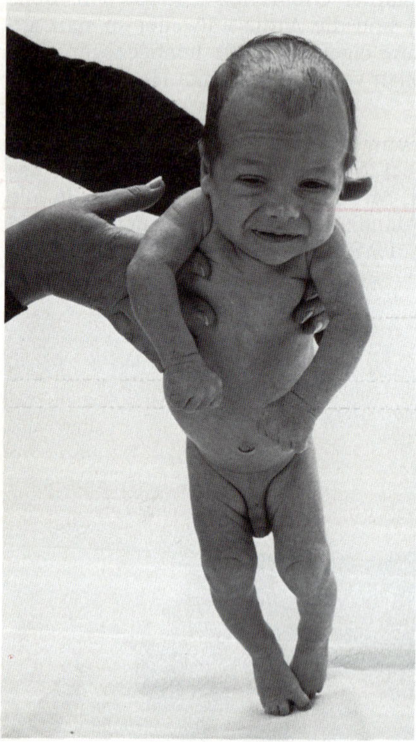

60

Reflexe und Reaktionen: Alle Reflexe und Reaktionen treten zu stark oder gar nicht auf, wobei man darauf achten sollte, ob es sich hier nicht um den physiologischen Abbau bzw. die bereits eingetretene Hemmung solcher Reaktionen handelt. Wichtig ist, daß die Untersuchungsbedingungen optimal gestaltet werden.

Die Reaktionen treten sehr asymmetrisch auf (nicht die physiologischen Asymmetrien dieses Alters). Das Kind reagiert entweder mit Apathie oder mit Übererregbarkeit bei dem Versuch, Reflexe auszulösen.

Feinmotorik und Adaptation

Bei Abweichungen vom Normalen kann man beobachten, daß das Kind Gegenstände nicht gut genug wahrnimmt. Man gewinnt manchmal den Eindruck, das Kind sei blind oder taub, da die Reize zentral nicht richtig verarbeitet werden.

Die Reaktionen des Kindes auf Licht- und Geräuscheinwirkungen sind entweder überschießend stark oder inadäquat gering.

Infolge der Schulterretraktion kann das Kind die Hände nicht in der Mittellinie zusammenbekommen.

Sprache und sozialer Kontakt

Sprache: Der Säugling gibt nur wenige oder überhaupt keine Laute von sich. Er lacht und quietscht nicht altersentsprechend. Kein Lächeln auf Stimulation (nicht zu nahe an das Kind herangehen, 30 bis 40 cm Abstand mindestens).

Der Säugling schreit schrill oder gar nicht bzw. leise jammernd. Keine Differenzierung im Schrei. Er wendet sich nicht, wenn eine Glocke ertönt. Er schreit unentwegt, was von der Umwelt als beunruhigend empfunden wird mit der Folge, daß dies das Kind noch ängstlicher macht.

Sozialer Kontakt: Keine Kontaktaufnahme mit der Umwelt. Keine Reaktion auf Lächeln, wenn es angesprochen wird. Keine Beobachtung seiner Umwelt.

Haltungs- bzw. Muskeltonus

Der Tonus ist sowohl in der Haltung des Kindes als auch in der jeweiligen Untersuchungssituation auffällig. Es zeigt sich zu viel Beugung oder Streckung, manchmal oben oder unten in unterschiedlicher Ausprägung. Das Kind kann auch schlaff daliegen, sich zu viel oder zu wenig bewegen. Beim Versuch, die Arme zu strecken, ist dies entweder nur schlecht möglich, oder der Arm geht in die Ausgangsstellung zu schnell wieder zurück. Asymmetrie der Haltung, die man auch beim Überprüfen als Tonusdifferenz fühlen kann.

Stellreaktionen

Keine Einstellung des Kopfes oder des Körpers im Raum. Manchmal zwar angedeutet vorhanden, jedoch im ganzen nicht gut genug.

Das Kind unterliegt noch sehr stark den Einflüssen der Schwerkraft, so daß eine Aufrichtung schwierig erscheint. Das Kind kann sich deshalb auch nicht gut genug einer Veränderung seiner Lage im Raum anpassen.

Gleichgewichtsreaktionen

Noch keine Anzeichen einer Stabilisierung in Rücken- und Bauchlage. Keine Wiederherstellung des Gleichgewichtes bei Verlust. Es sollte jede Reaktion beobachtet werden, die beim Bewegen des Kindes im Raum sichtbar wird und ob das Baby diese Bewegungen genießt oder ob es weint. Intensität und Schwelle der Auslösung der Moro-Reaktion beobachten.

Jedes Bewegtwerden wird als Genuß empfunden, das Kind lächelt dabei oder scheint sich wohl zu fühlen. Bewegtwerden durch die Umwelt wirkt anregend oder beruhigend.

Symmetrie

Die Einnahme einer symmetrischen Lage ist nicht möglich, eine Seite wird ständig bevorzugt eingenommen, das Kind kann dies auch nicht selbständig ändern (man berücksichtige dabei die physiologische Asymmetrie dieses Alters).

Tonische Haltemuster, Reflexe und Reaktionen der frühen Säuglingszeit

Tonische Haltemuster treten persistierend unbeeinflußbar stark auf und verhindern eine Koordination der Bewegung. Starker ATNR manchmal asymmetrisch, TLR und STNR. Die Reflexe und Reaktionen sind nicht oder extrem stark auszulösen und nicht symmetrisch (Abb. 61).

61

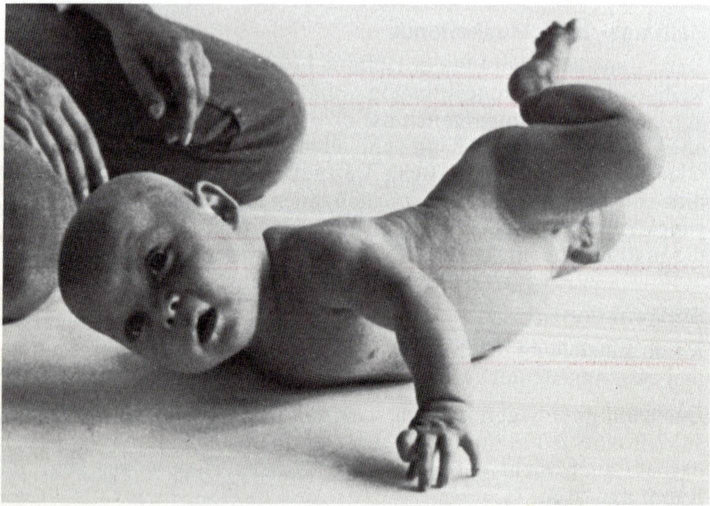

Emotionales Verhalten

Das Kind schreit häufig und schrill bei der Untersuchung. Es ist sehr ängstlich und nicht zu beruhigen. Kein Lächeln, wenn es angesprochen wird.
Auch wenn man die Eltern beruhigt, ist das Kind weiterhin unruhig.

Hören und Lokalisieren von Geräuschen

Man hat nicht den Eindruck, daß das Kind Geräusche hört oder lokalisiert. Manchmal reagiert nur eine Seite und die andere nicht. Es kann sich dabei um eine zentrale Verarbeitungsstörung handeln.

Lautierung unter Beachtung der Atmung, des Saugens bzw. Schluckens

Keine oder sehr ungenügende Lautbildung, wenig Gurren oder Quietschen. Das Schreien zeigt keine gute Differenzierung. Die Stimme ist dabei manchmal kläglich jammernd oder schrill.

Atmung unregelmäßig und schlecht, keine gute Koordination beim Saugen und Schlucken. Mund oft geöffnet mit deutlichem Sabbern. Zunge sehr steif bei Hypertonus. Unterlippe bei Hypotonus herabhängend.

Sehen und Augenbewegungen

Keine Wahrnehmung von Gegenständen oder Personen, wobei es sich neben Blindheit auch um eine zentrale Verarbeitungsschwäche handeln kann.

Bei der Prüfung gehen die Augenbewegungen nicht über die Mittellinie hinweg.

Starker Strabismus, der persistierend bestehenbleibt.

Greifen

Die Hände sind ständig fest zur Faust geschlossen und öffnen sich nur sehr träge ohne gute Streckung in den Fingern. Kein Lutschen der Finger oder der ganzen Hand. Eine Klapper, die die Hand berührt, wird nicht festgehalten oder ist, wenn einmal in der Hand aufgenommen, nur mit viel Kraftaufwand wieder frei zu bekommen (zu starker Greifreflex).

Dritter Monat

Normal

Grobmotorik

Rückenlage: Der Säugling kann symmetrisch auf dem Rücken liegen und sich nach beiden Seiten drehen. Die Drehung erfolgt nicht mehr en bloc, sondern schon mit einer gewissen Rotation. Der Kopf kann in Mittelstellung gehalten werden. Er wird aber häufig auf eine Seite bevorzugt gelegt, wobei sich der Rumpf auf der Seite, nach der das Gesicht zeigt, verkürzt, so daß eine asymmetrische Haltung eingenommen wird. Diese kann überwunden werden. Es handelt sich hierbei um Einflüsse des asymmetrisch-tonischen Nackenreflexes (ATNR) (Abb. 62). Die Hände können in die Mittellinie gebracht und betrachtet werden. Die Finger sind geöffnet und schließen sich, wenn die Arme angewinkelt mit Schulterretraktion neben den Körper gelegt werden.

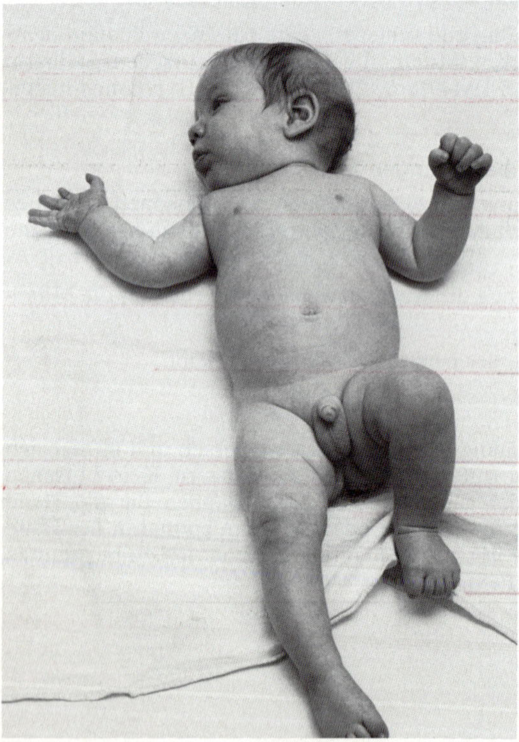

62

Das Kind spielt mit den Händen und kann eine Klapper, die in die Hand gelegt wird, halten. Es versucht diese in den Mund zu bringen. Noch kein Loslassen der Klapper, sondern nur zufälliges Fallen aus der Hand, wenn sich die Hände, wie z. B. bei einer Moro-Reaktion, öffnen.

Die Beine befinden sich aus der Hüfte heraus in Außenrotation und Abduktion mit Beugung. Alternierendes Strampeln ist möglich. Die Knie werden manchmal gestreckt, die Füße sind im Sprunggelenk gut beweglich.

Die Massenbewegungen sind spärlicher geworden, alle Bewegungen wirken schon etwas koordinierter. Das Kind liegt bereits ab und zu in Streckung, die Lage wird aber ständig verändert.

Bei aktiven Bewegungen des Kopfes kann noch gelegentlich die Moro-Reaktion mit Abduktion und Außenrotation der Arme auftreten, die Hände öffnen sich dabei.

Bauchlage: Das Kind liegt symmetrisch und kann aus einer asymmetrisch eingenommenen Haltung spontan in eine symmetrische übergehen. Der Kopf wird bis 45° angehoben. Das Abstützen auf die Unterarme ist noch nicht stabil. Der Kopf kann von einer Seite zur anderen gelegt und bewegt werden. Ab und zu kippt das Kind dabei um. Die Hände sind gefaustet, können aber auch geöffnet werden. Dies scheint aber meistens unwillkürlich zu erfolgen. Beginnende Streckung im Nacken- und Thoraxbereich. Die Hüfte wird schon besser gestreckt, ist aber noch oft gebeugt, das Gesäß dadurch angehoben. Das Kind strampelt alternierend in der Rumpfachse. Die Beine liegen in Außenrotation und Abduktion, Füße dorsalflektiert oder gestreckt, im Sprunggelenk beweglich. Knie sind gebeugt (Abb. 63).

63

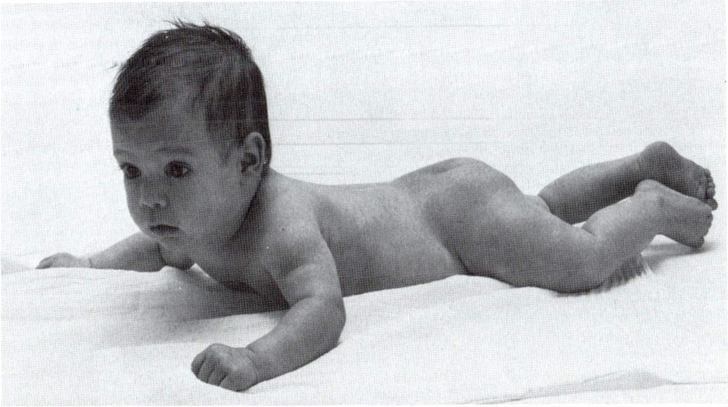

Hochziehen aus Rückenlage: Das Kind hilft beim Hochziehen schon mit, wobei die Kopfkontrolle noch nicht ganz stabil ist. Der Kopf wird schon recht gut mitgenommen, wackelt aber noch hin und her. Er fällt jedoch in aufrechter Position nicht mehr unkontrolliert nach vorn oder hinten bzw. zur Seite. Der Kopf wird in Mittelstellung zum Rumpf gehalten. Die Beine gehen zwar mit nach vorn, sind aber noch im Knie gebeugt.

In aufrechter Position ist der Rumpf stabiler, der Rücken jedoch noch nicht voll gestreckt. Die Arme sind beim Hochziehen im Ellenbogengelenk gebeugt, man spürt den Zug des Kindes. Noch keine Streckung zum Abstützen. Hält man das Kind in der Taille fest und neigt es etwas zur Seite, stellt sich der Kopf im Raum schon ganz gut wieder waagerecht ein, wenn auch noch langsam und nicht immer symmetrisch, je nach Lieblingsseite (Abb. 64–66).

64

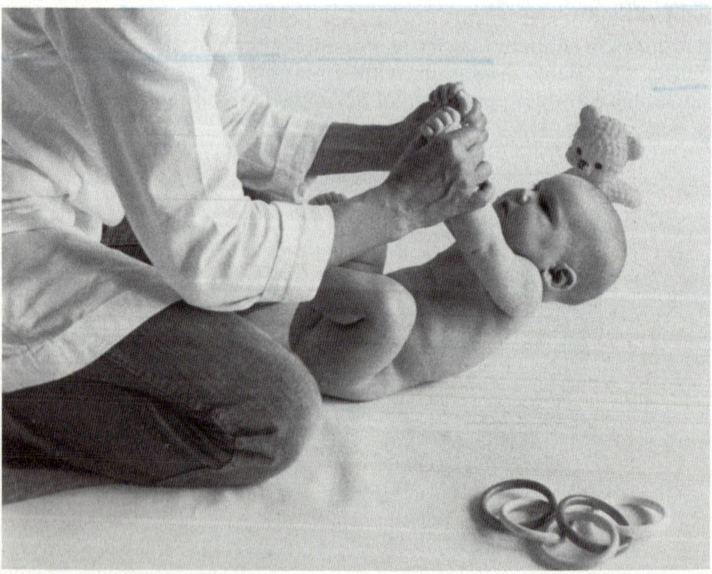

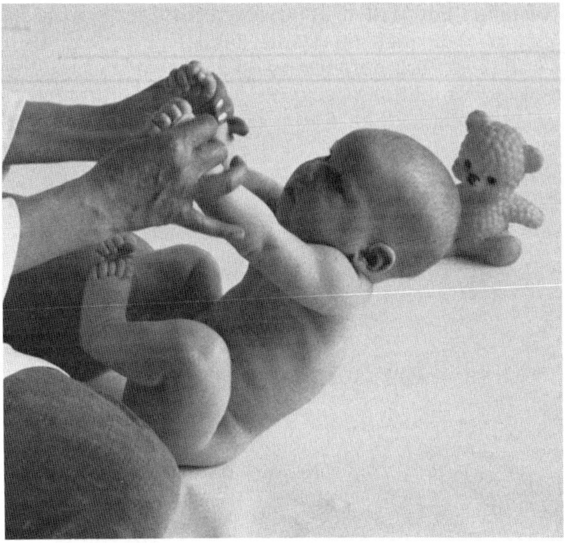

65

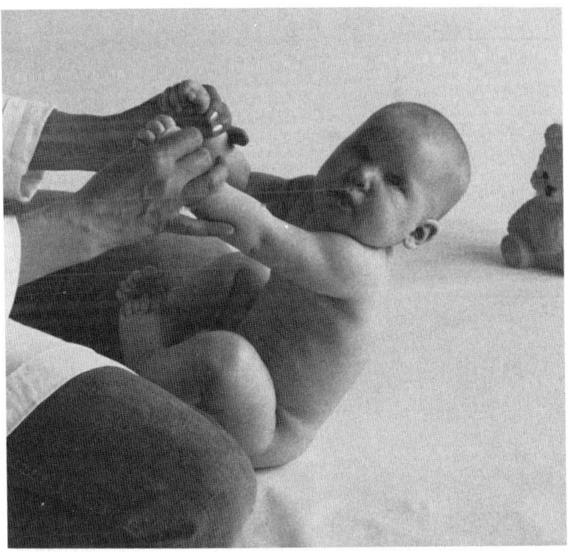

66

Aufstellen mit Halten unter der Achsel: Das Kind belastet kurzfristig, ist aber auch im Stand stabiler geworden. Die Beine zeigen Kontraktion mit durchgedrückten Knien und Hüftbeugung. Dabei geht der Rumpf in Streckung, der Kopf kontrolliert sich schon besser und stellt sich im Raum ein (Abb. 67).

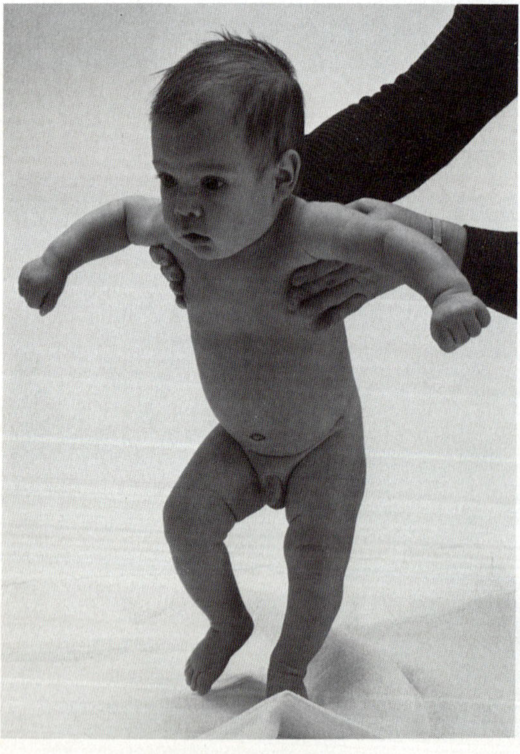

67

Haltungs- bzw. Muskeltonus

Der Beugetonus überwiegt nicht mehr, das Kind zeigt schon Streckmuster. Beim passiven Überprüfen findet sich ein Normotonus, manchmal etwas schlaffer, manchmal etwas fester, jedoch mit guter Beweglichkeit ohne Einschränkungen. Die passiv gestreckten Extremitäten schwingen nicht mehr in die Ausgangsstellung zurück, sondern verbleiben in der Stellung, in der man sie losläßt.

Man sollte die Spannung in den Schultern und den Hüften überprüfen sowie in Rücken- und Bauchlage die Flexibilität im Rumpf nach beiden Seiten. Prüfung des Widerstandes gegen die Streckung.

Stellreaktionen

Der Kopf wird in allen Positionen schon recht gut eingestellt (Prüfung in Bauchlage, aus der Rückenlage, Seitwärtsverlagerung und in der Hängelage). Das Kind paßt sich einer Veränderung der Lage im Raum zwar noch nicht langfristig an, hat diese Qualität aber entscheidend verbessert.

Gleichgewichtsreaktionen

Das Kind wird in allen Positionen etwas stabiler, erst in Rückenlage, dann in Bauchlage, später auch in aufrechter Position.

Bei Verlust des Gleichgewichtes ist der Versuch der Anpassung zwar schon vorhanden, gelingt aber noch nicht gut genug. Noch keine Abstützreaktionen, aber erste Armstreckung zur Unterlage mit Fausthaltung der Hände und Beugung des Ellenbogengelenks. Noch keine Gewichtsübernahme. Es sollte jede Reaktion beobachtet werden, die beim Bewegen des Kindes im Raum sichtbar wird und ob das Baby diese Bewegungen genießt oder ob es weint. Intensität und Schwelle der Auslösung der Moro-Reaktion beobachten.

Jedes Bewegtwerden wird als Genuß empfunden, das Kind lächelt dabei oder scheint sich wohl zu fühlen. Bewegtwerden durch die Umwelt wirkt anregend oder beruhigend.

Symmetrie

Das Kind kann in allen Positionen eine gewisse Symmetrie zeigen, liegt aber physiologischerweise ab und zu asymmetrisch. Aus dieser Haltung kann es aber in eine andere Lage überwechseln, keine Einschränkung der Bewegungskoordination. Aufgesetzt und gehalten findet sich manchmal eine leichte, überwindbare Skoliosehaltung, vor allem beim etwas schlaffen Kind.

Das Kind hat oft eine „Lieblingsseite“, zumeist nach rechts.

Tonische Haltemuster, Reflexe und Reaktionen der frühen Säuglingszeit

Einflüsse tonischer Haltemuster sind auch in diesem Alter oft noch deutlich sichtbar, wie z. B. ATNR, TLR, selten STNR. Sie behindern aber nicht die Koordination der Bewegung. Reflexe und primäre Reaktionen sind entweder nicht oder sehr selten auslösbar. Kaum noch palmarer Greifreflex, plantar jedoch noch gut auszulösen.

Die Moro-Reaktion kann noch, wenn auch nur in der ersten Phase, vorhanden sein. Manchmal öffnen sich nur noch die Hände. Placing-Reaktion noch auslösbar, kein Schreitreflex. (Bei Frühgeborenen, auch wenn man das Gestationsalter berücksichtigt, ist die Auslösung von Reflexen und Reaktionen noch möglich ohne eine pathologische Aussagekraft.)

Feinmotorik und Adaptation

Gegenstände werden in der Mittellinie und auch darüber hinaus nach beiden Seiten in Sichtlinie mit Abstand von 30–40 cm wahrgenommen. Das Kind folgt dem Gegenstand über 180°. Es betrachtet diesen nicht mehr nur kurzfristig, sondern zeigt Interesse (z. B. durch Unterbrechen seiner Bewegung). Die Augen verweilen auf dem Gegenstand. Augen- und Kopfbewegungen sind schon oft simultan und koordiniert.

Beim Berühren der Hände werden diese geöffnet und ergreifen eine dargebotene Klapper. Diese wird auch bewegt und unbeabsichtigt losgelassen.

Das Kind betrachtet seine Hände und hebt sie mit gebeugten Armen über den Kopf. Der Daumen oder einzelne Finger werden in den Mund gegeben und nicht mehr nur die ganze Hand.

Greifen

Das Kind kann eine hingehaltene Klapper, wenn auch noch sehr unkoordiniert, ergreifen. Noch viel Pronation und palmarer, totaler Griff. Die Klapper wird festgehalten und bewegt. Das Kind betrachtet sie und wiederholt Bewegungen. Sie fällt dann unbeabsichtigt herunter, noch kein Loslassen. Hände können in der Mittellinie zusammengebracht werden.

Sprache und sozialer Kontakt

Sprache: Das Kind lacht laut, wenn es angesprochen wird. Es dreht den Kopf zum Sprechenden und gurrt bzw. quietscht spontan. Es bekommt Freude an seinen eigenen Lauten. Es gibt Blasreiblaute von sich, indem es die Luft zwischen die geschlossenen Lippen hindurchpreßt. Die Laute ähneln einem f, w oder s bzw. dem englischen th.

Das Schreien ist differenziert und zeigt Stimmungen an. Das Kind wendet sich einem Geräusch zu und wird dabei ganz ruhig und aufmerksam.

Sozialer Kontakt: Es schaut den Untersucher schon fest an und zeigt auf Zuspruch ein Lächeln. Es folgt Personen mit den Augen. Es beobachtet die ihm zugewandten Gesichter sehr genau. Es ist abhängig von den Reaktionen der Umwelt, z. B. ängstliche Mutter, Hektik der Umgebung, und reagiert darauf entsprechend. Weint es, läßt es sich durch Ansprechen, Hochnehmen, Streicheln und Körperwärme beruhigen.

Hören und Lokalisieren von Geräuschen

Beim Hören von Geräuschen hält das Kind mit seinen Bewegungen inne und wendet sich auch schon einmal zur Geräuschquelle. Die Geräusche sollten bei der Prüfung verschiedene Qualitäten haben, wie Glocke, leise Stimme, raschelndes Papier, Piepston, Musik und anderes. Ist das Geräusch sehr laut, schreit das Kind manchmal nach Beendigung des Lärmes.

Lautierung unter Beachtung der Atmung, des Saugens bzw. Schluckens

Der Säugling bildet zusätzlich Laute, die einem f, w oder s bzw. dem englischen th ähneln.

Er macht Blasreibegeräusche, indem er die Luft zwischen den geschlossenen Lippen durchpreßt. Er lacht und quietscht und freut sich an seinen eigenen Geräuschen, die er dann wiederholt. Er schreit laut, wenn er hungrig oder müde ist, mit kräftiger Stimme. Die Atmung ist regelmäßig, Saugen und Schlucken gut koordiniert. Schreien zeigt unterschiedlichen Ausdruck, je nach Ursache (heftig oder klagend sanft).

Sehen und Augenbewegungen

Der Säugling schaut Gegenstände in 30 – 40 cm Abstand an und verfolgt sie bis über 180° mit den Augen und Kopfwendung. Die Augenbewegungen sind koordiniert, nur noch selten Strabismus (Schielen).

Emotionales Verhalten

Das Kind sollte möglichst in State 4 sein, Abweichungen muß man deutlich dokumentieren. Das Kind lächelt den Untersucher an, wenn es nicht ängstlich ist und „fremdelt“. Schon in diesem Alter können solche Reaktionen auftreten. Das Kind läßt sich bei Unruhe und Angst jedoch schnell wieder beruhigen durch Aufnehmen, Streicheln, Zureden und Körperwärme. Die Untersuchung kann deshalb auch auf dem Schoß der Mutter beginnen.

Entwicklung

Aus dem total instabilen Verhalten wird, wenn auch noch ungenügend, ein stabileres. Aus der totalen Beugung ist ein modifiziertes Muster mit Streckung geworden, die Beugung überwiegt jedoch noch.

Die Stellung des Kopfes und des Körpers im Raum verbessert sich, vor allem in aufrechter Position. Das Kind empfindet die erlernten Möglichkeiten als sehr angenehm und signalisiert dies auch der Umwelt.

Damit wird die geistige Entwicklung möglich, was man sehr gut an den lebhaft blickenden Augen sieht, wobei das motorische Können noch ungenügend ist. Das Kind möchte viel mehr von seiner Umgebung erforschen, als es ihm motorisch möglich ist. Die Personen seiner Umwelt werden hierfür bereits in Anspruch genommen. Dadurch bildet sich ein Sozialverhalten aus, in welchem die Eltern bevorzugt werden. Das Kind will angesprochen und aufgenommen werden.

3

Abweichung

Grobmotorik

Rückenlage: Das Kind liegt oft asymmetrisch und kann sich dadurch und durch zu viel Streckmuster oft nur nach einer Seite oder gar nicht zur Seite drehen. Der Kopf kann nicht gut genug in Mittellinie gehalten werden. ATNR und TLR sind als Muster oft zusammen wirksam, wodurch Haltemuster entstehen, die jede Bewegungskoordination verhindern. Ausgeprägte Schulterretraktion mit Fausthaltung der Hände. Dadurch wird ein Zusammengehen der Hände über der Brust nicht möglich, wodurch wiederum die Entwicklung der Hand-Augen-Koordination verhindert wird.

Gegenstände werden nur mühselig oder gar nicht in den Mund gegeben. Die Moro-Reaktion kann, wenn sie sehr intensiv auftritt, jede Greiffunktion verhindern, da dem Kind immer wieder alles aus den Händen fällt.

Die Beine liegen entweder in Innenrotation-Adduktion oder in Froschhaltung. Manchmal auch nur in einer Primitivhaltung mit angebeugten Knien, ohne jedoch alternierende Strampelbewegungen zu zeigen.

Streck- oder Beugehaltung in den Sprunggelenken, die fast unbeweglich sind. Die Lage wird nur selten verändert, da ein Kind mit Hypertonus oder Hypotonus gegen die Schwerkraft nicht ankommt. Bei Hypertonus kann verstärkter Beuge- oder Strecktonus auftreten (Abb. 68).

68

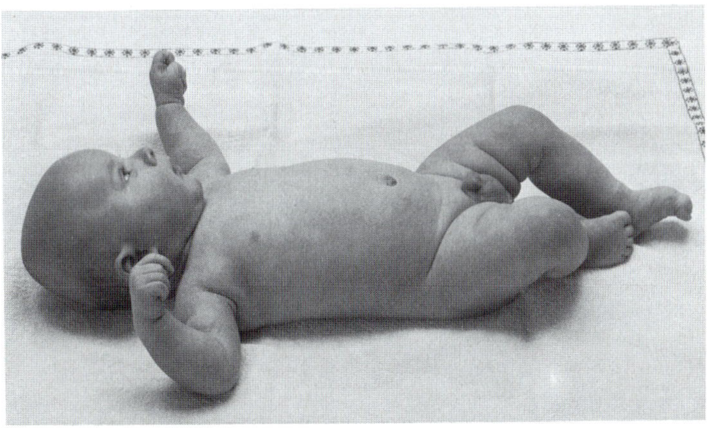

Bauchlage: Auch die Bauchlage zeigt leichtere oder schwerere Fehlhaltungen in Extremmustern. Die Haltung ist oft asymmetrisch. Der Kopf wird entweder fast gar nicht oder zu stark angehoben.

Abstützen auf die Unterarme, selbst beim Gesunden noch nicht gut stabilisiert, ist bei Abweichungen oft gar nicht oder nur sehr instabil möglich. Wegen des ständigen Gleichgewichtsverlustes wird der Kopf kaum bewegt, manchmal ist auch die Blockierung im Schulterbereich so ausgeprägt, daß eine Bewegung nicht möglich ist.

Die Hände sind gefaustet, der Daumen dabei eingeschlagen und im Grundgelenk adduziert. Pronationshaltung. Die Hüfte ist oft noch sehr gebeugt, bei schlaffen Kindern zu stark gestreckt. Die Beine liegen in Froschhaltung. Kein Strampeln oder nur gleichzeitig mit beiden Füßen, unkoordiniert. Die Beine liegen oft total unbeweglich und gestreckt. Auch wenig Beweglichkeit in den Sprunggelenken. Knie zu stark durchgestreckt (Abb. 69).

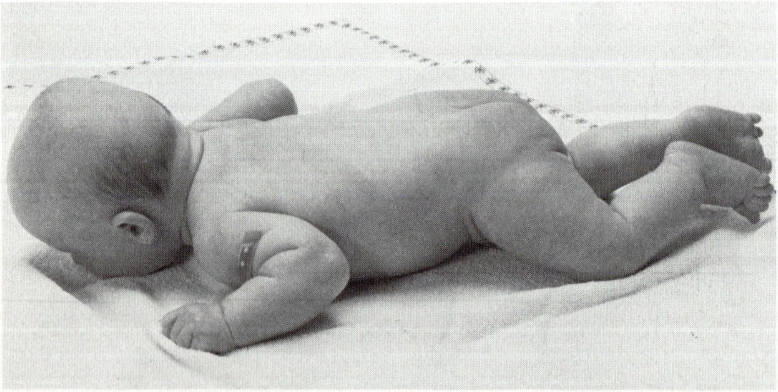

69

Hochziehen aus Rückenlage: Beim Hochziehen hilft das Kind zuweilen gar nicht oder nur sehr wenig mit. Entweder ist der Kopf im Schulterbereich wie „eingemauert", oder er hängt schlaff nach hinten und fällt in aufrechter Position unkontrolliert nach vorn.

Keine oder nur schwache Reaktionen der Beine. Manchmal werden die Knie so stark gestreckt, daß das Kind gleich in den „Stand" kommt, die Hüftbeugung ist erschwert. Der Rumpf ist in aufrechter, unterstützter Sitzhaltung instabil. Die Arme strecken sich beim Hochziehen vollständig, wenn der Grundtonus schlaff ist, oder sie sind zu stark gebeugt.

Bei Seitwärtsneigung fällt der Kopf nach unten und kann sich kaum waagerecht einstellen (Abb. 70).

70

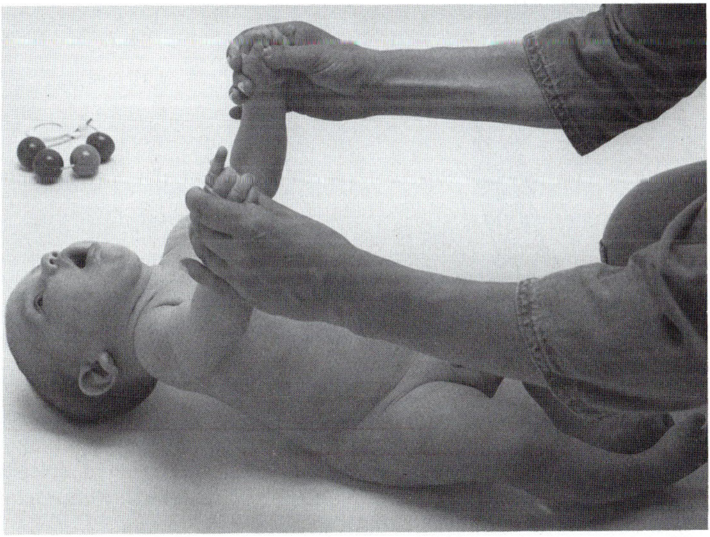

Aufstellen mit Halten unter der Achsel: Das Kind belastet die Unterlage gar nicht. Entweder besteht zuviel Beugung, oder das Kind sackt wieder zusammen (Astasie).

Keine leichte Kokontraktion, sondern eher positive Stützreaktionen, nicht modifizierbar.

Sehr schlechte oder eingeschränkte Kopfkontrolle. Ebenso Rumpfkontrolle mäßig bis schlecht. Der Kraftaufwand von seiten des Untersuchers muß erhöht werden, da das Kind gar nicht oder nur wenig mithilft (Abb. 71).

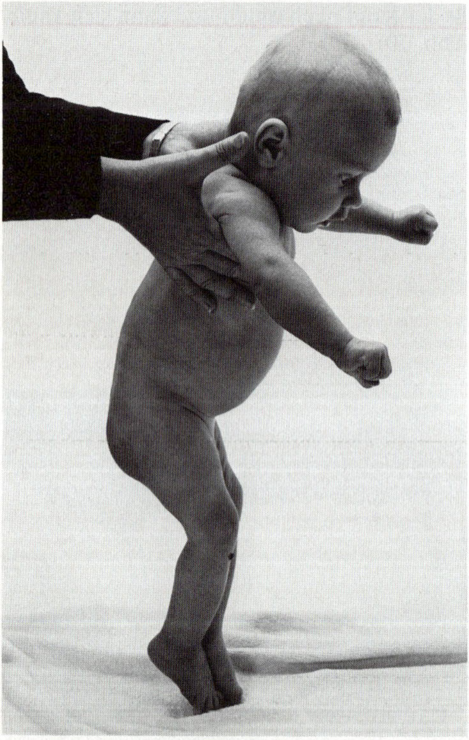

71

Reflexe und Reaktionen können sehr heftig und persistierend auslösbar sein. Man achte auf die Asymmetrie (nicht die physiologische Asymmetrie übersehen). Bei Frühgeborenen dürfen solche Reaktionen verlängert und stärker auszulösen sein, auch wenn man das Gestationsalter berücksichtigt.

Alle Reflexe und Reaktionen, die die Bewegungskoordination verhindern, sind als Abweichung zu beurteilen.

Feinmotorik und Adaptation

Schlechte Wahrnehmung von Personen und Gegenständen. Man muß aber zuerst einmal herausfinden, inwieweit es sich um Modalitätsstörungen handelt (Seh- bzw. Hörstörungen). Es kann aber auch eine zentrale Verarbeitungsschwäche bestehen.

Mit den Augen wird ein Gegenstand nicht gut genug verfolgt, die Mittellinie kann noch nicht überschritten werden, da die Kopfbeweglichkeit oder das Konzentrationsvermögen eingeschränkt ist.

Die Hände bleiben bei Berührung fest geschlossen, d. h., sie bleiben in einer einmal eingenommenen Haltung und werden nicht geöffnet.

Sprache und sozialer Kontakt

Sprache: Alle Lautäußerungen sind geringfügig oder gar nicht vorhanden. Gurren und Quietschen sind nicht zu hören. Das Kind ist „stumm".

Das Schreien kann undifferenziert, schrill oder leise jammernd sein. Manchmal schreit das Kind kaum, ist sehr ruhig und dadurch für die Umwelt unauffällig.

Sozialer Kontakt: Auf Zuspruch kein sofortiges Lächeln, manchmal gar keine Reaktionen. Der Untersucher wird nicht angeschaut und fixiert; ebenso manchmal auch keine Gegenstände. Alle Reaktionen auf Ungewöhnliches in der Umgebung werden durch inadäquate Reaktionen des Kindes förmlich zur Katastrophe. Beruhigung ist schwierig oder unmöglich.

Haltungs- bzw. Muskeltonus

Es finden sich sowohl aktiv in der Haltung als auch passiv bei der Untersuchung abweichende Tonusqualitäten. Der Beuge- oder Strecktonus kann überwiegen, der Tonus kann wechseln oder so schlaff sein, daß das Kind sehr instabil ist. Die Gelenke erscheinen beim Ertasten schlaff überdehnbar oder im Tonus erhöht.

Die Bewegungskoordination ist eindeutig eingeschränkt. Beim Überprüfen der Spannung in Schulter und Hüfte zeigen sich Tonusveränderungen, die Rumpfflexibilität ist verändert. Prüfung gegen Widerstand ergibt auffallende Befunde.

Stellreaktionen

Die Einstellung des Kopfes und des Körpers im Raum ist sehr schlecht. Die Prüfung erfolgt in Bauch- oder Rückenlage, Seitwärtsverlagerung und in Hängelage. Das Kind paßt sich, soweit es in diesem Alter normalerweise schon möglich wäre, einer Veränderung der Lage im Raum nicht an.

Gleichgewichtsreaktionen

Keine Stabilität in aufrechter Position. Anpassung bei Verlust des Gleichgewichtes wird nicht sichtbar. Jede Bewegung kann Unlust, Angst oder Beunruhigung auslösen. Bei starken Bewegungen, die man nur machen sollte, wenn bei anderen, feineren Bewegungen keine Reaktionen erfolgen, sind Anpassungsbewegungen oder Veränderungen des Verhaltens oft nicht beobachtbar, weil das Kind offensichtlich die Raumerfahrung nicht wahrnimmt.

Symmetrie

Das Kind kann symmetrisch sein, kann aber auch das physiologische Ausmaß einer Asymmetrie überschreiten. Da bei jeder Körperbehinderung eine Asymmetrie auffällt, ist diesem Zeichen eine besondere Bedeutung beizumessen. Am häufigsten fällt eine Skoliosehaltung auf mit Bevorzugung einer Seite durch persistierende tonische Haltemuster (ATNR).

Tonische Haltemuster, Reflexe und Reaktionen

Tonische Haltemuster können manchmal sehr stark persistieren und jede koordinierte Bewegung verhindern. Das Ausmaß ist entscheidend. Einflüsse, die die Koordination nicht verhindern, sind manchmal noch lange sichtbar. Sie haben dann kaum pathologische Bedeutung.

Gerade der dritte Lebensmonat ist ein Übergang, der Entscheidungen erschwert, da hier wohl mehr die Erfahrung des Untersuchers eine Rolle spielt. Es ist aber immer die Bewegungskoordination im Auge zu behalten.

Auch Reflexe und Reaktionen können über die Entwicklungszeit hinaus noch auslösbar sein; ebenso kann ihre Intensität verstärkt oder die Auslösung asymmetrisch sein. Bei Frühgeborenen ist das Gestationsalter zu beachten. Auch gesunde Frühgeborene zeigen solche Reaktionen manchmal länger oder intensiver als bei gesunden Neugeborenen üblich.

Emotionales Verhalten

Ängstliche, unruhige Kinder sind oft nicht in den State 4 (nach Prechtl) zu bekommen. Alle emotionalen Reaktionen sind überschießend und inadäquat. Die Kinder lassen sich durch Hochnehmen, Streicheln, Zureden und Körperwärme oft nicht beruhigen; manche verharren in Ruhe allein bei der Mutter und reagieren nur inadäquat bei anderen Personen.

Die Mutter-Kind-Beziehung spielt in diesem Alter eine hervorragende Rolle und entgeht bei der Untersuchung auch nicht der Beobachtung. Hieraut sollte seitens des Untersuchers großer Wert gelegt werden. Durch ein Gespräch sollten Probleme abgebaut werden, wenn Schwierigkeiten vorhanden sind. Die Angst der Eltern vor möglicher Behinderung ihres Kindes und ihre Unwissenheit darüber verunsichern die Situation sehr. Die Auswirkungen zeigen sich im emotionalen Verhalten des Kindes.

Auffallende Kinder sollten am besten auf dem Schoß der Mutter untersucht werden.

Hören und Lokalisieren von Geräuschen

Eine Hörprüfung darf nicht zu spät durchgeführt werden, um Modalitätsstörungen bei der Beurteilung auszuschließen. Zentrale Verarbeitungsstörungen bedeuten eine andere Prognose und verlangen eine entsprechende Behandlung.

Das Kind kann bei der Übersichtsprüfung (Screening) auffallen. Entweder hört es nur laute Geräusche oder kann sie nicht gut genug lokalisieren. Es wird dadurch erheblich irritiert. Das zeigt sich im Verhalten des Kindes.

Lautierung unter Beachtung der Atmung, des Saugens bzw. des Schluckens

Die Lautierung scheint ein wichtiges Kriterium zu sein, da ein Kind mit erhöhtem oder erniedrigtem Grundtonus Mühe hat, Töne zu artikulieren. Eine Imitation der eigenen Geräusche ist ungenügend.

Die Art des Schreiens gibt dem Untersucher eine gute Information über die Koordination im Phonationsapparat. Dabei muß man die Atmung, die Art des Saugens und Schluckens beobachten.

Befragen der Mutter ist wichtig, zumal ihr diese Schwierigkeiten sicher aufgefallen sind. Da sie aber deren Bedeutung nicht kennt, könnte sie das Kind als geistig behindert einstufen.

Das Schreien hat Signalwirkung und wird das Verhalten der Mutter steuern.

Sehen und Augenbewegungen

Das Unvermögen zu fixieren kann eine Störung im Sehapparat bedeuten. Es können aber auch zentrale Verarbeitungsstörungen vorliegen. Eingeschränkte motorische Fähigkeiten behindern das Sehen, da Augen- und Kopf- bzw. Nackenmuskulatur nicht koordiniert arbeiten.

Eine augenärztliche Untersuchung sollte bei Auffälligkeiten durchgeführt werden. Die neurologische Untersuchung wird die motorische Auffälligkeit vielleicht erklären können. Die zentrale Verarbeitungsschwäche fällt meistens erst später auf und reagiert manchmal sehr gut auf heilpädagogische Stimulation.

Greifen

Bereits in diesem Alter wird das koordinierte Greifen vorbereitet. Unabhängig davon, daß Greifen taktile kinästhetische Wahrnehmung mit beinhaltet, spielt die Hand als Greifwerkzeug eine große Rolle. Die Haltung der Hände, der Finger zueinander, gibt Aufschluß über eine motorische Behinderung. Gegenstände werden dann entweder zu fest oder zu locker erfaßt. Das Kind kann den Gegenstand oft nicht anschauen, so daß er nicht über das Auge erkannt werden kann. Das pathologische Muster zeigt mehr oder weniger ausgeprägt gekrallte Finger mit eingeschlagenem Daumen, adduziert im Grundgelenk und damit für das Greifen nicht gebrauchsfähig. Die Hand steht in Pronation, Daumen und Zeigefinger sind oft mehr gebeugt als die anderen Finger.

Die Hände können in der Mittellinie nicht zusammengebracht werden, Hand-Augen-Koordination bildet sich entweder gar nicht oder nicht gut genug aus. Die sensorische Integration wird dadurch erschwert.

Entwicklung

Da im Alter von drei Monaten die Qualität zukünftiger Fähigkeiten vorprogrammiert wird, ergeben sich bei abnormer Entwicklung die Ursachen für viele Störungen. Das Kind, das sich selbst ja nicht als abnorm reagierend empfindet, entwickelt falsche Verhaltensmuster, die der Situation mit den ihm zur Verfügung stehenden Mitteln angepaßt sind. Die sich bereits normalerweise langsam ausbildende Stabilisierung fällt aus. Folglich ist die Erforschung der Umwelt für das behinderte Kind erschwert. Die Konsequenzen dieser Fehlentwicklungen können unvorstellbar schwer sein und werden oft lebenslänglich bestehen bleiben.

Vierter Monat

Normal

Grobmotorik

Rückenlage: Der Säugling kann symmetrisch auf dem Rücken liegen und sich nach beiden Seiten drehen. Die Drehung erfolgt mit leichter Rotation. Der Kopf kann in Mittelstellung gehalten werden, wird jedoch häufig auf eine Seite bevorzugt gelegt. Geringe Einflüsse des ATNR können noch wirksam sein, das Kind kann diese Position aber ständig verändern. Die Hände werden in Mittellinie gebracht und betrachtet, koordiniert mit Kopf- und Körperhaltung. Die Hände sind geöffnet, die Schulter liegt dabei manchmal in Retraktion, ohne daß die Hände sich dann automatisch schließen. Das Kind spielt mit den Händen und kann einen Gegenstand halten. Dieser wird auch schon in den Mund gebracht. Der Gegenstand kann losgelassen werden, was jedoch zumeist noch zufällig geschieht (Abb. 72).

4

72

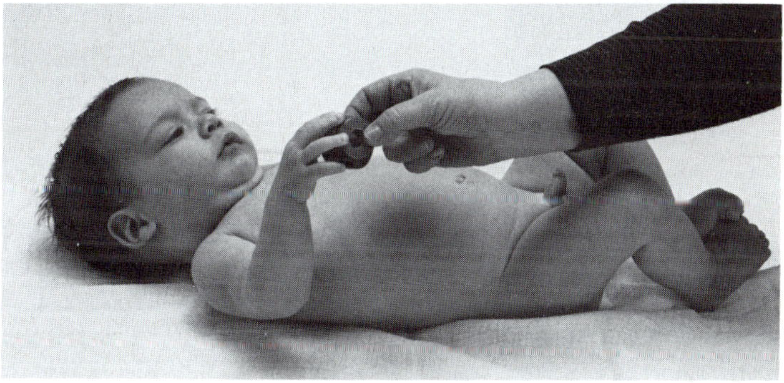

Wird ein Gegenstand in die Nähe des Kindes gebracht und es kann ihn sehen, treten manchmal Massenbewegungen auf, bevor sich das Kind stabilisieren kann, um den Gegenstand zu ergreifen.

Die Beine sind außenrotiert, abduziert und strampeln alternierend. Die Knie zeigen noch viel Beugung, können aber auch gestreckt werden, die Füße sind dorsalflektiert, gut beweglich in den Sprunggelenken. Bei Bewegungen des Kopfes tritt in seltenen Fällen noch einmal eine Moro-Reaktion auf, manchmal nur mit Öffnen der Hände ohne Abduktion der Arme aus der Schulter heraus. Im ganzen wirken die Bewegungen etwas koordinierter.

Bauchlage: Das Kind kann symmetrisch liegen, der Kopf wird bis fast 90° angehoben. Das Kind stützt sich auf die Unterarme ab, schon recht stabil.

Die Hände sind dabei noch manchmal geschlossen, können aber auch schon gut geöffnet werden. In dieser Position besitzt das Kind noch kein vollständiges Gleichgewicht. Die Streckung des Rumpfes und der Hüfte ist weiter fortgeschritten. Beginnende Kriechbewegungen. Die Beine werden mit einer leichten Außenrotation und Abduktion strampelnd bewegt.

Liegen die Beine flach auf, sind sie außenrotiert und abduziert. Die Füße können sowohl dorsal- als auch plantarflektiert sein. Sie sind im Sprunggelenk beweglich. Ab und zu treten Schwimmbewegungen auf, doch nicht als vorherrschendes Muster. Schon recht gute Streckfähigkeit (Abb. 73).

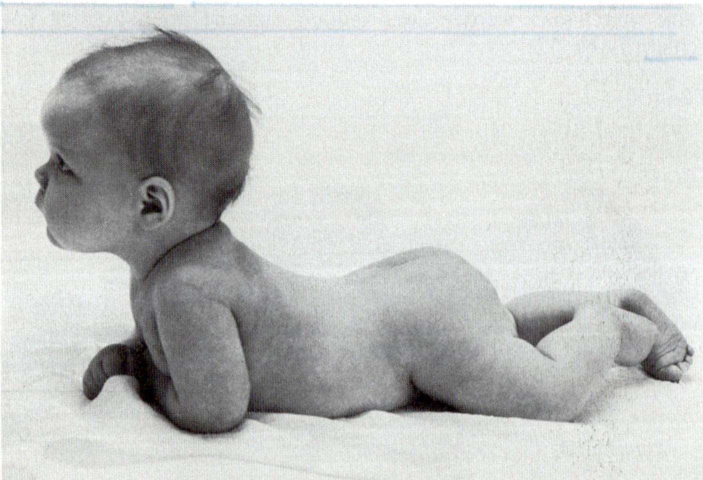

73

Hochziehen aus der Rückenlage: Das Kind hilft beim Hochziehen mit guter Kopfkontrolle mit. Beine werden dabei gestreckt, im Knie noch etwas gebeugt. Der Kopf ist stabil und wird in Mittellinie zum Rumpf gehalten.

Aufgesetzt ist der Rumpf noch nicht stabil, Rundrücken. Wenn man das Kind am Rumpf festhält, befinden sich die Arme in Schulterretraktion. Beim Hochziehen an den Händen sind die Arme in den Ellenbogengelenken leicht gebeugt. Hält man das Kind an der Taille fest und neigt es zur Seite, stellt es seinen Kopf im Raum ein, streckt die Arme aber noch nicht zum Abstützen aus. Eine geringe Seitenasymmetrie kann physiologisch sein (Lieblingsseite) (Abb. 74 bis 77).

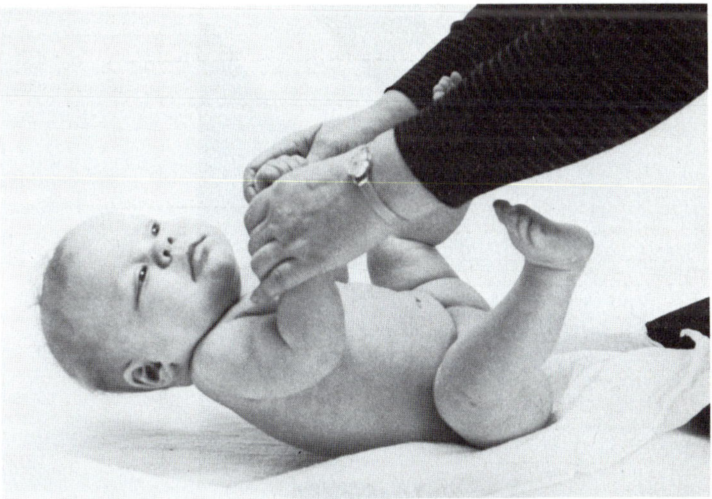

74

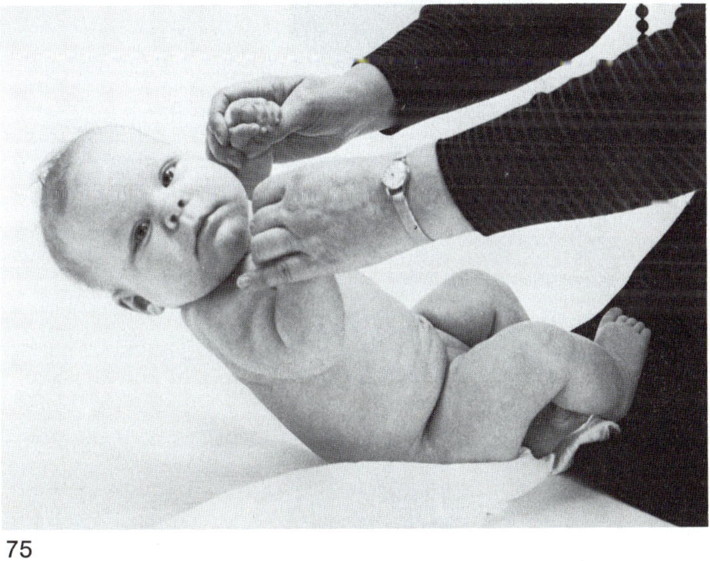

75

4

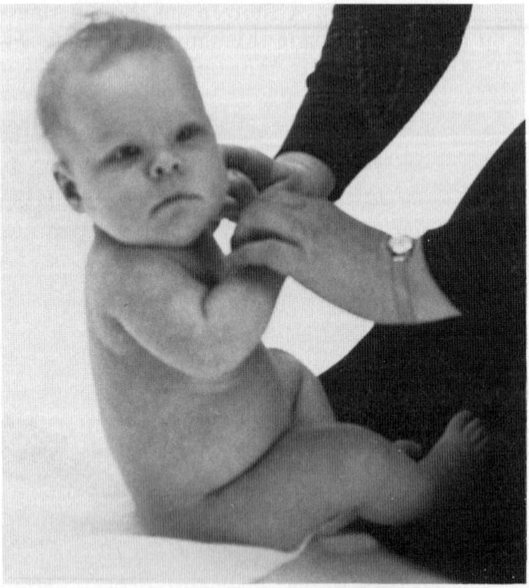

76

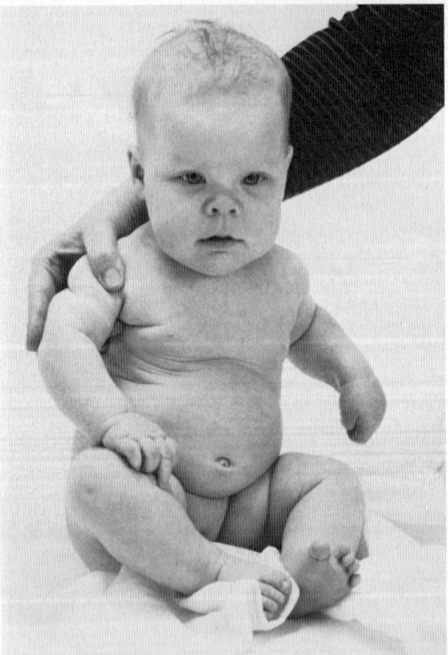

77

Aufstellen mit Halten unter der Achsel: Das Kind streckt seine Beine der Unterlage entgegen und belastet mit leichter Gewichtsübernahme durch Kokontraktion. Die Knie sind nach hinten durchgedrückt, die Hüften sind bei Streckung des Rumpfes gebeugt. Die Kopfkontrolle kann dabei schon recht stabil sein. Bei passiver Seitwärtsneigung stellt sich der Kopf zumeist regelrecht im Raum ein (Abb. 78).

78

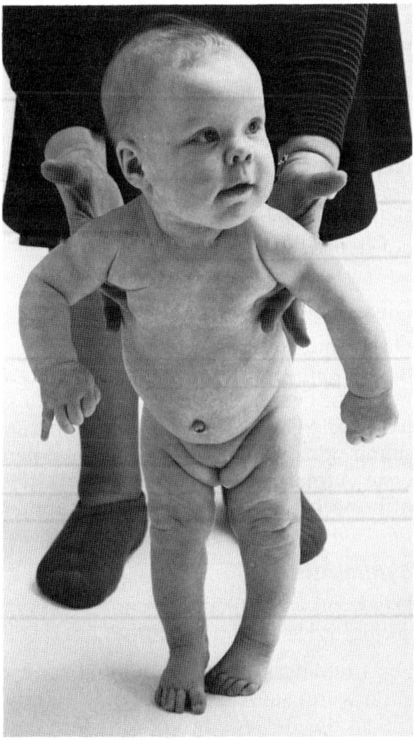

Haltungs- bzw. Muskeltonus

Das Kind zeigt nicht mehr einen konstanten Beugetonus, sondern ist in der Lage, in jeder Position schon eine gewisse Streckung einzunehmen. Der Tonus ist bei passivem Überprüfen normal, manchmal etwas schlaffer, manchmal etwas fester, jedoch immer mit guter Beweglichkeit, ohne Einschränkungen. Dadurch sind die Extremitäten imstande, sich sowohl zu beugen als auch zu strecken, so daß die Bewegungen koordiniert ablaufen können. Während der Untersuchung kann das Kind seine Haltung bewahren, aber auch spontan in Bewegungen übergehen.

Die passiv gestreckten Extremitäten schwingen nicht in die Ausgangsstellung zurück, sondern verbleiben oder werden vom Kind selbständig bewegt. Die Gelenkbeweglichkeit hat sich verbessert. Die Gelenke reagieren schon dissoziiert voneinander. Bei Bewegungen der einen Seite zeigen sich aber auch assoziierte Mitbewegungen der anderen Seite. Das Bewegungsausmaß hat sich gegenüber dem Vormonat vergrößert.

Stellreaktionen

Der Kopf wird in allen Positionen im Raum gut eingestellt (Prüfung in Rückenlage, Bauchlage, Seitwärtsverlagerung und Hängelage). Das Kind paßt sich einer Veränderung der Lage im Raum schon recht gut an und zeigt auch schon Stellreaktionen des Kopfes auf den Körper, wenn der Kopf zur Seite gelegt wird. Der Körper dreht sich dann zur Gegenseite. Beginnende Stellreaktionen des Körpers auf den Körper.

Gleichgewichtsreaktionen

Das Kind ist in allen Positionen etwas stabiler geworden, vor allem in Rücken- und Bauchlage. Noch keine Stabilität in Sitz- bzw. Stehposition. Das Kind versucht sich aber bei Verlust des Gleichgewichtes anzupassen, was ihm im Rahmen seiner Möglichkeiten auch schon gut gelingt. Noch keine guten Abstützreaktionen, jedoch erste Armstreckung ohne Gewichtsübernahme. Beginnende Handöffnung beim Annähern an eine Unterlage.

Symmetrie

Das Kind ist in allen Positionen fast symmetrisch, manchmal jedoch geringfügige Skoliosehaltung, überwindbar, in Sitzposition.

Die Lieblingsseite ist manchmal noch gut sichtbar, das Kind nimmt aber, wenn stabilisiert, oft beide Hände. Bei geringfügiger Asymmetrie ist die Bewegungskoordination beider Seiten nicht behindert.

Tonische Haltemuster, Reflexe und Reaktionen

Geringfügige Einflüsse tonischer Haltemuster sind in diesem Alter manchmal noch sichtbar (ATNR und TLR). Bewegungskoordination wird dadurch aber nicht behindert. Magnetreflex, Galant-Reflex, Placing-Reaktion, Schreit- und Bauer-Reaktion sind nicht mehr auszulösen (bei Frühgeborenen ist dabei auf das Gestationsalter zu achten!). Der Greifreflex ist palmar nur noch sehr diskret vorhanden. Meistens reagiert das Kind mit einer kurzen Beugung der Finger, dann öffnet sich die Hand wieder. Die Greifreflexe plantar sind dagegen noch gut seitengleich auszulösen.

Der Moro-Reflex sollte jetzt nur noch sehr schwach oder gar nicht mehr auszulösen sein. Manchmal beobachtet man bei seiner Prüfung noch ein leichtes Öffnen der Hände ohne Reaktionen des übrigen Körpers.

4

Feinmotorik und Adaptation

Gegenstände werden in Mittellinie und darüber hinaus nach beiden Seiten in Sichtlinie von 20–30 cm Abstand wahrgenommen. Das Kind verfolgt mit Augen- und auch Kopfbewegungen einem Gegenstand über 180°. Es fixiert einen Gegenstand und zeigt Interesse an ihm. Es versucht, den Gegenstand zu ergreifen.

Die Greifbewegungen sind noch sehr unkoordiniert und ungesteuert ausfahrend. Ein Gegenstand kann umfaßt werden, wird festgehalten, bewegt und nur unbeabsichtigt losgelassen. Das Kind beobachtet aber sehr genau, was mit seiner Hand und dem Gegenstand passiert und versucht die Situation mit Hilfe der Mutter zu wiederholen. Es betrachtet seine Hände und verfolgt sie bei Armbewegungen nach oben, vorn und zur Seite.

Hände bzw. Finger und Gegenstände werden in den Mund gegeben, es wird daran gelutscht bzw. gesaugt. Der Wegnahme des Spielzeuges setzt das Kind Widerstand entgegen.

Greifen

Das Kind kann einen hingehaltenen Gegenstand mit palmarem Griff ergreifen, unkoordiniert. Noch viel Pronation. Hat es den Gegenstand in der Hand, wird er fest umklammert und nur unbeabsichtigt losgelassen. Das Kind wiederholt den Vorgang. Der Gegenstand wird dabei manchmal angeschaut. Die Hände werden in Mittellinie zusammengebracht und berühren sich, erst unabsichtlich, dann gewollt.

Das Kind spielt mit den Händen. Bringt Spielzeug zum Mund.

Sprache und sozialer Kontakt

Sprache: Das Kind lächelt, wenn es angesprochen wird, manchmal lacht es laut. Es dreht den Kopf zum Sprechenden, gurrt und quietscht spontan. Es freut sich an seinen eigenen Lauten und wiederholt diese. Es wendet sich einem Geräusch zu und ist dabei ruhig und aufmerksam. Es versucht, sich durch Schreien durchzusetzen, gute Stimmodulation, bereits differenziert.

Sozialer Kontakt: Es schaut den Untersucher an und fixiert ihn mit den Augen. Es beobachtet die ihm zugewendeten Gesichter genau. Bei einer ängstlichen Mutter zeigt das Kind manchmal schon deutliche Reaktionen von Fremdeln und Unbehagen. Es läßt sich durch Hochnehmen, Ansprechen, Streicheln und Körperwärme beruhigen.

Hören und Lokalisieren von Geräuschen

Beim Hören eines Geräusches wird das Kind aufmerksam. Es kann Qualitäten schon recht gut unterscheiden und bevorzugt manche Geräusche, z. B. Musik, Singen. Man sollte möglichst viele Qualitäten prüfen, wie Piepen, Glocke, leise Stimme, laute Stimme, raschelndes Papier.

Es lokalisiert die verschiedenen Richtungen, aus denen Geräusche kommen, und wendet sich der Quelle zu. Es scheint Geräusche wiederzuerkennen oder versucht sie zu provozieren. Wiederholung der eigenen Geräusche.

Lautierung unter Beachtung der Atmung, des Saugens bzw. Schluckens

Das Kind freut sich an seinen eigenen Geräuschen und wiederholt sie. Gute Lautierung. Es schreit laut bei Bedürfnissen.

Sehen und Augenbewegungen

Das Kind kann Gegenstände, die 20–30 cm entfernt sind, gut fixieren. Es verfolgt mit den Augen über 180° (über die Mittellinie hinweg). Der Kopf wird mitgewendet. Die Augenbewegungen sind koordiniert, kein Strabismus mehr. Das Kind verfolgt Gegenstände in fast allen Ebenen nach rechts, links, oben oder unten (Prüfung in Rückenlage oder Sitzposition).

Emotionales Verhalten

Das Kind sollte möglichst in State 4 sein, Abweichungen muß man deutlich dokumentieren. Das Kind lächelt nach einer gewissen Eingewöhnungszeit den Untersucher an. Bei ängstlicher Mutter zeigt das Kind schon Tendenzen zu „fremdeln“, läßt sich aber durch Beratung der Mutter und Aufnehmen, Streicheln, Zureden und Körperwärme beruhigen. Gelingt dies nicht, kann man auch auf dem Schoß der Mutter untersuchen.

Entwicklung

Das Kind wird langsam stabiler, vor allem in Rücken- und Bauchlage. Das Bewegungsmuster wird modifizierter, die Streckung verbessert sich. Die Stellung des Kopfes und des Körpers im Raum hat sich stabilisiert.

Der Kontakt zur Umwelt ist dadurch besser geworden, das Kind beginnt, seine Umwelt zu erforschen und erscheint geistig weiter, als es ihm seine Motorik erlaubt. Das Kind setzt aber seiner Mutter Signale, die ihr erlauben, auf die Bedürfnisse des Kindes zu reagieren. Das Kind hat neben Phasen der Befriedigung alimentärer und Schlafbedürfnisse schon den Wunsch nach Umweltkontakten und zu kommunizieren. Gelingt ihm dies nicht, dann schreit es. Dies Schreien ist fordernd.

Abweichung

Grobmotorik

Rückenlage: Der Säugling kann oft nicht symmetrisch liegen. Die Asymmetrie bewirkt, daß oft nur die Drehung zu einer Seite gelingt, und zwar meistens zur schlechten, da die gesündere der Drehung besser folgen kann. Ursache hierfür sind oft persistierende tonische Haltemuster, die, sich überlappend (ATNR und TLR), die Bewegungskoordination verhindern.

Schulterretraktion mit Fausthaltung. Mangelhafte Möglichkeit, mit den Händen in der Mittellinie zusammenzukommen. Greifen von Gegenständen oder Finger in den Mund geben nicht gut genug möglich.

Starke oder mittelgradige Extension, so daß eine Opisthotonushaltung resultiert, die das Kind nicht gut genug überwinden kann. Asymmetrische Extensionshaltung des Thorax, Innenrotations- und Adduktionsmuster der Beine. Manchmal Froschhaltung der Beine oder primitive Haltung mit Beugung, aber ohne alternierendes Strampeln. Unbewegliche oder überdehnbare Sprunggelenke mit wenig stereotypen Bewegungen.

Die Lage wird kaum verändert, da sich das Kind mit seiner Steif- oder Schlaffheit nicht entgegen der Schwerkraft in eine aufrechte Position begeben kann. Bei Hypertonus manchmal bevorzugtes Streck- oder Beugemuster (Abb. 79).

79

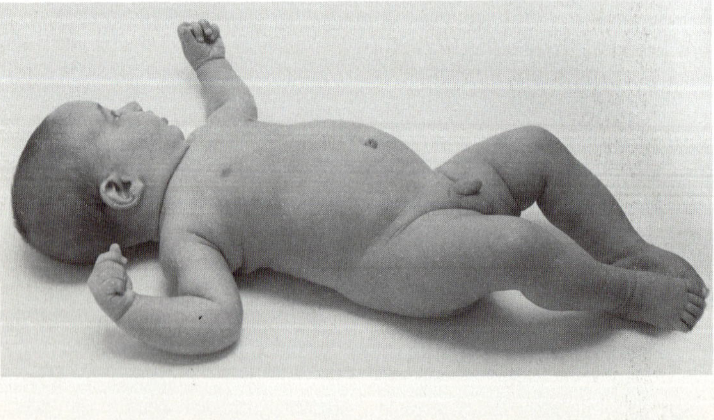

Bauchlage: In Bauchlage fällt das Kind manchmal mehr als geschädigt auf als in Rückenlage, weil es sich in dieser Position mehr entgegen der Schwerkraft bewegen muß (bei Abweichungen nicht möglich). Der Kopf wird entweder nicht gut genug oder zu stark wegen Übersteuerung bei Hypotonie angehoben.

Liegen die Arme unter dem Thorax und kann das Kind sie nicht befreien, dann kann der Kopf ebenfalls nicht angehoben werden. Das Vorgeben der Arme aus der Schulter heraus zeigt, inwieweit der Kopf dann angehoben werden kann.

Das Kind stützt sich nicht gut genug auf die Unterarme ab, da manchmal die Arme zu stark gestreckt werden oder ein Abstützen nicht möglich ist. Das Gleichgewicht, in diesem Alter ohnehin noch nicht gut genug, ist geringfügig oder gar nicht vorhanden. Es besteht in dieser Position noch viel Beugetonus oder zu starke Streckung, so daß eine Einstellung auf eine Gleichgewichtsposition gar nicht möglich ist. Viele Schwimmbewegungen durch zu starke Extension. Die Beine sind oft in Froschhaltung oder in Streckung unbeweglich. Kein alternierendes Strampeln nach hinten. Bei jeder Kopfbewegung geht die Hüfte noch stärker in Beugung, das Kind fällt nach vorn über. Starke Adduktion der Beine.

Bei Gleichgewichtsverlust wird der Kopf im Raum nicht gut genug reguliert, oft auch durch eine Blockierung im Schulterbereich. Viel Fausthaltung in Pronation. Unbewegliche oder überdehnbare Sprunggelenke (Abb. 80).

80

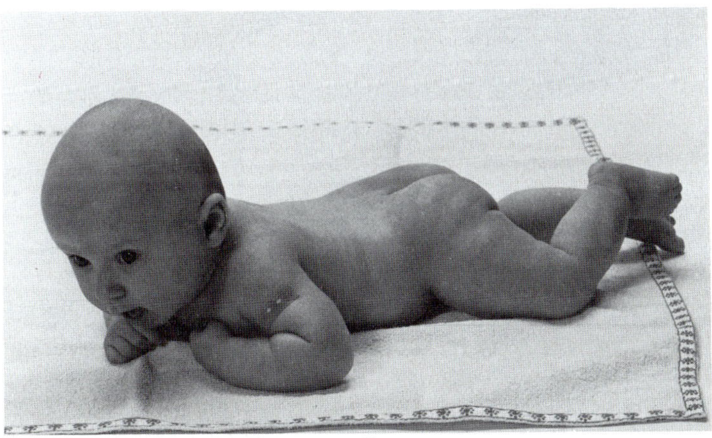

Hochziehen aus Rückenlage: Beim Hochziehen hilft das Kind nicht genügend mit, der Kopf fällt nach hinten oder kippt in aufrechter Sitzposition nach ventral oder seitlich weg.

Manchmal kommt der Kopf wegen Blockierung im Schulterbereich zwar mit, ist aber in dieser Haltung „eingemauert" und nicht beweglich.

Beim Hochziehen oft zu viel Streckung, so daß das Kind gleich in den Stand kommt und die Hüfte nicht beugen kann. In Sitzhaltung starke Instabilität mit schlaffem Rundrücken. Die Arme strecken sich beim Hochziehen zu stark oder zeigen eine starke Beugung in den Ellenbogengelenken.

In der Sitzposition pathologisch asymmetrische Haltung mit Skoliose.

Bei Seitwärtsneigung werden die Arme der Unterlage nicht entgegengestreckt, der Kopf im Raum nicht gut genug eingestellt. Der Untersucher fühlt, daß er dem Kind bei allem eine zu starke Unterstützung geben muß (Abb. 81–83).

81

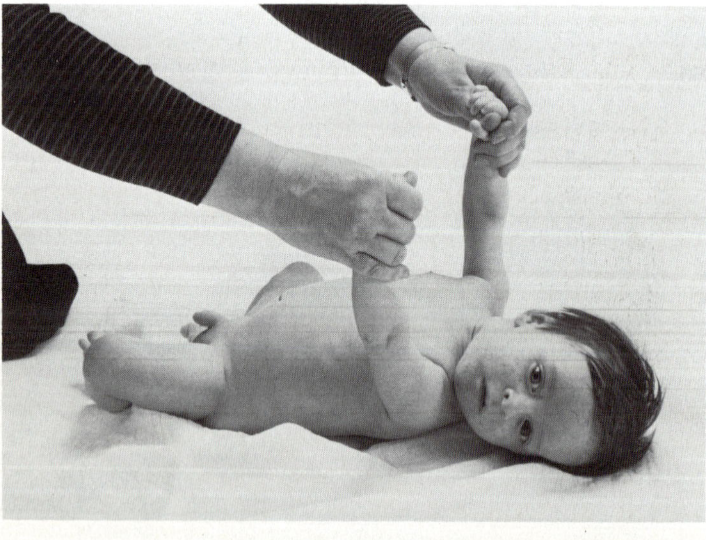

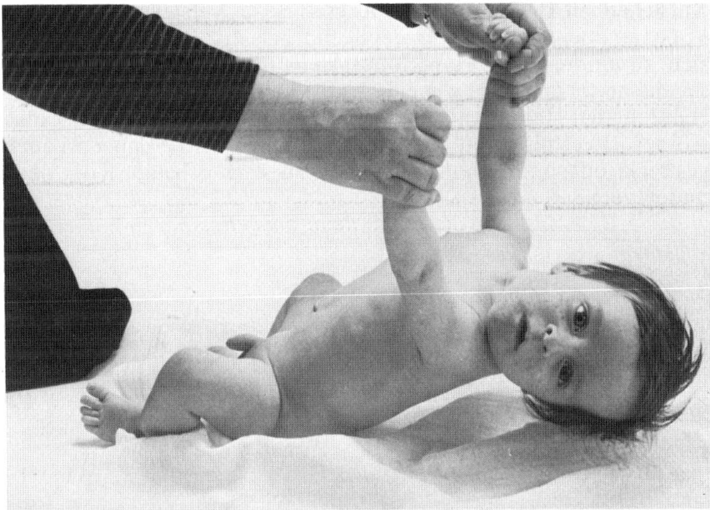

82

83

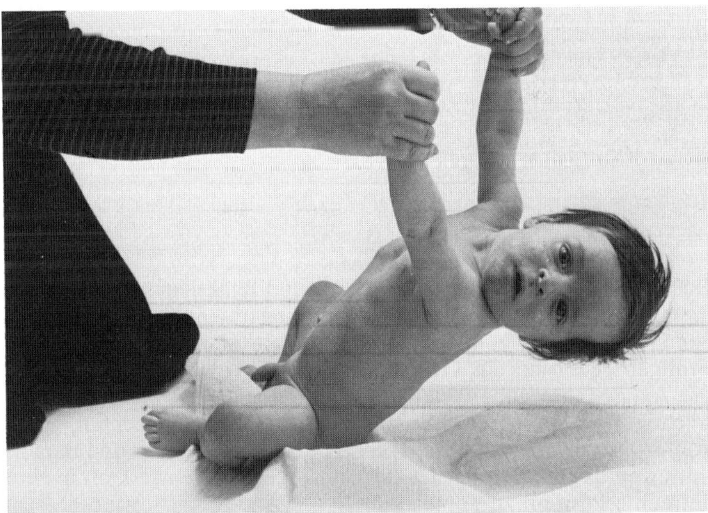

4

Aufstellen mit Halten unter der Achsel: Beim Aufstellen werden die Füße gar nicht oder nur ungenügend belastet. Das Kind sackt in sich zusammen. Bei Hypertonus steht das Kind zwar, aber nur scheinbar. Es erscheint wie eine Karikatur des Stehens, da eine Veränderung der Haltung nicht eingenommen werden kann. Der ganze Körper ist gestreckt mit Biegung nach hinten. Arme dabei oft auch gestreckt oder mit Schulterretraktion zu stark gebeugt. Kopf nach hinten verlagert (Abb. 84).

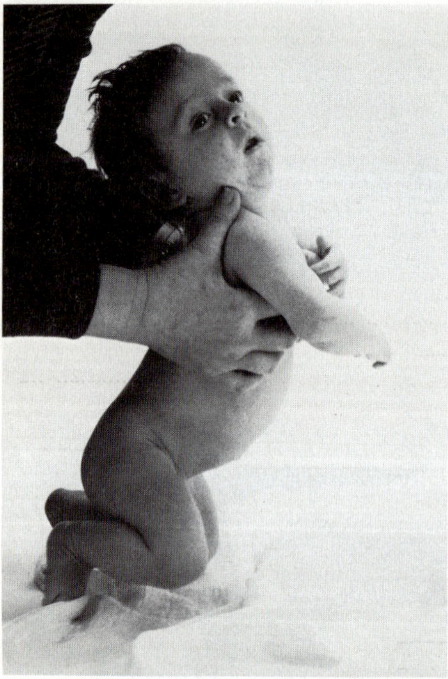

84

Reflexe und Reaktionen: Alle Reflexe und Reaktionen, die sonst in diesem Alter gar nicht oder nur noch mit geringen Einflüssen sichtbar sind, können in manchen Fällen sehr stark persistieren (bei Frühgeborenen an das Gestationsalter denken). Das Ausmaß und die Asymmetrie geben hier die wichtigsten Hinweise. Die Beeinträchtigung der Bewegungskoordination ist zu beachten. Hier kommt es vor allem auf die Qualität der Bewegung an und darauf, inwieweit das Kind in der Lage ist, entgegen der Schwerkraft in eine aufrechte Position zu kommen.

Feinmotorik und Adaptation

Nach Abklärung von Modalitätsstörungen (Seh- bzw. Hörstörungen) muß ein Kind mit schlechter visueller Wahrnehmung im Hinblick auf Fixierung von Personen und Gegenständen beobachtet werden. Es ist stets an eine zentrale Verarbeitungsstörung bzw. -schwäche zu denken. Man beobachtet, wie das Kind Gegenstände oder Personen nicht gut genug fixiert. Der Blick irrt herum und ist nicht auf einen Gegenstand gerichtet. Auf Reiz erfolgt keine adäquate Reaktion.

Ist ein Gegenstand fixiert, verliert das Kind ihn schnell wieder aus den Augen. Bei Geräuschen oder Lichteinwirkung merkt man, daß das Kind irritiert wird und schnell schreit. Der Schrei ist schrill-laut oder jammernd, Unbehagen signalisierend.

Sprache und sozialer Kontakt

Sprache: Wenige Laute, sehr unartikuliert. Zunge wenig beweglich, so daß auch Fütterungsschwierigkeiten entstehen. Das Kind wirkt „stumm". Ist die Abweichung vorwiegend an den Beinen lokalisiert, kann das Laut- bzw. Sprachverhalten ganz normal sein.

Ruhige Kinder zeigen manchmal wenig Lautbildung, was aber als Abweichung aufzufassen ist. Ständig offener Mund mit Hypersalivation oder Saug-, Schluck- und Atemschwierigkeiten müssen Beachtung finden.

Sozialer Kontakt: Das Kind kann durch den Mangel an Blickkontakt auffällig sein. Kein spontanes Lächeln bei Kontaktaufnahme. Gegenstände werden manchmal mehr fixiert als Personen.

Schwierige Situationen werden durch inadäquate Reaktionen des Kindes beantwortet, es herrscht Angst vor. Eine Beruhigung ist schwierig oder manchmal sogar unmöglich.

Haltungs- bzw. Muskeltonus

Sowohl aktiv als auch passiv finden sich Tonusveränderungen. Der Tonus kann hyperton, hypoton oder wechselnd sein. Es kann Strecktonus oder Beugetonus überwiegen. Die Koordination der Bewegung kann gestört sein, Gelenke entweder in der Spannung zu hoch oder überdehnbar instabil.

Man muß berücksichtigen, ob es sich ggf. nur um eine Variation des Normalen handelt, wobei in Phasen der physiologischen Instabilität der Tonus eher schlaff sein kann.

Der Tonus ist dann als auffällig zu bezeichnen, wenn er eine geordnete Koordination nicht ermöglicht. Spannung im Schulterbereich und Flexibilität des Rumpfes erscheinen gestört. Beim Prüfen gegen Widerstand ergeben sich Abweichungen, die der Tonusqualität entsprechen.

Asymmetrie ist immer als Abweichung aufzufassen, wobei physiologische Asymmetrien nicht fehlinterpretiert werden sollten.

Stellreaktionen

Einstellung des Kopfes und des Körpers im Raum ist gestört (man sollte Hantierungsmechanismen der Eltern bzw. der Mutter in die Untersuchung mit einbeziehen, weil diese einen starken Einfluß auf die Entwicklung des Kindes haben). Prüfung der Stellreaktionen in Rücken- und Bauchlage bzw. Seitwärtsverlagerung und in Hängelage.

Alle Ausgleichsbewegungen im Körper sind genau zu beobachten. Ein Kind mit Abweichungen der motorischen Entwicklung hat Schwierigkeiten, sich einer Veränderung der Lage im Raum anzupassen.

Gleichgewichtsreaktionen

In allen Positionen mangelhaftes Gleichgewicht, vor allem in Rücken- und Bauchlage. Andere Positionen zeigen in diesem Alter ohnehin noch keine Gleichgewichtsreaktionen. Keine Anpassung bei Verlust des Gleichgewichtes. Jede Bewegung kann Unlust, Angst oder Beunruhigung auslösen. Bei starken Bewegungen, die man nur machen sollte, wenn bei anderen, feineren Bewegungen keine Reaktionen erfolgen, sind Anpassungsbewegungen oder Veränderungen des Verhaltens oft nicht beobachtbar, weil das Kind offensichtlich die Raumerfahrung nicht wahrnimmt.

Symmetrie

Eine konstante und immer wieder auslösbare Asymmetrie ist sicher als pathologische Abweichung zu bewerten. Die Asymmetrie scheint bei der Erkennung einer zerebralen Bewegungsstörung von großer Bedeutung zu sein. Die tonischen Haltemuster (ATNR) zeigen Persistenz. Zusammen mit der Tonusveränderung und damit der Unfähigkeit, sich an veränderte Situationen motorisch anzupassen, ist die Asymmetrie unausweichlich.

Tonische Haltemuster, Reflexe und Reaktionen

Persistierende tonische Haltemuster, abrupt bei jeder Kopfbewegung auslösbar, wirken stereotyp. Die Bewegungskoordination ist stark behindert, das Kind kann sie selber nicht hemmen. Geringfügige tonische Haltemuster, die überwunden werden können, sollten zwar beachtet werden, da sie auf Entwicklungsverzögerungen hinweisen können, bedeuten aber nicht gleich eine Körperbehinderung.

Auch primitive Reflexmuster sollte man unter diesem Aspekt sehen. Sie signalisieren in den meisten Fällen eine Entwicklungsverzögerung. Sind sie asymmetrisch, sollte man an eine Bewegungsstörung denken (Beachtung des Gestationsalters bei Frühgeborenen).

Emotionales Verhalten

Ängstliche, unruhige Kinder kann man kaum in den State 4 bekommen. Sie reagieren emotional überschießend und inadäquat. Die Kinder lassen sich durch keine Manipulation beruhigen, manchmal aber bei der Mutter.

Die Mutter-Kind-Beziehung sollte bei der Untersuchung beachtet werden, da sich hier bereits Störungen der Interaktion zeigen können, die weitere Hinweise geben. Die Mutter, die ebenso von den Emotionen des Kindes abhängt wie umgekehrt das Kind von denen der Mutter, merkt sehr schnell, wenn Störungen vorhanden sind.

Die Angst der Mutter bei der Vorstellung beim Arzt hat Rückwirkungen auf das Kind.

Ruhe bei der Untersuchung klärt viele Probleme oder bringt sie besser heraus. Untersuchung auf dem Schoß der Mutter ist sinnvoll.

Hören und Lokalisieren von Geräuschen

Hörprüfung, um Modalitätsstörungen auszuschließen. Zentrale Verarbeitungsschwächen zeigen eine andere Prognose, sie verlangen eine entsprechende Behandlung. Bei der Hörprüfung (Screening) fällt auf, daß das Kind sich einer Geräuschquelle nicht zuwendet oder inadäquat, z. B. durch zu starkes Schreien, reagiert. Das Verhalten des Kindes signalisiert die Irritation.

Lautierung unter Beachtung der Atmung, des Saugens bzw. des Schluckens

Je nach Ausmaß der Tonusstörung bzw. der Behinderung zeigen sich gerade bei der Lautierung Auffälligkeiten. Die Imitation des eigenen Geräusches ist ungenügend. Die Art des Schreiens zeigt Störungen der Koordination des Phonationsapparates. Beobachtung der Atmung, des Saugens und Schluckens. Es kann eine Hypersalivation (Speichelfluß, Sabbern) auftreten. Befragen der Mutter ergibt weitere Informationen. Das Schreien hat Signalwirkung und wird das Verhalten der Mutter steuern.

Sehen und Augenbewegungen

Fixierungsunfähigkeit kann außer einer Sehstörung auch eine zentrale Verarbeitungsschwäche sein. Zusätzlich ist eine motorische

Störung mit Beeinträchtigung der Kopfkontrolle oder Persistieren tonischer Haltemuster manchmal Ursache für eine Sehstörung, da Koordination der Sensorik und Motorik mitbestimmend für das gute Sehvermögen sind.

Greifen

Wenn das Kind nicht in der Lage ist, sich mit seinen Händen der Mittellinie zu nähern, wird die Entwicklung der Hand-Augen-Koordination und das koordinierte Greifen nicht möglich. Tonische Haltemuster und Tonusveränderungen ergeben den motorischen Anteil des Greifens. Sind Schulter retrahiert, die Hände gefaustet, der Daumen adduziert oder eingeschlagen und die Haltung der Hände nur in Pronation möglich, ist der Greifvorgang sicher gestört.

Wenn außerdem das Kind nicht in der Lage ist, mit seinen Fingern zu spielen und damit das erste Erkennen seines eigenen Körpers nicht stattfinden kann, entstehen Körperschemastörungen.

Entwicklung

Im vierten Monat wird eine Entwicklungsverzögerung schon sehr deutlich. Die Kopf- bzw. Körperstabilität in aufrechter Position ist ungenügend. Totale Streck- oder Beugemuster können dominieren und damit eine koordinierte Bewegung im Hinblick auf die Erlangung der vertikalen Position unmöglich machen oder erschweren. Die Stellreaktionen spielen in dieser Zeit eine wichtige Rolle. Deutliche pathologische Asymmetrien müssen in diesem Alter auffallen.

Die geistige Entwicklung, die eng mit der Fähigkeit zu entsprechender Bewegung zusammenhängt, zeigt Retardierungen, die sich in den psychischen Bereich ausdehnen. Die Mutter lernt nicht, das Kind zu verselbständigen, da es sie zu sehr braucht und sie den Zeitpunkt verpaßt; vom Kind wird nicht signalisiert, Hilfestellungen wegzunehmen. Der Reifungsprozeß der Interaktion zwischen Mutter und Kind und damit für die übrige Umwelt wird empfindlich gestört.

Fünfter Monat

Normal

Grobmotorik

Rückenlage: Der Säugling kann sich aus der Rückenlage von einer Seite auf die andere drehen und kommt ab und zu in die Bauchlage. Die Füße werden angefaßt und in den Mund geführt. Das Kind betastet in dieser Position seinen Körper mit nun bereits offenen Händen. Der Rücken wird manchmal überstreckt, die Hüften dabei angehoben, so daß der Eindruck entsteht, als ob das Kind eine Brücke macht. Der Kopf wird aus der Rückenlage angehoben, wobei sich der übrige Körper dann streckt. Alle ergriffenen Gegenstände werden in den Mund gebracht und können losgelassen werden. Der Rumpf ist symmetrisch in Ausrichtung zum Kopf. Die Beine liegen in Außenrotation und sind abduziert. Meist noch alternierendes Strampeln, manchmal auch nur Beugen und Strecken beiderseits. Die Knie können gut gestreckt werden, die Füße sind in den Sprunggelenken beweglich. Die Bewegungen wirken schon koordinierter (Abb. 85).

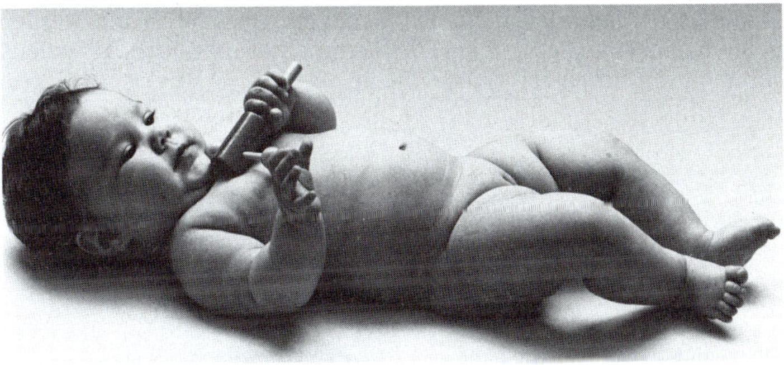

85

Bauchlage: Das Kind liegt symmetrisch, der Kopf wird bis auf 90° gut angehoben, gutes Abstützen auf die Unterarme. Gewichtsverlagerung in dieser Position, um die andere Seite zu befreien und den Arm nach vorn auszustrecken. Beginnende Rotation. Noch kein Vorwärtsbewegen. Die Beine liegen in Außenrotation, Abduktion. Die Hüfte liegt der Unterlage auf, die Füße sind dorsal- und plantarflektiert und im Sprunggelenk beweglich. Schwimmbewegungen durch einschießende Streckung. Der Kopf dreht sich von rechts nach links und umgekehrt, die Augen fixieren Gegenstände (Abb. 86).

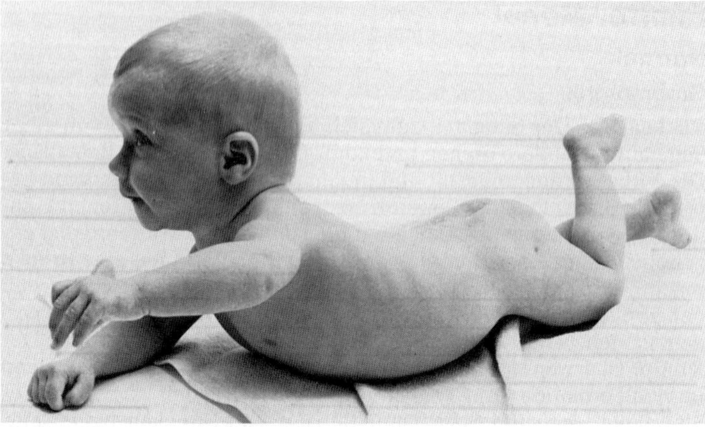

86

Hochziehen aus der Rückenlage: Das Kind hilft beim Hochziehen mit, recht gute Kopfkontrolle. Der Kopf wird gut nach vorn gebracht und kann sich dann zur Seite drehen. Die Beine werden beim Hochziehen gestreckt. Die Arme sind im Ellenbogengelenk gebeugt und beweglich (Abb. 87–89).

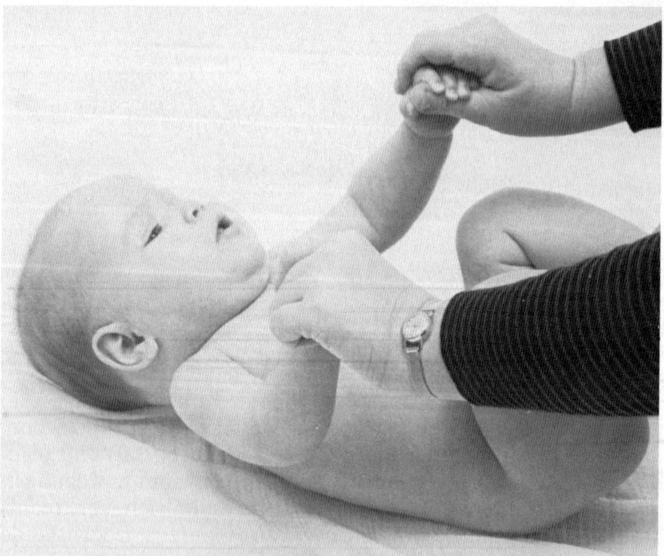

87

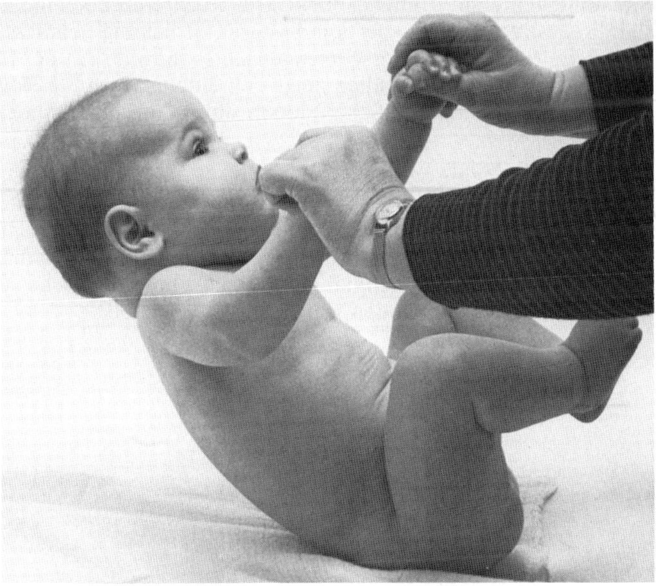
88

5

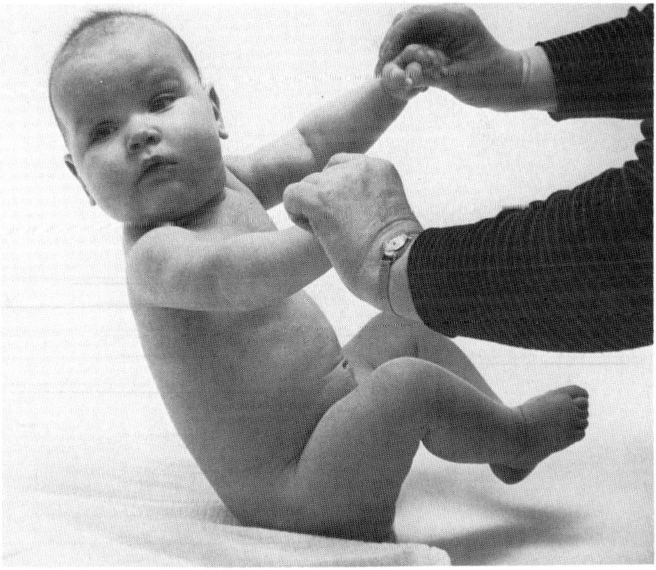
89

Sitzen: Beginnende Rumpfstabilität. Der Rücken ist noch nicht vollständig gestreckt, kann aber kurzfristig in Streckung gebracht werden. Schulterretraktion zur Gleichgewichtskontrolle. An der Schulter oder an der Taille gehalten zeigt sich eine beginnende Rotation mit Armausstrecken zur Seite, jedoch ohne Gewicht zu übernehmen.

Kind gibt die Arme zum Abstützen nach vorn ohne vollständige Gewichtsübernahme. Die Hüfte läßt sich beugen, die Beine sind außenrotiert, abduziert und in den Knien gebeugt mit beweglichen Sprunggelenken. Gute Einstellung des Kopfes im Raum. Symmetrische Rumpfhaltung, manchmal noch geringe physiologische Asymmetrie, die aber überwunden werden kann (Abb. 90).

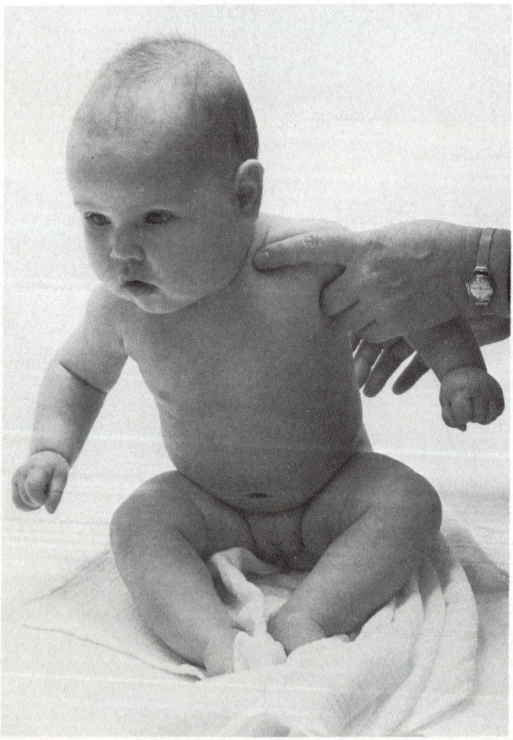

90

Aufstellen mit Halten unter der Achsel: Das Kind streckt seine Beine der Unterlage entgegen und belastet mit Gewichtsübernahme bei Hüftbeugung. Im Knie schon flexibler. Bei leicht geführten Händen fühlt man, wie das Kind zu wippen beginnt (Abb. 91).

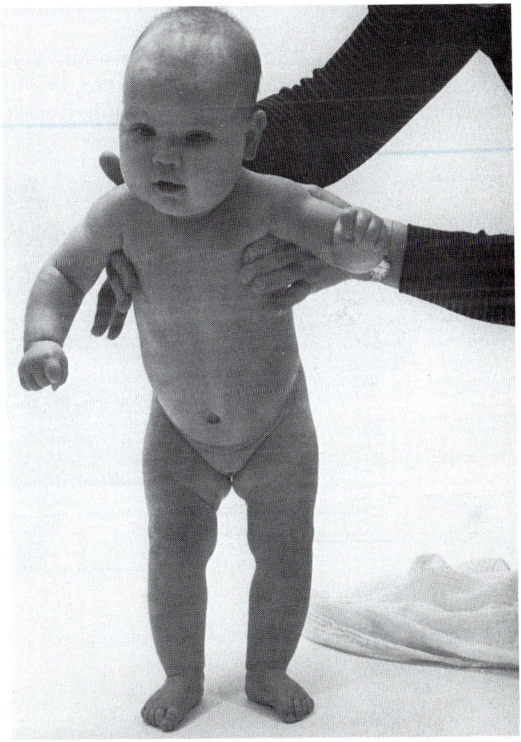

91

Haltungs- bzw. Muskeltonus

Der Muskeltonus ist bei allen passiven Prüfungen normal, manchmal etwas schlaff, manchmal etwas fester, jedoch mit guter Beweglichkeit in allen Gelenken. Kein Überwiegen einer Tonusqualität mehr, sondern geordnete Fähigkeit, den Tonus für eine bestimmte motorische Tätigkeit den Umständen entsprechend einzustellen. Das Kind kann sich beugen und strecken.

Bei passivem Bewegen schwingt das Gelenk nicht mehr in die Ausgangsstellung zurück, sondern kann in der Stellung verbleiben, in der man es losläßt. Das Kind bewegt sich selbständig. Die Emanzipation der Gelenke voneinander ist wesentlich verbessert. Noch geringfügige Spannung im Schulterbereich. Die Hüften sind gut abduziert, jedoch nicht übermäßig. Die Beine lassen sich strecken, die Füße sind in den Sprunggelenken gut beweglich. Das Bewegungsausmaß ist beim passiven Überprüfen eher groß. Bei Streckung der Großzehe sieht man bereits, daß sich ein Fußgewölbe bildet.

Stellreaktionen

Der Kopf wird im Raum in allen Positionen gut eingestellt. Gute Stellreaktion des Kopfes auf den Körper, beginnende Stellreaktion des Körpers auf den Körper. Beginnende Rotation und Landau-Reaktion (Abb. 92, 93).

92

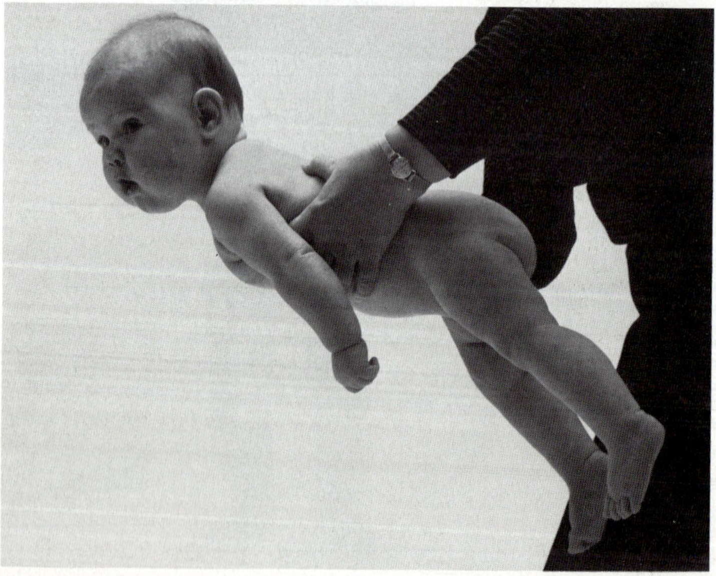

Gleichgewichtsreaktionen

Das Kind ist in allen Positionen stabiler geworden, vor allem in Rücken- und Bauchlage. Im Sitzen noch Rumpfinstabilität mit Rundrücken. Die Hüfte wird noch zu stark gebeugt, so daß das Kind nach vorn fällt. Schon recht gutes Abstützen mit Gewichtsübernahme, die Arme können jedoch noch nicht gut genug nach vorn gebracht werden, da die Hände noch nicht offen sind, um das volle Gewicht zu übernehmen. Die Ellenbogengelenke werden noch zu sehr gebeugt. Noch keine gute Sprungbereitschaft.

Symmetrie

Das Kind kann in allen Positionen symmetrisch sein. Kopf und Rumpf sind in Mittelstellung ausgeglichen. Das Kind kann aus einer asymmetrischen Haltung in eine symmetrische übergehen. Keine Einschränkung der Bewegungskoordination in der Symmetrie.

5

93

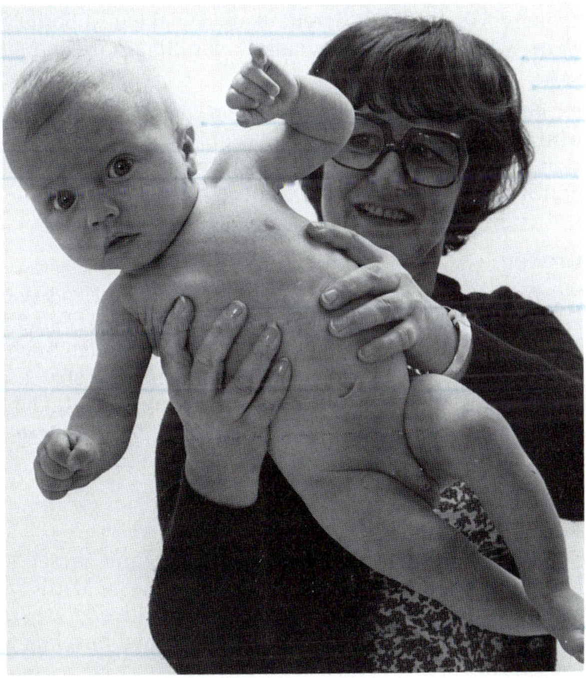

Tonische Haltemuster, Reflexe und Reaktionen

Alle tonischen Haltemuster, Moro-Reaktion und andere primäre Reaktionen der frühen Säuglingszeit sind verschwunden (bei Frühgeborenen Gestationsalter beachten). Sollten Reaktionen auftreten, haben sie nur eine pathologische Bedeutung, wenn sie die Bewegungskoordination behindern. Alle diese Reaktionen sind durch Steuerung höherer Hirnzentren nun gehemmt, sind aber Bestandteil der menschlichen Motorik und werden in entsprechenden Situationen erneut sichtbar.

Feinmotorik und Adaptation

Das Kind kann, wenn es gut genug stabilisiert wird, mit beiden Händen nach Gegenständen mit „palmarem Griff der ganzen Handfläche" greifen. Der Daumen ist gestreckt und geringfügig adduziert. Das Spielzeug wird von einer Hand in die andere gegeben und oft noch in den Mund geführt. Das Kind spielt mit seinen Zehen, betastet seinen Körper und steckt die Füße oft in den Mund. Hingesetzt und stabilisiert schaut es interessiert Gegenständen nach, die man an der Seite des Kindes fallen läßt. Es betrachtet größere und kleinere Gegenstände, greift nach Objekten außerhalb der Reichweite, widersteht der Wegnahme von Spielzeug und spielt Verstekken.

Es ißt jetzt auch einen Keks allein, der ihm in die Hand gegeben wird, und nimmt sitzend und stabilisiert je ein Klötzchen in die Hand. Es kann dieses von einer Hand in die andere geben. Augen- und Kopfbewegungen sind koordinierter.

Greifen

Noch Greifen mit palmarem Griff, wenn das Kind stabilisiert wird. Die Pronation ist nicht mehr so stark. Die Finger sind häufig offen. Gegenstände werden festgehalten und nur unbeabsichtigt losgelassen. Das Kind wiederholt nach dem Prinzip „Versuch und Irrtum". Die Gegenstände in der Hand werden angeschaut. Die Hände kommen in der Mittellinie zusammen und berühren sich, das Kind spielt mit den Händen.

Sprache und sozialer Kontakt

Sprache: Das Kind quietscht und lacht und bringt unartikulierte Laute heraus. Es hört auf zu weinen, wenn es Musik vernimmt. Es plaudert allein. Es bildet neue Lautverbindungen, wie ra, re, da, de, go und verbindet diese zunehmend zu rhythmischen Silbenketten, wie dadada oder gegege.

Sozialer Kontakt: Es lächelt seinem Spiegelbild zu und greift nach der Flasche. Es unterscheidet freundlichen und strengen Ton von Sprache und Mimik; beginnt, Kontakt zu suchen, wendet sich sprechender Stimme zu. Es hört auf zu weinen, wenn man mit ihm spricht. Es differenziert zwischen vertrauten und unbekannten Personen. Manchmal Fremdeln.

Hören und Lokalisieren von Geräuschen

Das Kind hört gut bei allen Prüfungen und wendet sich zur Geräuschquelle. Wichtig ist Ruhe bei der Untersuchung. Es unterscheidet Geräuschqualitäten je nach Prüfobjekt. Es erkennt Geräusche wieder und freut sich an einem Geräusch, lehnt andere ab. Es wiederholt seine eigenen Geräusche, es findet an ihnen Gefallen und ändert Tonart.

Lautierung unter Beachtung der Atmung, des Saugens bzw. Schluckens

Recht gute Lautierung, die Nuancen erkennen lassen. Wiederholung und Veränderung der Geräusche. Das Kind schreit laut, wenn es Bedürfnisse hat oder auf sich aufmerksam machen will. Starke Modifikation der Schreigeräusche, je nach Bedarf. Gute Atmung. Saugen und Schlucken koordiniert.

Sehen und Augenbewegungen

Das Kind kann Gegenstände fixieren und seine Augen- bzw. Kopfbewegungen darauf einstellen, wenn es in der entsprechenden Position ist. Es verfolgt über die Mittellinie mit 180°. Kein Strabismus. Gegenstände werden in allen Ebenen verfolgt (Prüfung in Sitzposition und Rückenlage).

Emotionales Verhalten

Das Kind toleriert bei entsprechend motivierter Mutter nach einer gewissen Zeit die Kontaktaufnahme mit anderen Personen und muß noch nicht fremdeln. Anders, wenn die Mutter diese nicht toleriert.

Die Untersuchungsbedingungen, die vorher so entscheidend für die Beobachtung waren, spielen nicht mehr eine so große Rolle, um zu einer Befunderhebung zu gelangen. Bei normaler Entwicklung des Kindes ist in den fünf Monaten die Mutter inzwischen so stabilisiert, daß sie der ärztlichen Untersuchung ihres Kindes mit weniger Ängstlichkeit folgt, wodurch die Atmosphäre entspannter ist. Ein weinendes Kind sollte man beruhigen oder von der Mutter beruhigen lassen.

Eine Untersuchung auf dem Schoß der Mutter ist manchmal sehr sinnvoll.

Bei Zuspruch lächelt das Kind und greift auch in die Haare des Untersuchers, d. h. sucht Kontakt und spielt. Schon sehr unterschiedliche Verhaltensweisen.

Entwicklung

Das Kind ist stabiler geworden, wenn es auch noch nicht in aufrechter Position koordinierte Bewegungen durchführen kann (instabile Entwicklungsphase). Es versucht, sich entgegen der Schwerkraft zu bewegen, wobei die Kopfkontrolle sich ständig verbessert hat. Beginnende Rotation und gute Stellreaktion. Das Kind beginnt seine Umwelt mit seinen Mitteln zu erforschen. Wacher Blick. Schreien, wenn es Bedürfnisse hat. Das Schreien ist gut zu differenzieren.

Sechster Monat

Normal

Grobmotorik

Rückenlage: Das Kind kann sich von der Rückenlage in die Bauchlage drehen. Es dreht sich über beide Seiten, bevorzugt aber meist eine. Die Füße kann es anfassen und seinen Körper betasten, um ihn zu erkennen. Es kann die Arme nach vorn ausstrecken und den Kopf anheben. Manchmal macht es eine „Brücke" mit Extension der Wirbelsäule. Der Rumpf wird zur Mittellinie ausgerichtet. Die Beine liegen in Außenrotation und sind in Beugung abduziert, können gut gestreckt werden. Gute Hüftabduktion. Die Bewegungen werden koordinierter. Die Rückenlage wird in diesem Alter nicht mehr bevorzugt (Abb. 94, 95).

94

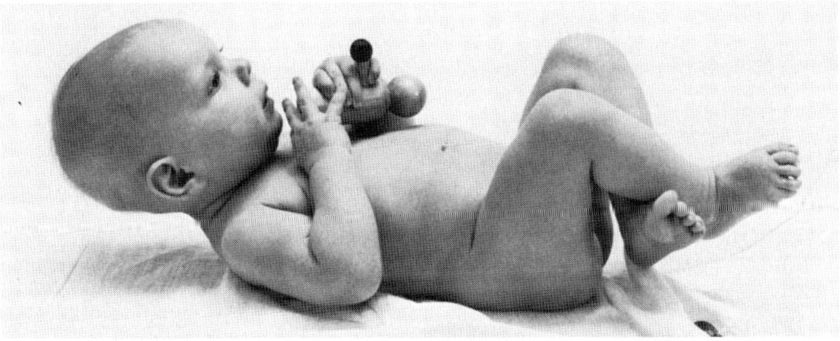

95

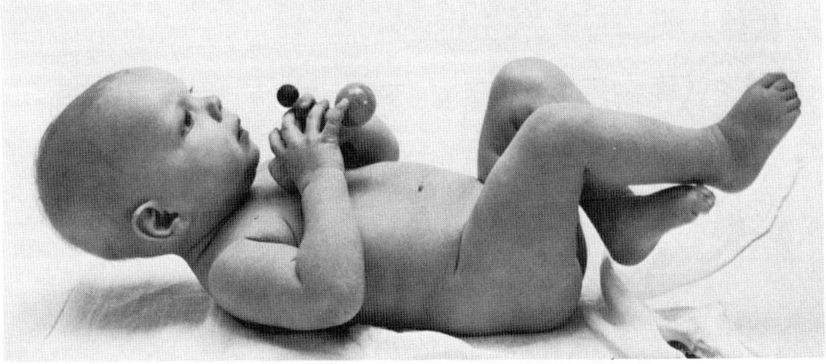

Bauchlage: In Bauchlage wird der Kopf gut angehoben. Mittelstellung 90°. Der Rumpf ist gestreckt, die Hüfte liegt der Unterlage auf.

Abstützen auf die Unterarme mit recht gutem Gleichgewicht ist möglich (Abb. 96). Verlagerung des Gewichtes auf einen Arm, leichte Rotation und Ausstrecken des anderen Armes, um einen Gegenstand zu ergreifen. Recht gute Rumpfrotation. Das Kind dreht sich manchmal von der Bauch- in die Rückenlage, am Beginn mehr „fallend", jedoch nicht mehr en bloc, sondern mit Rotation.

„Schwimmbewegungen" ohne Bewegungsbeeinträchtigung. Ausgleichsbewegungen bei Verlust des Gleichgewichtes, welches schon recht gut vorhanden ist.

96

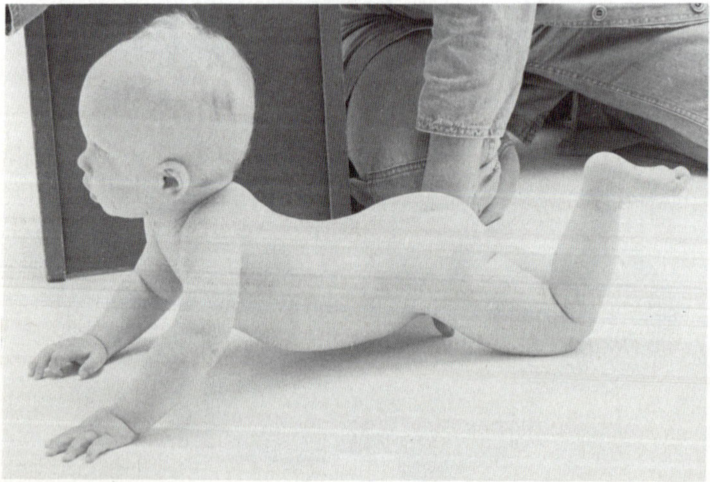

Hochziehen zum Sitzen: Hilft gut mit beim Aufsetzen, wenn es stimuliert wird. Es will in die aufrechte Position und ist aus der Sitzposition nur unter Schwierigkeiten in die Rückenlage zurückzulegen.

Gute Kopfkontrolle, manchmal noch mäßige Rumpfkontrolle mit Rundrücken. Die Beine werden beim Hochziehen gestreckt (Abb. 97-99).

97

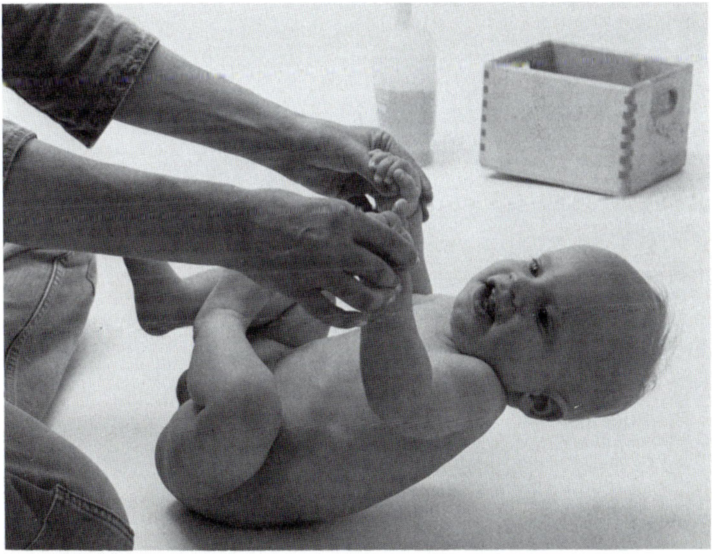

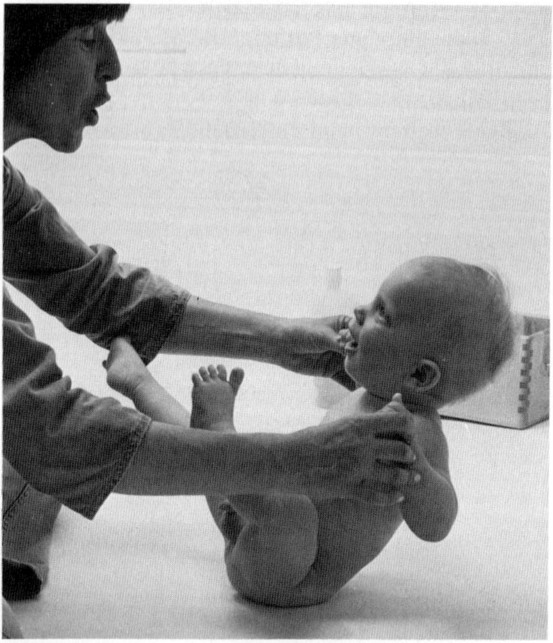

98

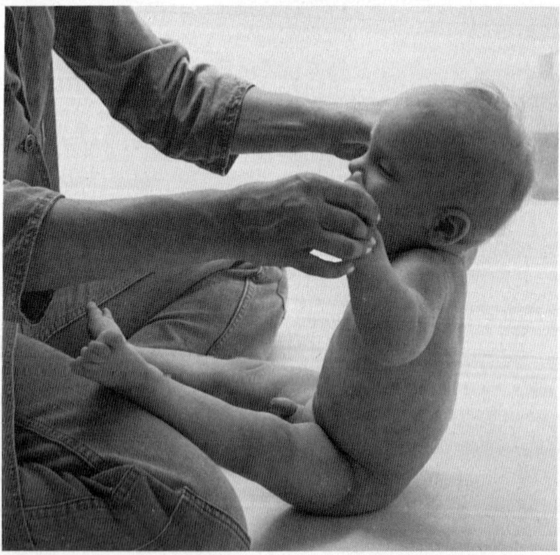

99

Sitzen: Sitzt das Kind, kann man die Hände kurzfristig wegnehmen. Das Kind stützt sich dann vorn ab mit noch ungenügender Gewichtsübernahme. Das Kind wirft sich manchmal noch gern nach hinten, was aber mehr einer Aufforderung zum Spielen gleichkommt.

Beim Sitzen sind die Beine außenrotiert, die Hüften abduziert, die Sprunggelenke beweglich. Das Kind sitzt mit Rundrücken, die Knie gebeugt. Abstützen zur Seite noch ungenügend. Die Arme werden bei Seitwärtsverlagerung mit ganz guter Handöffnung, aber noch Beugung im Ellenbogengelenk, ausgestreckt. Dadurch ist die Gewichtsübernahme noch nicht gut genug möglich. Noch mäßige Rotation. Recht symmetrische Haltung.

Hochziehen zum Aufstellen: Zieht man das Kind hoch, dann belastet es mit recht guter Gewichtsübernahme, kann aber noch nicht losgelassen werden. Es hält sich auch noch nicht selber. Die Knie sind nicht starr rekurviert, sondern in Beugung. Das Kind „wippt“. Symmetrische Haltung, gute Kopfkontrolle, Rumpf gestreckt.

Seitwärtsneigung wird mit Ausgleichsbewegungen, wenn auch noch ungenügend, beantwortet. Kopf stellt sich im Raum ein (Abb. 100).

6

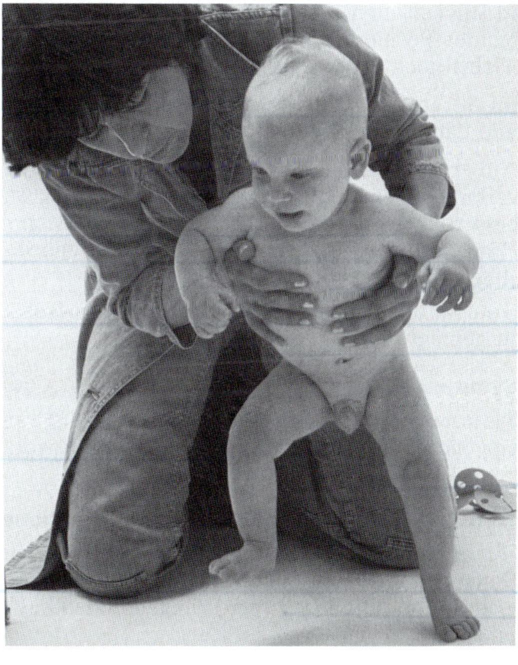

100

Haltungs- bzw. Muskeltonus

Der Muskeltonus ist normal. da sich die Motorik stabilisiert hat, stabilisiert sich auch der Tonus, d. h., er stellt sich auf gewünschte Situationen ein, z. B. auf die aufrechte Haltung.

Beugung und Streckung sind möglich, um altersentsprechend motorisch zu funktionieren. Die Gelenke werden unabhängiger. Die Haltungsbewahrung wird stabiler, und der Übergang zur aktiven Motorik verbessert sich. Die ersten Bewegungszwischenstufen werden möglich.

Die Spannung im Schulterbereich läßt nach, das Kind lernt sein Gleichgewicht hiermit einzustellen.

Gute Hüftabduktion. Alle Gelenke lassen sich frei bewegen.

Stellreaktionen

Gute Einstellung des Kopfes im Raum, Stellreaktionen des Kopfes auf den Körper und des Körpers auf den Körper recht gut vorhanden. Bei Verlust des Gleichgewichtes stellt das Kind sich darauf ein, d. h., es fängt sich ab, wenn es umfällt.

Gleichgewichtsreaktionen

In Rücken- und Bauchlage gutes Gleichgewicht, noch nicht in aufrechter Position, obwohl das Kind langsam lernt, wenn auch zunächst noch mangelhaft, Gleichgewichtsreaktionen zu verbessern.

Im Sitzen Rumpfinstabilität, aber nun doch schon mehr Streckung und damit Stabilisierung.

Außer der Verlagerung des Gewichts zur Wiederherstellung des verlorengehenden Gleichgewichts werden Abstützreaktionen verbessert. Bei Seitwärtsverlagerung strecken sich die Arme aus, die Hände öffnen sich. Schon recht gute Gewichtsübernahme beim Abstützen nach vorn.

Gute Sprungbereitschaft, ganz gute Landau-Reaktion mit nicht ganz ausgeprägt vorhandener Streckung.

Symmetrie

Symmetrische Haltung, die aber vom Kind verlassen und wieder eingenommen werden kann. Beginnende Bevorzugung einer Hand beim Greifen.

Tonische Haltemuster, Reflexe und Reaktionen

Gut auszulösende Eigen- und Fremdreflexe, seitengleich. Tonische Haltemuster oder primäre Reaktionen der frühen Säuglingszeit sind nicht mehr auszulösen (bei Frühgeborenen das Gestationsalter beachten).

Feinmotorik und Adaptation

Stabilisiert kann das Kind die Arme bzw. Hände ausstrecken und ergreift Gegenstände. Diese werden umfaßt, d. h., der Daumen steht schon in einer gewissen Opposition, noch etwas adduziert im Grundgelenk. Wenn kleine Gegenstände hochgenommen werden sollen, greift das Kind noch mit der ganzen Handfläche zu (palmares Greifen). Spielzeug wird über die Mittellinie von einer Hand in die andere gegeben. Manchmal werden Gegenstände noch in den Mund gesteckt.

Das Kind schaut fallenden Gegenständen nach, streckt sich nach Objekten außerhalb seiner Reichweite und nimmt mit beiden Händen gleichzeitig Gegenstände auf. Es greift nach kleinen Gegenständen mit Flachzangengriff.

Es ißt Kekse, spielt Verstecken und widersetzt sich der Wegnahme von Spielzeug.

Greifen

Wenn das Kind stabilisiert wird, greift es nach Gegenständen auch außerhalb seiner Reichweite. Manchmal möchte es allerdings greifen, ohne die motorischen Voraussetzungen dafür zu haben.

6

Die Hände sind offen, die Finger für feinere Tätigkeiten schon recht gut vorbereitet. Beginnender Flachzangengriff. Das Kind schaut an, was es ergreift. Die Hände kommen in Mittellinie zusammen, es spielt mit den Händen und Füßen. Es tastet und lernt Materialien zu unterscheiden, wobei es erst einmal nur angenehme Oberflächen und unangenehme auseinanderhält. Die Reaktionen sind Behagen oder Unbehagen.

Sprache und sozialer Kontakt

Sprache: Das Kind „erzählt", auch wenn es allein ist. Es bildet neue Lautverbindungen wie ra, re, da, de, go. Verbindet diese zunehmend zu rhythmischen Silbenketten, wie dadada, gegege.

Es sagt Mama und Papa ungezielt und beginnt Sprachlaute zu imitieren. Lacht und quietscht laut.

Sozialer Kontakt: Kind ist scheu, wenn es Fremde sieht, fremdelt aber nicht immer. Es lächelt auf Zuspruch, wenn es sich an den Untersucher gewöhnt hat, lacht mit, wenn die Mutter lacht.

Es freut sich am Spiegelbild, unterscheidet zwischen strengem und liebevollem Ton, nimmt mimische Veränderungen wahr und reagiert darauf.

Es wendet sich Geräuschen zu und reagiert auf angenehme und unangenehme Situationen adäquat.

Hören und Lokalisieren von Geräuschen

Das Kind wendet sich einer Geräuschquelle zu und unterscheidet Qualitäten. Laute schrille Geräusche werden mit Unbehagen beantwortet, es lauscht bei ihm angenehmen Geräuschen. Es hört Eigengeräusche und wiederholt sie.

Lautierung unter Beachtung der Atmung, des Saugens bzw. Schluckens

Gute Lautierung, die Nuancen erkennen läßt. Wiederholung und Veränderung der Geräusche. Das Kind schreit laut, wenn es Bedürfnisse hat oder auf sich aufmerksam machen will. Starke Modifikation der Schreigeräusche, je nach Bedarf. Gute Atmung, Saugen und Schlucken koordiniert.

Sehen und Augenbewegungen

Das Kind verfolgt Personen und Gegenstände. Es schaut alles an, auch was es in der Hand hat. Gute Hand-Augen-Koordination. Alles wird in verschiedenen Ebenen verfolgt. Kein Strabismus (Prüfung in Rückenlage und im Sitzen).

Emotionales Verhalten

Schon sehr gute Kontaktaufnahme zur Umwelt. Bei Zuwendung reagiert das Kind positiv, wenn die Mutter darauf eingestimmt ist. Behagen und Unbehagen wird geäußert.

Das weinende oder schreiende Kind läßt sich gut von der Mutter oder einem geschickten Untersucher beruhigen und ablenken. Das Kind lächelt Fremde an, manchmal jedoch auch ruhiger, aber skeptischer Blick, beobachtend. Neugierig und Spaß an Exploration der Umwelt. Dankbar für jede Hilfestellung, wenn sie nicht inadäquat gegeben wird. Versucht sich bemerkbar zu machen (mit all seinen Mitteln).

Entwicklung

Dieser Monat scheint ein sehr wichtiger Entwicklungseinschnitt zu sein. Die aufrechte Position wird stabiler, mehr Gleichgewicht in Rücken- und Bauchlage. Positionsänderungen erweitern den Horizont des Kindes, welches schon viel interessierter und neugieriger wird.

Die Kopfkontrolle ist gut, die Rotation verbessert sich und damit die Möglichkeit, motorisch besser zu funktionieren. Das Kind beginnt Wahrnehmungen zu verarbeiten und einzuordnen. Visuelle, akustische und taktil-kinästhetische Wahrnehmungen bauen sich auf den motorischen Funktionen auf. Gute Kontaktaufnahme mit der Umwelt.

Siebter Monat

Normal

Grobmotorik

Rückenlage: Kind bleibt nun nicht mehr in der Rückenlage, sondern dreht sich gleich um, und zwar über beide Seiten.

Es kann beide Arme mit Anheben des Kopfes ausstrecken, um zu signalisieren, daß es hochgenommen werden möchte. Angefaßt zieht es sich dann fast selbständig hoch. Kein dominierendes Streck- oder Beugemuster (Abb. 101).

101

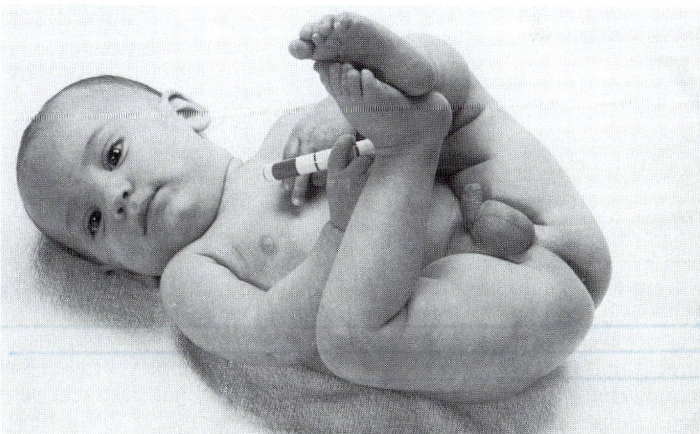

Bauchlage: In Bauchlage wird der Kopf gut angehoben. Das Kind verlagert sein Gewicht und zieht die Beine zur Aufrichtung unter den Bauch, fällt aber in die Bauchlage zurück. Es wiederholt nun ständig, was es vorher geübt hat. Dreht sich in dieser Lage um seine Achse und rückt sich nach hinten, wenn es vorwärts möchte. Streckt einen Arm aus, um einen Gegenstand zu fassen. Ab und zu Streckung der Arme und Abstützen mit gestreckten Ellenbogengelenken. Die Haltung ist symmetrisch.

Die Hüften liegen der Unterlage auf, die Beine sind in Abduktion angewinkelt und in allen Gelenken beweglich (Abb. 102).

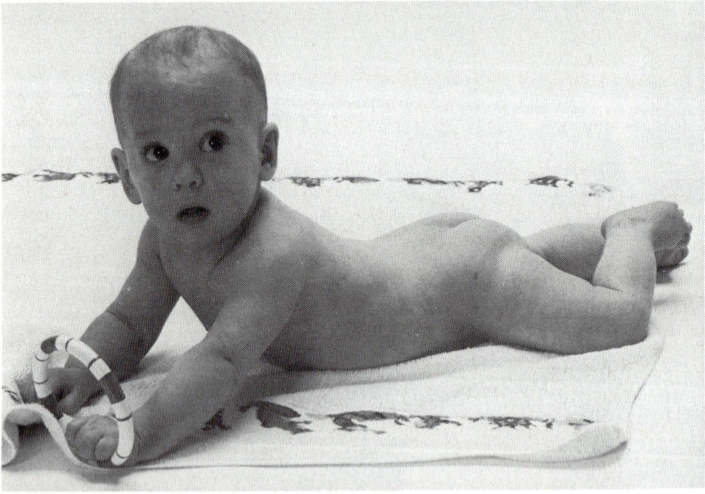

102

Sitzen: Hochgezogen zum Sitzen ist das Kind stabiler geworden. Es kann sich jetzt gut nach vorn mit Gewichtsübernahme abstützen. Bei passiver Seitwärtsneigung werden die Arme und Hände ausgestreckt und Gewicht übernommen. Dabei noch keine sehr gute Rotation. Hat Rundrücken, kann aber schon ganz gut gestreckt werden. Beine sind in Abduktion, die Hüften recht gut gebeugt (Abb. 103, 104).

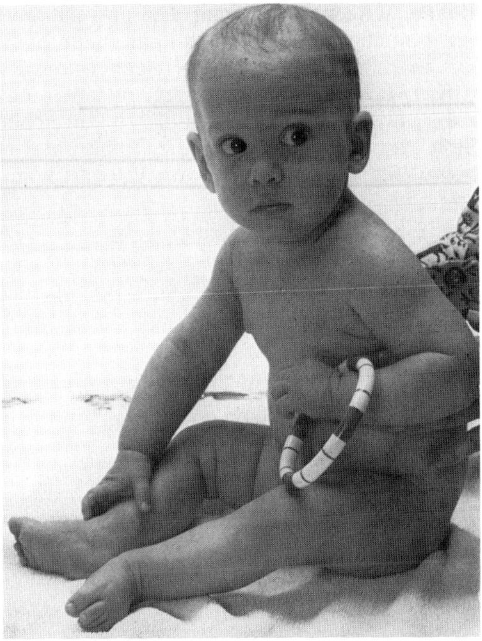
103

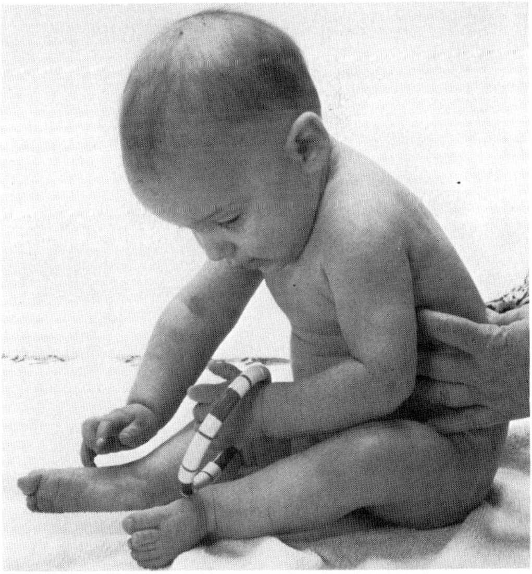
104

Rollen, Kriechen, Robben: Da ein stabiler Vierfüßlerstand noch nicht eingenommen werden kann, bemüht sich das Kind über Rollen, manchmal auch schon Kriechen und Robben (meist mit dem Effekt, daß das Kind rückwärts rutscht) sich vorwärts zu bewegen, z. B. um einen Gegenstand zu erreichen. Dabei schon viel Streckung. Meist bringt es die Beine unter den Bauch und erlangt beim Wegziehen eine Art von Vorwärtskommen (Abb. 105).

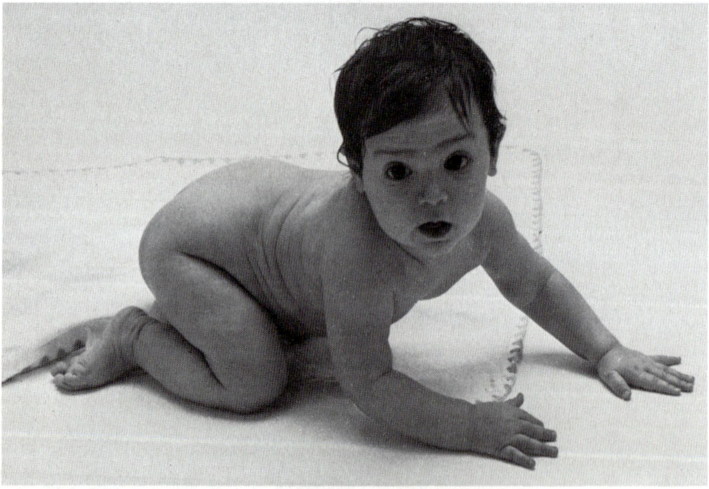

105

Aufstellen mit Halten unter der Achsel: Aufgestellt belastet das Kind mit Gewichtsübernahme und federt in dieser Position auf und ab. Kurzfristige Übernahme des gesamten Gewichtes.

Hüfte schon gut gestreckt, im ganzen aber flexibel. Beim Seitwärtsneigen Ausgleichsbewegungen, gute Einstellung des Kopfes im Raum. Symmetrie der Haltung (Abb. 106).

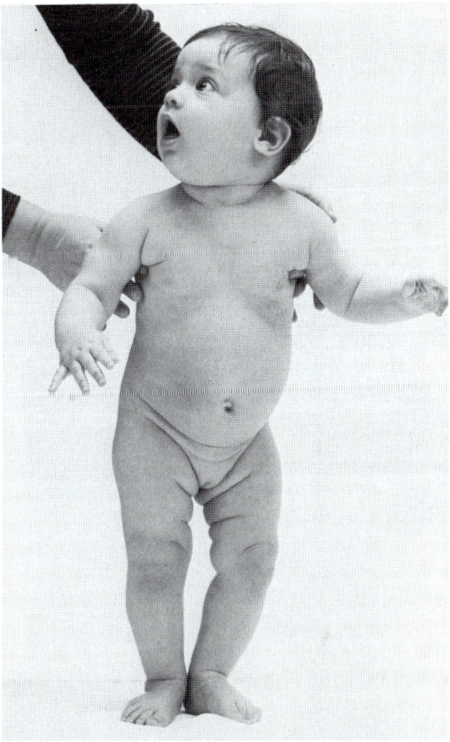

106

Haltungs- bzw. Muskeltonus

Der Tonus ist normal, die Motorik dadurch stabiler. Auf Situationen kann sich der Tonus einstellen und einregulieren. Die Haltungsbewahrung wird stabiler. Die Bewegungszwischenstufen verbessern sich. Gute Hüftabduktion. Gute Beweglichkeit aller Gelenke.

Stellreaktionen

Gute Einstellung des Kopfes im Raum. Stellreaktionen des Kopfes auf den Körper und des Körpers auf den Körper sind gut vorhanden. Bei Verlust des Gleichgewichtes stellt es sich darauf ein durch gute Stellreaktionen im Raum (Abb. 107, 108).

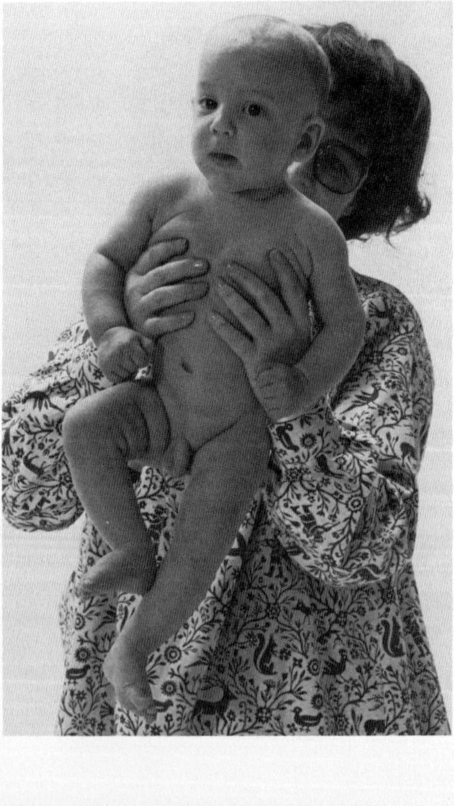

107

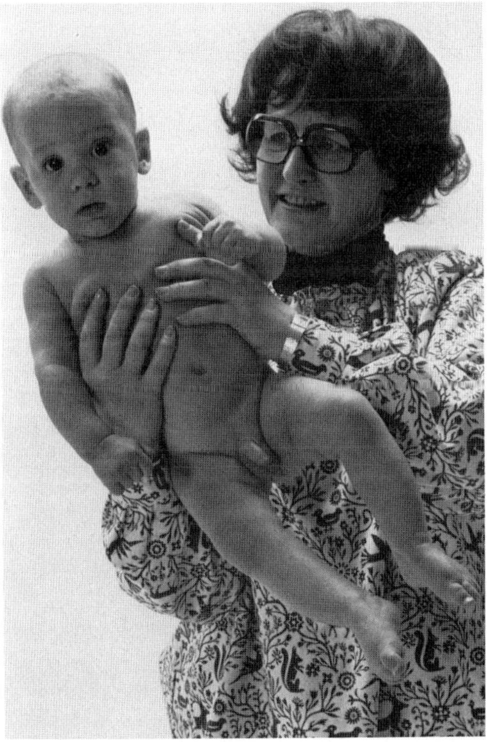

108

Gleichgewichtsreaktionen

In Rücken- und Bauchlage gutes Gleichgewicht, beginnendes in Sitzposition. Das Kind erlangt täglich eine Verbesserung des Gleichgewichtes, wobei es ständig ausprobiert, wie weit es schon kommt. Bei Verlagerung stellt sich das Gleichgewicht durch Steuerung und Gegensteuerung ein. Die Abstützreaktionen helfen dabei. Gute Sprungbereitschaft, recht gute Landau-Reaktion (Abb. 109 bis 111).

109

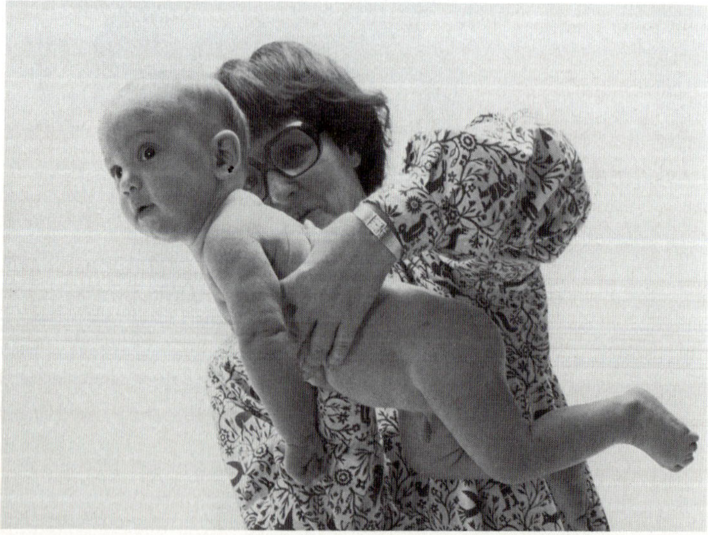

110

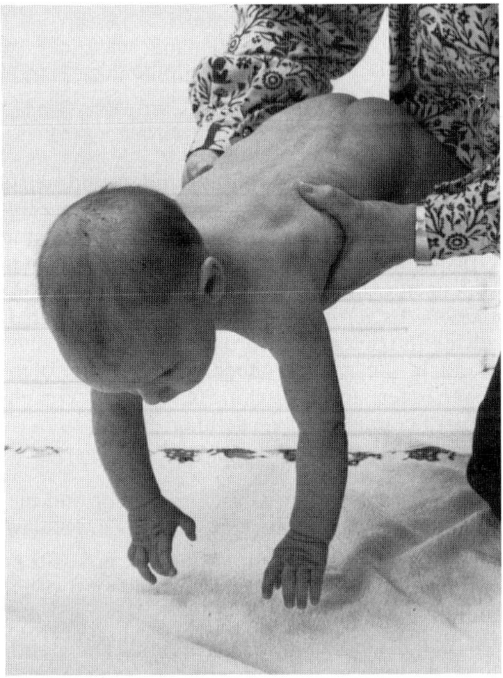

111

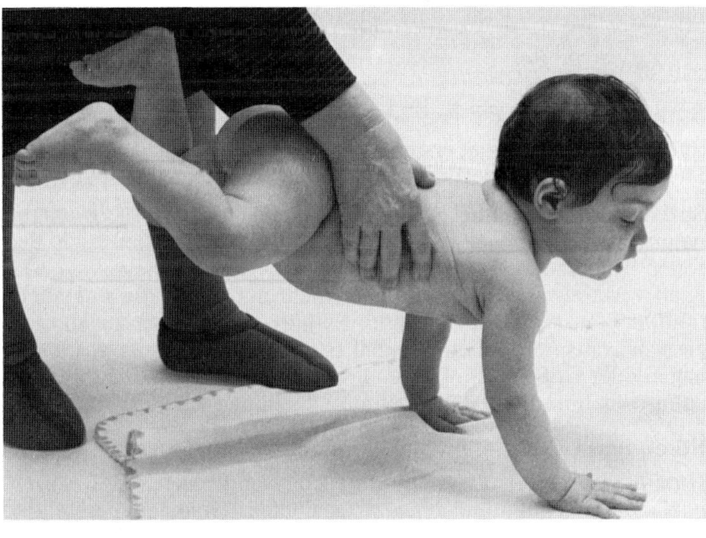

Symmetrie

Symmetrische Haltung, die aber verändert werden kann. Keine konstante Haltung. Eine dominierende Hand bildet sich langsam heraus.

Feinmotorik und Adaptation

Das Kind greift nach Gegenständen und versucht sich selbst dafür zu stabilisieren, was ihm noch nicht immer gelingt. Kleinere und größere Gegenstände werden erfaßt, meist noch mit palmarem Griff, aber umfassend. Noch Flachzangengriff. Das Kind kann gleichzeitig mit beiden Händen Gegenstände erfassen und damit spielen. Es lernt, Gegenstände durch Aneinanderklopfen als zwei zu identifizieren, und probiert aus. Kann diese Objekte von einer Hand in die andere geben. Der Griff erfolgt meist mit Daumen, Zeigefinger und Mittelfinger. Feinere Gegenstände werden zwischen Daumen und Zeigefinger erfaßt.

Greifen

Es greift nach Gegenständen mit mehr und mehr koordinierten Bewegungen. Es greift auch außerhalb der Reichweite nach Objekten.

Die Augen scheinen aber schon mehr zu wollen, als das Kind motorisch erreichen kann. Die Hände sind offen und die Finger für feinere Tätigkeiten vorbereitet. Noch Flachzangengriff.

Das Kind schaut an, was es ergreift. Die Hände kommen in Mittellinie zusammen, es spielt mit den Händen und Füßen. Es tastet, berührt Objekte und lernt, Materialien, angenehme und unangenehme Flächen zu unterscheiden. Die Reaktionen sind Behagen oder Unbehagen.

Sprache und sozialer Kontakt

Sprache: Das Kind sagt erste Silben, wie Mama, dada, Papa. Imitiert Laute und „erzählt“ viel und gerne. Es wiederholt eigene Geräusche.

Sozialer Kontakt: Blicke können „sprechen“, d. h. Kontaktaufnahme mit der Umwelt über Blickkontakt. Das Kind freut sich, Personen wiederzuerkennen. Fremde werden skeptisch betrachtet. Das Kind wirkt etwas scheu, muß aber nicht unbedingt „fremdeln“. Es freut sich an seinem Spiegelbild. Es hört aufmerksam zu und reagiert bei entsprechendem Tonfall (streng oder freundlich) mit Behagen oder Unbehagen. Es wendet sich Geräuschen zu und reagiert auf angenehme und unangenehme Situationen adäquat.

Hören und Lokalisieren von Geräuschen

Horcht, wenn es ein Geräusch hört, und wendet sich zur Geräuschquelle. Das Kind unterscheidet Qualitäten. Unangenehme Laute beantwortet das Kind mit Unbehagen. Hört Eigengeräusche und imitiert sie. Imitiert Außengeräusche.

Lautierung unter Beachtung der Atmung, des Saugens bzw. Schluckens

Gute Lautierung mit Nuancen. Wiederholung und Veränderung von Geräuschen. Das Kind schreit laut und leise, wobei dies einem Kommunikationsbedürfnis als Sprachäußerung gleichkommt. Die Laute sind modifiziert je nach Bedürfnis. Gute Atmung, Saugen und Schlucken koordiniert.

Sehen und Augenbewegungen

Schon gute Koordination der Augenmuskel. Hand-Augen-Koordination gut, das Kind schaut Gegenstände und Personen an. Es betrachtet Objekte in seiner Hand. Verfolgt in allen Ebenen. Kein Strabismus.

Verrichtungen des täglichen Lebens

Das Kind ißt Kekse, wenn sie ihm gereicht werden. Beginnt, aus einer hingehaltenen Tasse zu trinken. Ißt vom Löffel. Nur noch wenig „Sabbern".

Emotionales Verhalten

Die Kontaktaufnahme mit der Umwelt wird lebhafter und erfolgt nicht nur unselektiert, d. h., das Kind fängt an, sich die ihm genehmen Personen auszuwählen. Es beginnt auch schon, die von ihm gewünschte Situation durch relativ geschicktes Taktieren herbeizuführen, z. B. durch eine bestimmte Art des Schreiens (fordernd) die Mutter herbeizulocken.

Neugierig und Spaß am Entdecken der Umwelt, dankbar für jede Hilfestellung, die sich den Bedürfnissen des Kindes anpaßt.

Entwicklung

Weitere Stabilisierung und Sozialisierung. Das Kind erweitert seinen Horizont durch verbesserte Motorik. Neugier wird für das Kind ein Motiv, seine Stabilisierung zu verbessern, verbesserte Motorik gibt dem Kind die Möglichkeit, seine Umwelt zu erforschen. Gute Kopfkontrolle, verbesserte Rotation, verbessertes Gleichgewicht.

Visuelle, akustische, taktile und kinästhetische Wahrnehmungsqualitäten werden integriert. Gute Kontaktaufnahme und Unterscheidung von Personen, ob sie fremd oder bekannt sind.

Achter Monat

Normal

Grobmotorik

Rückenlage: Das Kind bleibt nicht mehr in dieser Position, sondern dreht sich über beide Seiten in die Bauchlage (Abb. 112).

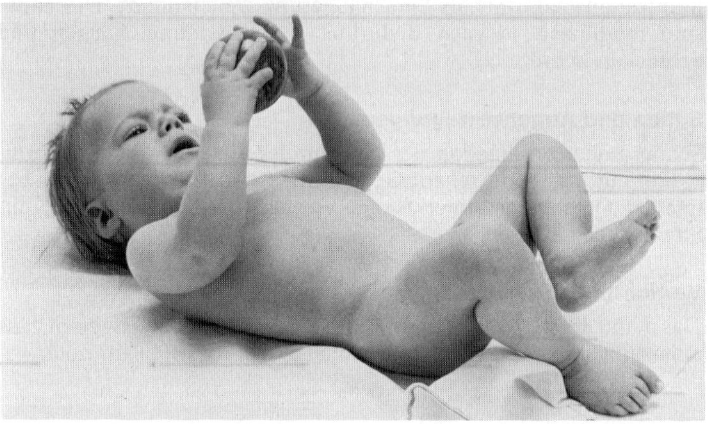

112

113

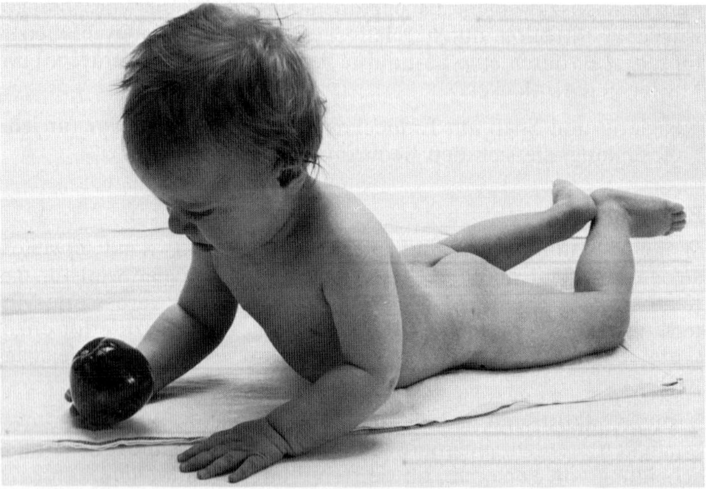

Bauchlage: Gute Kopfkontrolle und Streckung. Das Kind kann aus dieser Position durch Beugemuster in Krabbelposition gehen und manchmal schon, wenn auch noch unsicher und ohne Rotation, krabbeln. Dreht sich im Kreis um die eigene Achse.

Die Hüften sind außenrotiert, die Beine frei beweglich. Das Kind setzt sich, zuweilen mit Hilfe, aus der Bauchlage in die Sitzstellung über die Seite. Robbt noch häufig (Abb. 113).

Sitzen: Sitzt das Kind, kann es sich nach vorn und zur Seite abstützen mit ganz guter Rotation. Rücken gerade und gute Rumpfkontrolle bei guter Kopfkontrolle. Dreht sich um seine eigene Achse. Alle Bewegungen wirken schon recht koordiniert (Abb. 114).

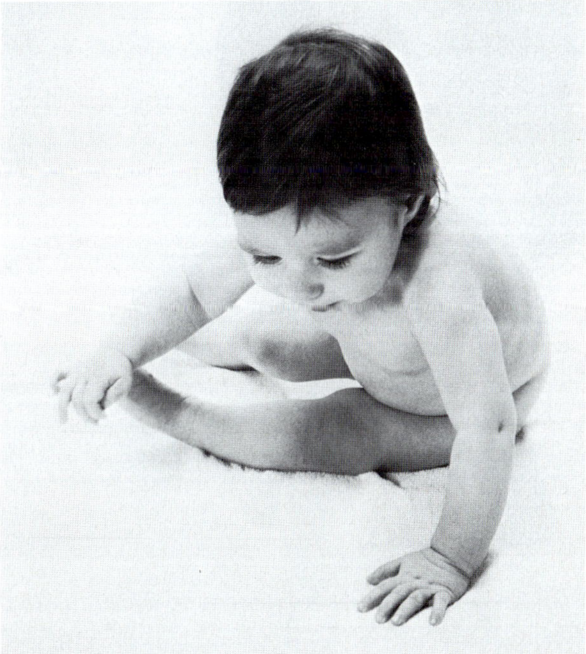

114

8

Hochziehen zum Stehen: Kind zieht sich an der Hand des Untersuchers hoch. Manchmal auch an Gegenständen, sofern es schon sehr stabil ist. Es steht dann mit leichtem Wippen. Krallen der Zehen, da es noch kein gutes Gleichgewicht in dieser Position hat. Noch Fußgreifreflex (Abb. 115).

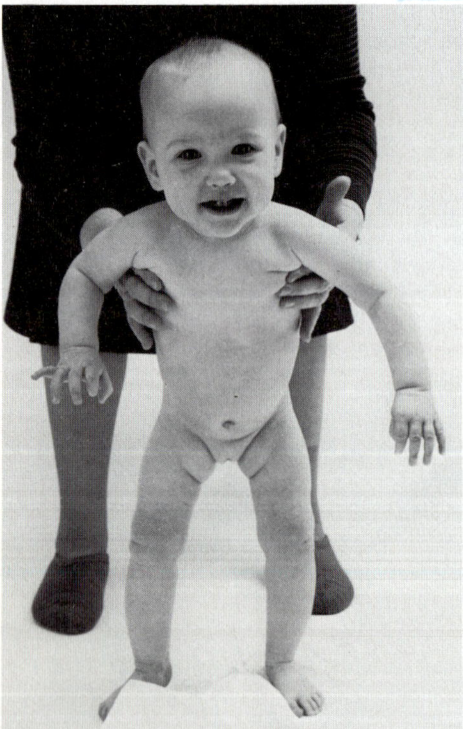

115

Krabbeln: Das Kind kommt in die Krabbelposition und krabbelt mit zunächst noch mangelhafter Rotation. Aber auch das lernen manche Kinder in diesem Alter sehr schnell.

Zwischendurch geht das Kind über die Rotation in Seitsitz zum Sitzen über. Kommt aus diesen Haltungen immer wieder schnell heraus. Viele Bewegungen. Das Kind genießt, daß es sich schon vorwärtsbewegen kann, und tut dieses so ausgiebig, daß seine Umwelt ständig aufpassen muß (Abb. 116).

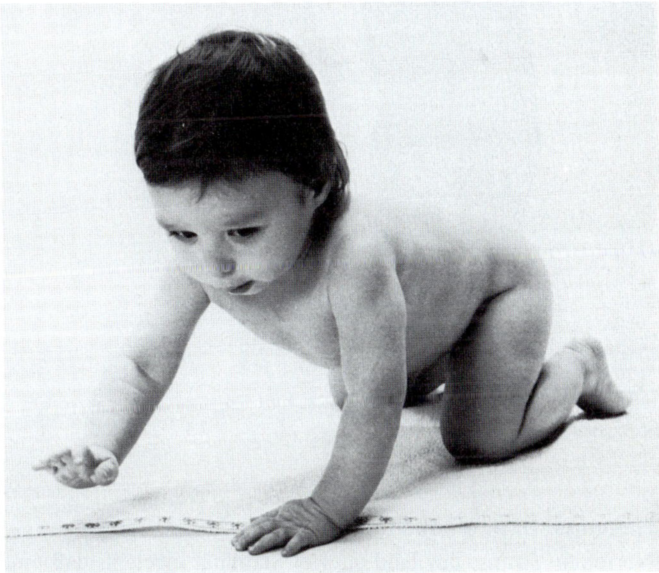

116

Stehen: Stehen nur mit Festhalten möglich. Das Kind belastet jedoch ebenfalls bereits mit Gewichtsübernahme und bewegt sich wippend. Wenn es losläßt, setzt es sich hin und versucht, immer wieder aufzustehen, vor allem wenn es gilt, etwas zu erreichen (Abb. 117).

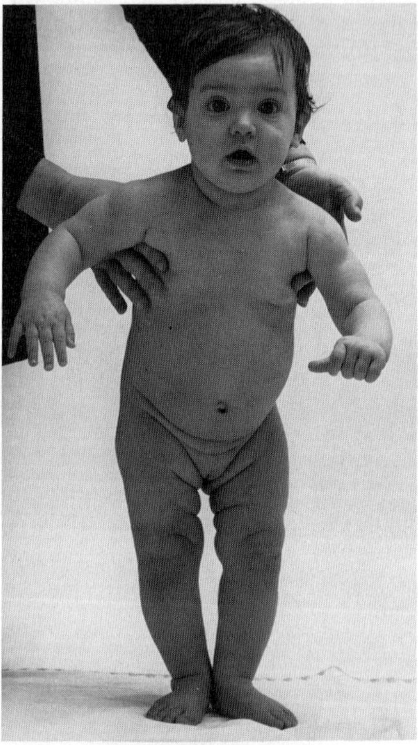

117

Haltungs- bzw. Muskeltonus

Normaler Tonus, der bald so viel Stabilität erreicht, daß eine aufrechte Position durchzuhalten ist. Beim passiven Prüfen gute Beweglichkeit aller Gelenke, wenn das Kind sich anfassen läßt.

Aktiv gute Bewegungen und Haltungsbewahrung mit Hinweis auf einen physiologischen, noch nicht ganz stabilisierten Tonus. Haltungsbewahrung noch nicht vollständig, Bewegungszwischenstufen verbessern sich. Gute Hüftabduktion. Gute Gelenkbeweglichkeit.

Stellreaktionen

Gute Einstellung des Kopfes im Raum. Stellreaktionen des Kopfes auf den Körper und des Körpers auf den Körper sind sehr ausgeprägt vorhanden. Bei Verlust des Gleichgewichtes stellt es sich darauf durch gute Stellreaktionen im Raum ein (Abb. 118, 119).

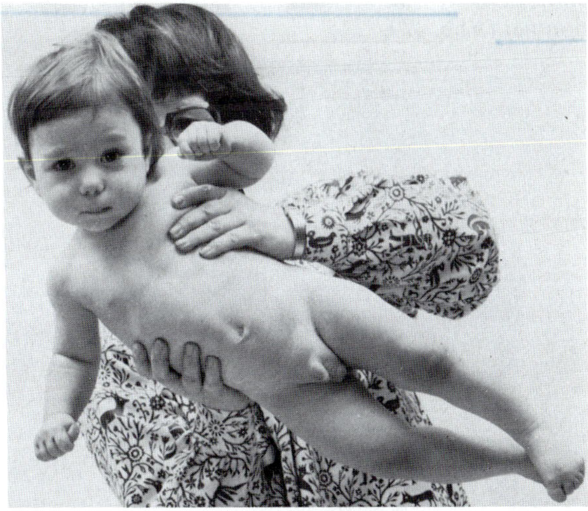

118

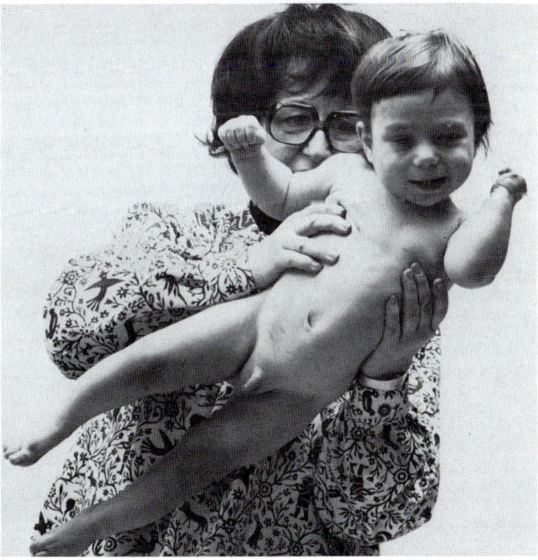

119

Gleichgewichtsreaktionen

Gutes Gleichgewicht in Rücken- und Bauchlage, beginnendes Sitzen.
Ständige Verbesserungen des Gleichgewichtes, das Kind probiert. Bei Verlust des Gleichgewichtes Steuerung und Gegensteuerung verbessert. Abstützreaktionen, Sprungbereitschaft, Landau-Reaktion gut (Abb. 120, 121).

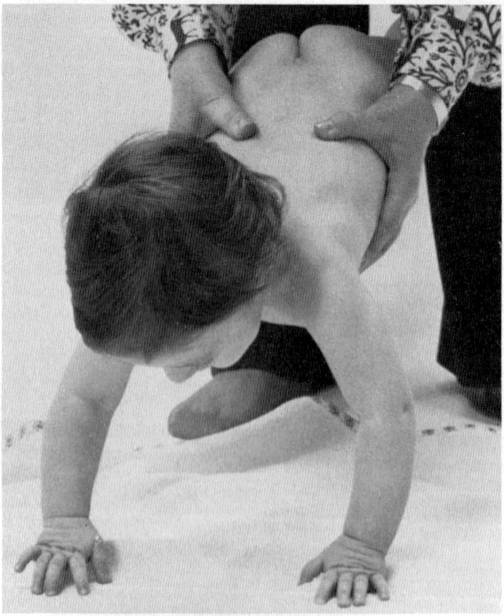
120

121
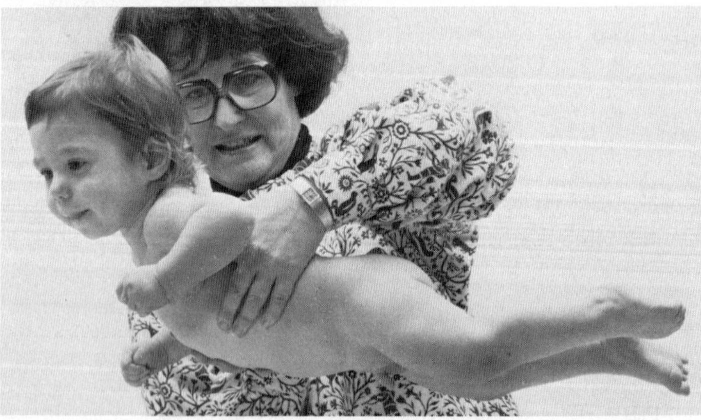

Symmetrie

Das Kind kann aus jeder Asymmetrie der Haltung in die Symmetrie zurückkommen. Deutliche Handbevorzugung, obwohl das Kind noch viel mit beiden Händen tut.

Feinmotorik und Adaptation

Faßt mit einer Hand nach zwei Würfeln. Wenn einer schon ergriffen worden ist, wird er so gehalten, daß auch der zweite noch aufgegriffen werden kann. Greift nach allem Spielzeug in seinem Umkreis. Schaut weggefallenem Spielzeug nach. Klatscht in die Hände und macht auf Aufforderung „winke-winke". Spielt „Verstecken".

Läßt Gegenstände absichtlich los, die es schon mit Daumen-Zeigefinger-Griff aufnimmt. Das Kind spielt am Tisch mit kleineren und größeren Gegenständen und versucht herauszufinden, was passiert, wenn es etwas schiebt oder nach unten wirft. Wirft es einen Gegenstand nach unten und die Mutter hebt ihn wieder auf, wiederholt es das Spiel bis zum Aufgeben der Mutter.

Greifen

Es greift nach Gegenständen in Rückenlage, Bauchlage und stabiler Sitzposition. Es versucht, Gegenstände außerhalb der Reichweite zu ergreifen. Die Hände sind offen und die Finger für feinere Tätigkeiten vorbereitet.

Das Kind schaut an, was es ergreift, die Hände kommen in Mittellinie zusammen, es spielt mit seinen Händen und Füßen.

Es tastet und berührt Objekte und lernt Materialien kennen und angenehme und unangenehme Oberflächen unterscheiden. Es zeigt daraufhin Reaktionen des Behagens und des Unbehagens. Es ergreift schmale Gegenstände mit Daumen und Zeigefinger, noch immer Flachzangengriff. Die Supination ist gut möglich, die Schultern sind fast frei beweglich in allen Ebenen. Ausstrecken nach vorn möglich.

Sprache und sozialer Kontakt

Sprache: Kind sagt erste Doppelsilben, wie Mama, Papa, dada, tata. Es imitiert eigene Laute und solche, die es hört. Es „erzählt" viel und gern.

Sozialer Kontakt: Aufnahme des Kontaktes mit der Umwelt durch Blicke, Lächeln und Geräusche mit sympathischer Lautbildung, die dem Kind Ruhe vermittelt. Es schaut sehr skeptisch Fremde an und zeigt in diesem Lebensmonat nicht selten „Fremdeln". Inwieweit

„Fremdeln“ einen bestimmten Entwicklungsprozeß darstellt oder ob dies nur bestimmten Kindern eigen ist, erscheint nicht eindeutig geklärt.

Hören und Lokalisieren von Geräuschen

Es horcht auf Geräusche und wendet sich zur Geräuschquelle. Das Kind unterscheidet Qualitäten. Unangenehme Laute beantwortet es mit Unbehagen. Es hört seine eigenen Geräusche und imitiert sie und Außengeräusche.

Lautierung unter Beachtung der Atmung, des Saugens bzw. des Schluckens

Gute Lautierung mit Nuancen. Wiederholung und Veränderung von Geräuschen. Das Kind schreit laut und leise mit dem Bedürfnis, sich seiner Umwelt verständlich zu machen.

Erzähllaute. Gute Atmung, Saugen und Schlucken koordiniert.

Sehen und Augenbewegungen

Gute Augenmuskelkoordination. Schon gute Hand-Augen-Koordination. Das Kind schaut Gegenstände und Personen an. Es betrachtet Objekte in seinen Händen. Verfolgt sie in allen Ebenen. Kein Strabismus.

Verrichtungen des täglichen Lebens

Das Kind ißt Kekse, wenn sie ihm gereicht werden. Es trinkt aus einer hingehaltenen Tasse und ißt vom Löffel bei der Fütterung. Manche Kinder lassen sich in diesem Alter auf das Töpfchen setzen, jedoch noch keine Blasenkontrolle.

Emotionales Verhalten

Das Kind wählt sich die Personen aus, mit denen es Kontakt haben will. Bei Angst „fremdelt“ es. Die Mutter ist aber nicht mehr die einzige Bezugsperson. Es reagiert auf „Nein“ oder Zustimmung. Gewünschte Situationen versucht es zu erreichen durch geschicktes Taktieren. Schwächen der Eltern werden herausgefunden. Neugier und Spaß am Entdecken. Es ist für jede Hilfestellung zum Erreichen von Gewünschtem dankbar, wenn dies seinen Bedürfnissen angepaßt ist.

Entwicklung

Das Kind ist viel stabiler geworden und kommt in die aufrechte Position, wenn auch noch unsicher. In dieser Haltung gelangt das Kind aber auch geistig in eine bessere Lage und kann von dorther seine Umwelt entdecken. Fortgesetzte Bewegungen, Veränderungen der Lage und der ständige Versuch, im Raum irgend etwas zu erreichen, bestimmen von jetzt an die Entwicklung.

Es hat Spaß am Lernen und bezieht seine Umwelt mit ein. Die Mutter bekommt Signale, um stets präsent zu sein. Das Kind lernt alle Tricks, die es ihm ermöglichen, die Menschen der Umwelt an sich zu ziehen, um ihm zu helfen, das eigene Wirkungsfeld zu erweitern.

Abweichungen

Grobmotorik

Rückenlage: Es ist auffällig, wenn das Kind auf dem Rücken liegenbleibt und sich nicht auf den Bauch dreht. Außerdem muß man beachten, ob sich das Kind über beide Seiten drehen kann und nicht eine übermäßig bevorzugt (Abb. 122).

122

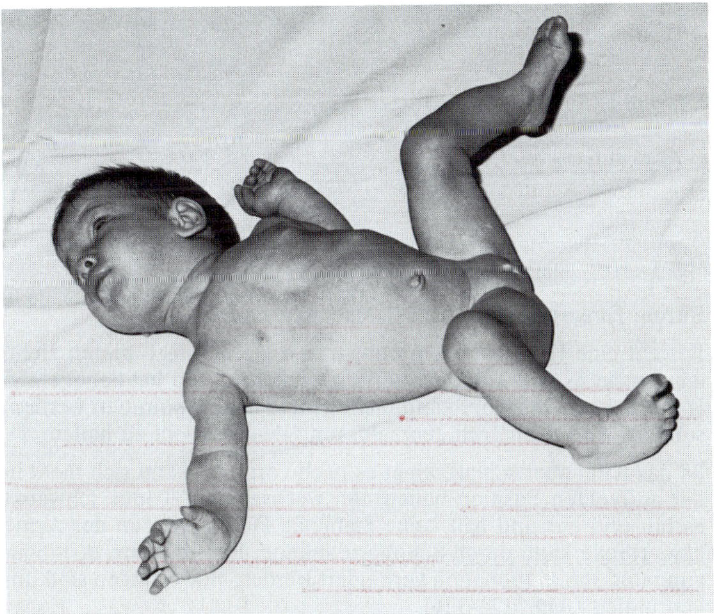

Bauchlage: Mäßige bis schlechte Kopfkontrolle und entweder mangelhafte oder zu starke Streckung. Besteht eine solche Konstellation, ist der Übergang zum Krabbeln eindeutig erschwert. Abnormes Robben.

Hüften bei Hypertonus nicht gut zu abduzieren, bei Schlaffheit zu stark und sehr instabil in der Statik. Wenig Beinbewegung oder zu viele. Das hypertone Kind zeigt eine Verarmung der Beweglichkeit, ebenso das sehr schlaffe. Das Kind mit dem wechselnden Tonus zeigt zu viel Beweglichkeit (Abb. 123).

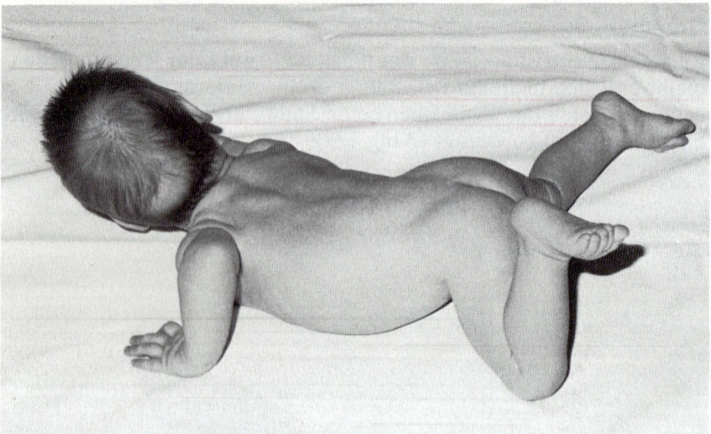

123

Sitzen: Hingesetzt zeigt sich mangelhafte Stabilität.

Besteht eine Hüftbeugehemmung, die das Kind nach hinten zieht, dann neigt es sich kompensatorisch nach vorn und hat dabei einen Rundrücken. Der Kopf kann nicht gerade hochgenommen werden, sondern wird nach vorn gebracht, um Gleichgewicht zu halten.

Ist das Kind aber schlaff, kippt es nach vorn und kann sich nicht in der aufrechten Position halten. Bei wechselndem Tonus schwankt es hin und her und hält keine Stabilität. Das Abstützen der Arme bzw. Hände kann durch Schulterretraktion, Fausthaltung, Armbeugung und starke Pronation verhindert werden. Bewegungen sind unkoordiniert (Abb. 124–126).

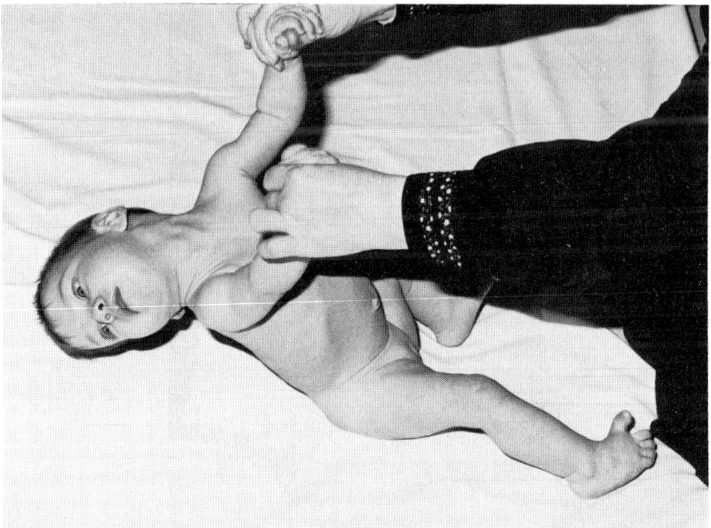

124

125

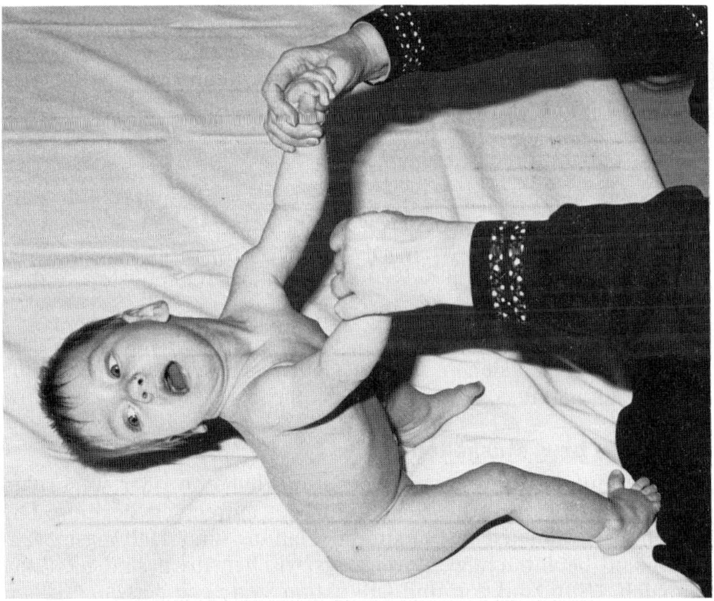

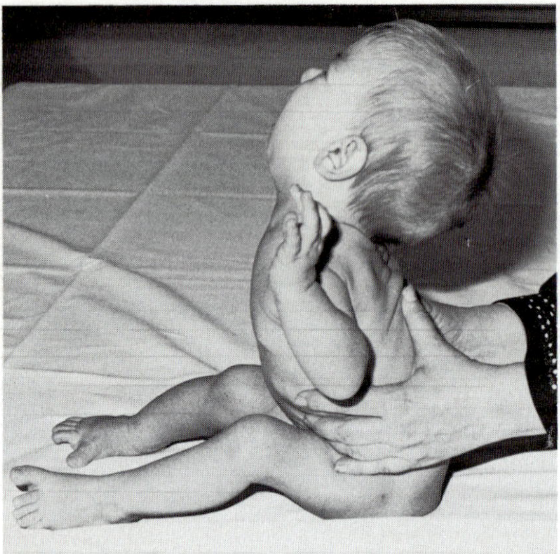

126

Hochziehen zum Stehen: Noch keine Mithilfe zum Hochziehen. Arme entweder im Ellenbogengelenk zu stark gebeugt oder zu stark gestreckt. Noch kein Belasten mit Gewichtsübernahme, wenn man versucht, das Kind hinzustellen. Spitzfußhaltung oder zu schlaffe Sprunggelenke verhindern dies. Sehr starkes Zehenkrallen. Noch starker Fußgreifreflex (Abb. 127).

Krabbeln: Noch kein Krabbeln möglich. Vierfüßlerstand kann manchmal kurzfristig gehalten werden, wenn man das Kind in die Position bringt. Seitsitz wird gelegentlich, jedoch oft nur auf einer Seite eingenommen und dies mit schlechter Rotation ohne Stabilität.

Stehen: Stehen nicht möglich, auch nicht mit Festhalten. Wenn das Kind versucht zu stehen, geht die Hüfte in extreme Beugung, die Knie rekurvieren sich. Manchmal deutliche Astasie.

Haltungs- bzw. Muskeltonus

Der Grundtonus ist entweder hyperton, hypoton oder wechselnd und beeinflußt damit die Stabilität in der aufrechten Position. Die Gelenkbeweglichkeit ist verändert. Haltung und Haltungsbewahrung sind beeinträchtigt. Bewegungszwischenstufen sind nicht gut möglich. Hüftabduktion und -adduktion sind verändert.

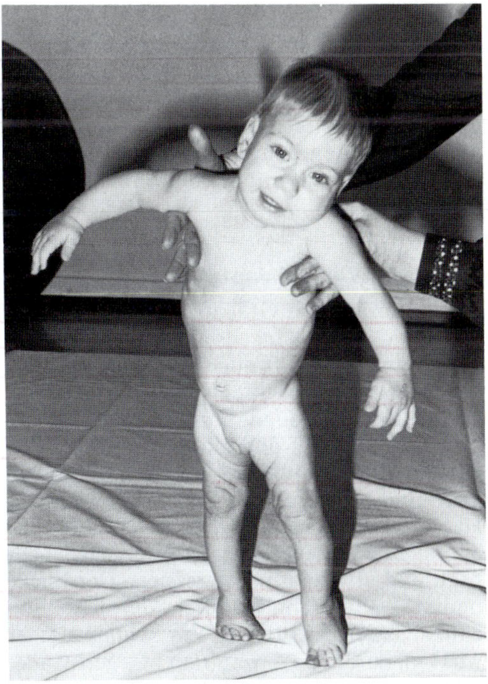

127

Bei Kindern mit persistierenden tonischen Haltemustern wird die Verteilung des Tonus in der Muskulatur beeinflußt und verstärkt damit die Tonusveränderungen.

8

Stellreaktionen

Die Stellreaktionen sind mangelhaft oder schlecht. Der Kopf wird nicht stabil im Raum gehalten und fällt ungesteuert nach vorn, zurück oder zur Seite. Bei Kindern, die sich viel in der Bauchlage befanden, wird der Kopf oft besser in dieser Position als aus der Rükkenlage heraus gehalten. Die Stellreaktionen des Körpers auf den Körper sind nicht gut genug, um die Haltung in aufrechter Position zu bewahren. Keine gute Einstellung im Raum bei Verlust des Gleichgewichtes.

Gleichgewichtsreaktionen

Kein gutes Gleichgewicht in Bauch- und Rückenlage und damit auch nicht im Sitzen. Keine gute Steuerung und Gegensteuerung bei Verlust des Gleichgewichtes. Sprungbereitschaft und Landau-Reaktion ungenügend oder gar nicht vorhanden.

Symmetrie

Das Kind kann aus einmal asymmetrisch eingenommener Position nicht wieder in die Symmetrie zurückkommen oder bevorzugt immer eine Seite, wobei die andere Seite gar nicht beachtet wird. Die unbeachtete Seite kann mehr an Armen bzw. Händen oder an Beinen bzw. Füßen betroffen sein. Das Kind schaut diese Seite kaum an und ergreift oft mit der betroffenen Hand nicht den Körper oder Gegenstände.

Feinmotorik und Adaptation

Kein koordiniertes Greifen, manchmal nur auffällig bei einer Hand. Das Kind schaut Gegenstände, die es greifen will, nicht an. Hände bzw. Hand dabei oft noch gefaustet, proniert und neben dem Körper liegend, unbeachtet. Wenn es greift und vielleicht auch anschaut, ist das Greifen sehr ungenau. Das Kind hat dabei oft keinen bzw. selten Erfolg und gibt bald auf. Keine Aktivitäten mit beiden Händen in der Mittellinie, wie „winke-winke" oder Händeklatschen. Das Kind probiert nicht aus, ob es einen Gegenstand greifen kann. Hat es einen Gegenstand in der Hand (z. B. mit Greifreflex), läßt es ihn nicht wieder los. Es schaut fallenden Gegenständen nicht nach und erscheint uninteressiert. Der Blick erscheint herumirrend und verbleibt nicht. Dadurch kein Fixieren. Wird ein Gegenstand einmal fixiert, verliert es ihn schnell wieder aus den Augen und wirkt dadurch unkonzentriert. Gegenstände, die das Kind haben will oder ausgelöste Geräusche, verursachen oft Unbehagen, ebenso unerwartete Lichteinwirkungen. Das Kind kann sich nicht schnell genug auf eine Änderung einstellen und wird dadurch unglücklich. Es schreit schrill oder jammernd, Unbehagen signalisierend. Andere Kinder scheinen durch solche Abweichungen nicht mehr irritiert zu werden und geben auf; sie werden still und wenden sich allzu schnell anderen Aktivitäten zu, die dann bei Mißerfolg ebensolches Unbehagen auslösen können.

Greifen

Da diese Kinder in keiner aufrechten Position stabil sind, fällt ihnen gezieltes Greifen schwer (vor allem beim schlaffen Kind). Bei zähflüssigen Bewegungen oder persistierenden tonischen Haltemustern gibt das Kind das Greifen auf. Jede Mobilisierung wirkt dann beängstigend und hat die entsprechende panische Reaktion zur Folge. Gegenstände außerhalb der Reichweite sind nicht zu erreichen, da das Kind zu instabil ist und sich aus starren Bewegungsmustern nicht befreien kann. Mangelhafte Stell- und Gleichgewichtsreaktionen verstärken das Unbehagen.

Das Verhalten des Kindes wirkt inadäquat, da ein falsches Raumempfinden vorliegt und nur ungenügende taktile Erfahrungen gesammelt werden. Das Kind lernt nicht, durch Greifen Gegenstände zu erkennen, und verarbeitet Signale falsch, so daß auch die Reaktionen für die Umwelt „falsch" erscheinen. Beim Ergreifen ist die Steuerung ungenügend, so daß der Griff entweder zu schwach oder zu stark ist. Dadurch werden Materialien falsch empfunden, die Differenzierung ist fast unmöglich.

Ist der Empfang, d. h. die Rezeption von Signalen falsch, kann die Reaktion nicht situationsangepaßt sein. Die Interaktion mit der Umwelt wird mißverständlich und damit nur verwirrender. Das Kind signalisiert Unbehagen.

Kleinere Gegenstände können nicht ergriffen werden, das Kind greift daneben und hat einen ständigen Mißerfolg. Manche Kinder geben auf. Sie wirken dann sehr schnell geistig behindert, obwohl sie bei intakter Motorik völlig normale Entwicklungsmuster gezeigt hätten.

Der zu ergreifende Gegenstand kann manchmal nicht angeschaut werden, d. h., eine Hand-Augen-Koordination entwickelt sich nicht oder nur ungenügend. Räumliche Erfahrungen, d. h. stereoskopisches Sehen kann sich nicht entwickeln, Gegenstände heben sich vom Hintergrund nicht ab. Agnosien und später Apraxien können sich einstellen.

Sprache und sozialer Kontakt

Sprache: Zeigt das Kind Störungen der Mundkoordination, kann es die ersten Doppelsilben nicht artikulieren. Die expressive Sprache wird verhindert. Das Kind kann sehr wohl auditiv lernen und hat dann später ein gutes Sprachverständnis, kann die Laute aber nicht ausdrücken, eigene Laute nicht gut genug imitieren. Da oft auch die Zunge im Tonus erhöht ist, kommt kein Laut heraus, das Kind wirkt stumm.

Sozialer Kontakt: Das Kind hat durch mangelhafte Fixierung oft keinen Kontakt zur Umwelt. Der Blick irrt herum und verweilt nicht, um mit der Bezugsperson Kontakt aufzunehmen. Diese Kinder wirken manchmal blind. Kommt ein mangelhaftes visuelles Lernen hinzu, gewinnt die Umwelt oft den Eindruck einer geistigen Behinderung und vermeint, autistische Züge bei dem Kind zu entdekken. Dieses erscheint mir besonders beachtenswert bei Kindern mit mangelhafter Kopfkontrolle oder starker Instabilität in aufrechter Position.

Zu starkes „Fremdeln" oder zu unkontrolliertes Lächeln mit übergroßem Zutrauen sollten Veranlassung geben, das Kind noch genauer zu beobachten. Die Mutter hat hierfür ein feines Gefühl und kann es oft sehr gut artikulieren. Man sollte sehr sorgfältig zuhören, wenn sie darüber spricht. Licht oder Geräusche veranlassen das Kind nicht zu einer entsprechenden Reaktion, sondern erzeugen Unbehagen oder Gleichgültigkeit.

Hören und Lokalisieren von Geräuschen

Das Kind wendet sich nicht sofort einer Geräuschquelle zu, obwohl man sicher sein kann (nach Kontrolle durch den Ohrenarzt), daß es hört. Akustische Signale werden offensichtlich falsch empfangen und somit auch nicht richtig verarbeitet, so daß die Reaktionen oft inadäquat sind.

Verschiedenartige Geräusche werden nicht differenziert und, wenn überhaupt, dann auch nicht richtig imitiert.

Bei manchen für das Ohr der Umwelt nicht unbedingt unangenehmen Geräuschen sind die Reaktionen des Kindes unerwartet. Das Kind zeigt extremes Unbehagen oder hält sich die Ohren zu. Es schreit ungehemmt.

Lautierung unter Beachtung der Atmung, des Saugens bzw. Schluckens

Kein oder ungenügendes Lautieren, keine Nuancen. Das Kind schreit fast nur laut, keine Modellierung der Laute, Atmung, Saugen und Schlucken sind nicht koordiniert, das Kind verschluckt sich oft und aspiriert.

Sehen und Augenbewegungen

Schlechte Augenmuskelkoordination, Strabismus. Keine gute Hand-Augen-Koordination, das Kind schaut angefaßte oder nahegebrachte Gegenstände nicht an. Personen werden nicht fixiert, angelächelt oder betrachtet. Gegenstände oder Personen werden nicht verfolgt, wenn sie außer Sichtweite geraten. Das Kind kann bei starken motorischen Auffälligkeiten nicht folgen oder erkennt die Gegenstände nicht, obwohl es sie sieht (nach Kontrolle durch den Augenarzt).

Verrichtungen des täglichen Lebens

Das Kind kann noch nicht Kekse oder Brot in die Hand nehmen und daran knabbern oder sie essen. Störungen der Mundkoordination, Nichterkennen von eßbaren Gegenständen, mangelhafte Stabilität und Koordination der Körpermotorik sind Gründe für ein solches Versagen. Kein Trinken oder Essen vom Löffel, schlechtes Saugen.

Manche Kinder zeigen starkes Unbehagen, wenn man versucht, sie mit dem Löffel zu füttern, da sie eine gestörte Mundsensibilität haben. Die Interaktion zwischen Mutter und Kind kann dadurch sehr gestört werden. Manchmal wird leider nicht erkannt, daß die Kinder deshalb weinen und sich wehren.

Emotionales Verhalten

Das emotionale Verhalten kann sehr stark gestört sein, wie aus dem Vorhergesagten hervorgeht. Jedes Nichterkennen und dadurch Erzwingen oder die Entwicklung von mütterlicher und kindlicher Frustration können das Verhalten des Kindes negativ beeinflussen. Die gestörte Interaktion zwischen Mutter und Kind sowie zwischen Umwelt und Kind erzeugen beim Kind negative Emotionen. Diese stoßen meistens auf das Unverständnis der Umwelt, was die Situation noch verschärft. Soziale Signale werden von seiten des Kindes verkannt, fehlinterpretiert und entsprechend falsch verarbeitet. Entsprechend reagiert die Umwelt. Das positive Feedback bleibt aus. Das Kind reagiert mit Unbehagen oder fast kaum noch.

Entwicklung

Keine stabilisierte Entwicklung des Kindes. Die aufrechte Position wird, wenn überhaupt, oft nur ungenügend eingenommen. Das Kind ist sehr unsicher in allen Bereichen. Es wirkt dadurch unruhig oder zu ruhig, was in diesem Alter von der Umwelt aber nicht als so unangenehm empfunden wird. Die geistige Entwicklung und der soziale Kontakt erscheinen gestört. Die Umwelt hat manchmal den Eindruck, daß das Kind nicht richtig sieht oder hört oder, daß eine geistige Behinderung vorhanden ist, obwohl davon nicht die Rede sein kann.

Die Signale des Kindes erscheinen nicht an die Situation angepaßt, zu starke Unruhe oder Ruhe sind oft vorhanden. Gestörter Schlaf-Wach-Rhythmus kann die Folge sein. Die sensorische und motorische Integration ist ungenügend, die weitere Entwicklung dadurch erheblich gestört. Die Sozialisierung des Kindes im Hinblick auf seine Umwelt ist gestört; die Umwelt empfindet es als unangenehm und negativ, lehnt das Kind ab, und dieses lernt nicht, sich zu verselbständigen. Das Kind wird sehr stark abgeschützt und verbleibt in regressiven Verhaltensmustern.

Neunter Monat

Normal

Grobmotorik

Rücken- und Bauchlage: Wird als Haltung kaum noch eingenommen. Das Kind dreht sich über die Seitlage und kommt so zum Sitzen. Manchmal geht das Kind aus der Bauchlage erst in den Vierfüßlerstand und dann über Seitverlagerung zum Sitzen (Abb. 128, 129).

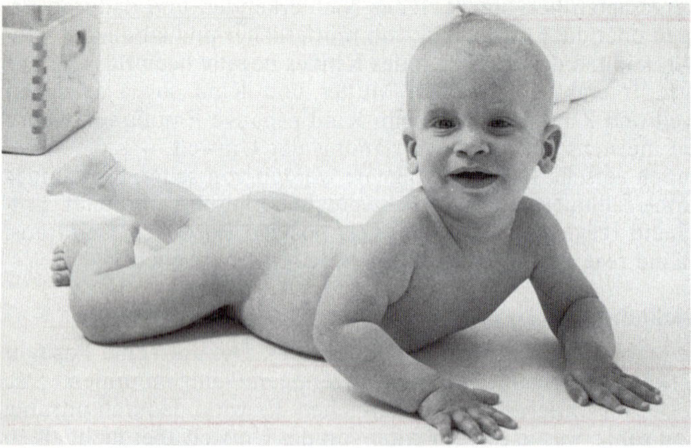

128

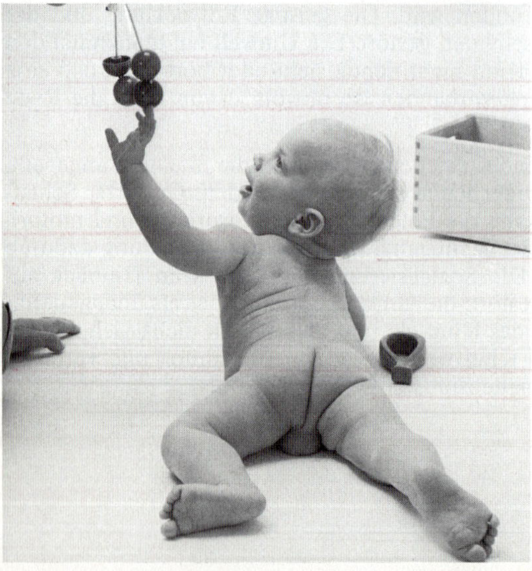

129

Sitzen: Das Kind sitzt stabil und kann bei Verlust des Gleichgewichtes mit Gegenbewegungen im Körper reagieren. Es kann sich nach vorn und zur Seite abstützen und zeigt eine gute Rotation im Rumpfbereich. Symmetrische Haltung kann eingenommen werden.

Es dreht sich auf dem Gesäß sitzend um die Achse und rutscht vorwärts. Manche Kinder behalten diese Art der Fortbewegung lange bei und kommen deshalb erst spät zum Krabbeln (Abb. 130, 131).

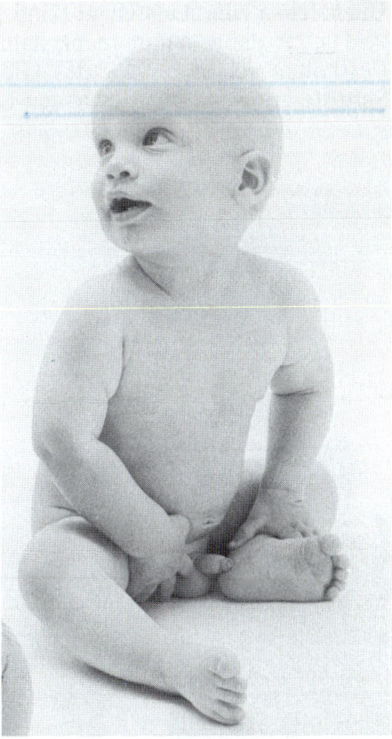

130

131

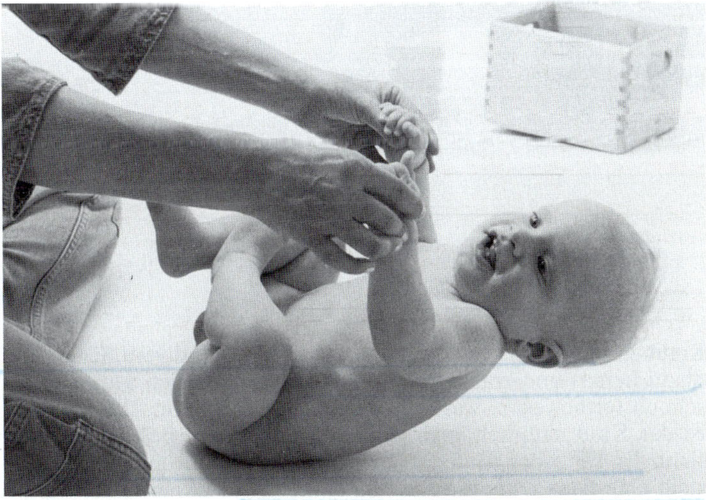

Hochziehen zum Aufstehen: Kind zieht sich hoch an Gegenständen und steht dann schon recht stabil. Es wippt auf und nieder. Mit Festhalten schon recht gutes Gleichgewicht. Es macht die ersten Schritte zur Seite mit Festhalten (Abb. 132).

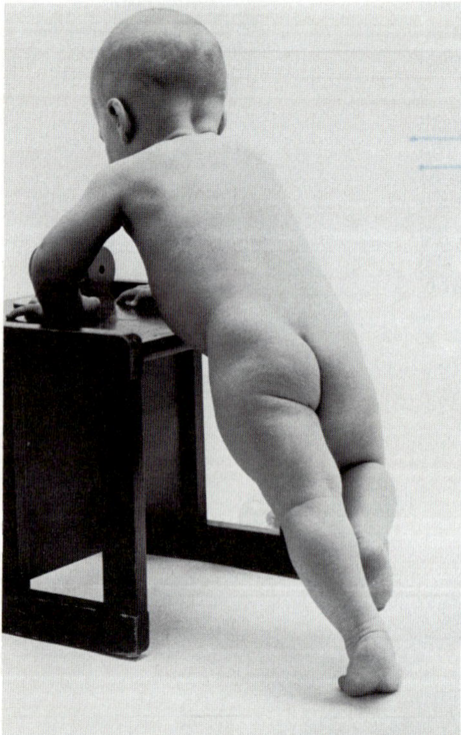

132

Krabbeln: Das Kind kommt in den Vierfüßlerstand vom Sitzen und Stand heraus und krabbelt mit Rotation. Es kann sich dadurch sehr schnell fortbewegen, was ihm sichtlich auch Spaß macht. Dadurch ist das Kind natürlich auch gefährdet und bedarf besonderer Aufsicht. Es kann der Mutter folgen oder diese muß ihm folgen, das stellt eine neue Dimension der Interaktion dar (Abb. 133, 134).

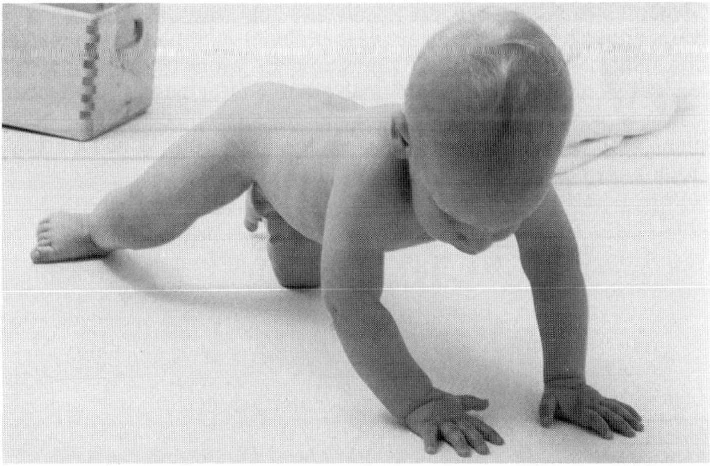

133

134

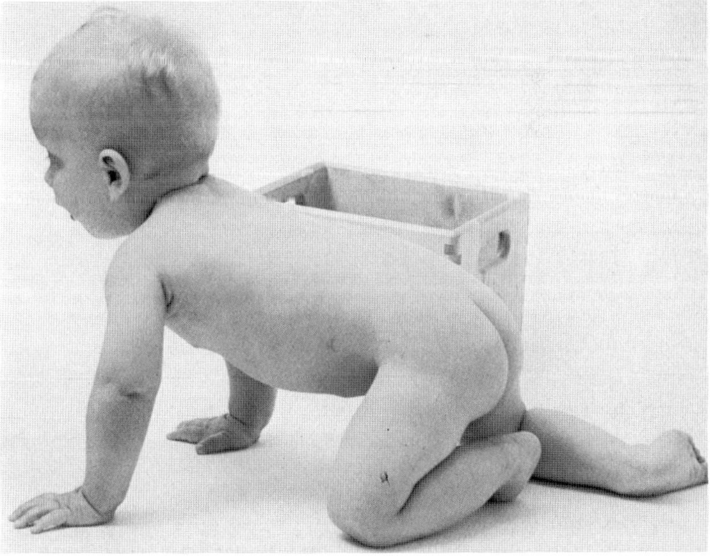

Stehen: Das Kind steht mit Festhalten und läuft an Möbeln seitwärts entlang. Kurzfristig kann es manchmal schon losgelassen werden, fällt dann aber in die Sitzposition. Es wippt beim Stehen mit leichter Kniebeugung. Manchmal auch Hüftbeugung, kann aber schon strecken. Weil sich das Kind in aufrechter Haltung noch nicht schnell genug fortbewegen kann, geht es aus dem Stand oft rasch zum Krabbeln über (Abb. 135).

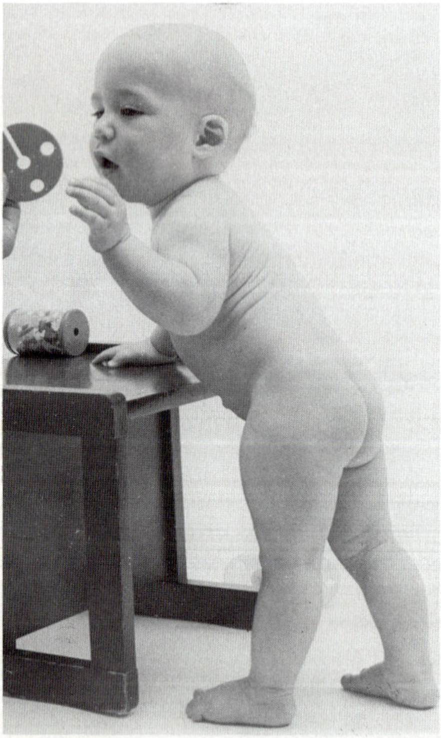

135

Haltungs- bzw. Muskeltonus

Durch die Stabilität hat sich der Tonus gut einreguliert. Das Kind kann damit Bewegungen ausführen und die Haltung bewahren. Die Gelenke sind beweglich und für die aufrechte Position vorbereitet. Gute Hüftabduktion.

Stellreaktionen

Gute Stellung des Kopfes im Raum, gutes Körperschema. Bei Verlust des Gleichgewichtes stellt sich das Kind im Raum durch Gegenbewegungen ein, noch nicht stabil.

Gleichgewichtsreaktionen

Gutes Gleichgewicht in Rücken-, Bauchlage und in der Sitzposition. Das Kind kann durch Gegenbewegungen das Gleichgewicht bewahren oder wiederherstellen und kann sich abstützen nach vorn, zur Seite, aber noch nicht nach hinten. Gute Sprungbereitschaft, gute Landau-Reaktion.

Symmetrie

Symmetrische Haltung. Das Kind kann aus einer asymmetrischen Haltung in eine symmetrische zurückgelangen. Es vermag zwar mit beiden Händen zu hantieren, bevorzugt aber schon eine Hand deutlich.

Feinmotorik und Adaptation

Das gut ergriffene Spielzeug kann in diesem Alter losgelassen werden. Das Kind wirft es weg. Es greift kleine Gegenstände zwischen Daumen und gekrümmtem Zeigefinger (Kneifzangengriff). Es klatscht in die Hände und macht „winke-winke". Es reagiert auf „wie groß bist du?" mit Händehochheben, um zu demonstrieren, daß es groß ist. Noch keine Höhenbegrenzung. Interessiert sich für feinere Reize, z. B. Uhrenticken und Telefonhörer. Zeigt mit dem Zeigefinger auf Bilder. Versucht schon mit Festhalten durch beide Hände eine Tasse zum Trinken zu halten. Nimmt sich etwas vom Kopf herunter (z. B. Tuch usw.).

9

Greifen

Es greift nach Gegenständen in allen Positionen, in denen es Gleichgewicht hat. Es erreicht Gegenstände auch außerhalb der Reichweite. Die Hände sind offen und die Finger für feinere Tätigkeiten vorbereitet. Das Kind schaut an, was es ergreift. Die Hände kommen in Mittellinie zusammen, es spielt mit seinen Händen, Füßen und seinem gesamten Körper und lernt ihn dadurch kennen. Es tastet und berührt Objekte, lernt Materialien und deren angenehme und unangenehme Oberflächen kennen und zu unterscheiden und zeigt daraufhin Reaktionen des Behagens und Unbehagens.

Es ergreift schmale Gegenstände mit Daumen und Zeigefinger im Kneifzangengriff. Gute Supination mit frei beweglichen Schultern. Gutes Ausstrecken nach vorn und zur Seite.

Sprache und sozialer Kontakt

Sprache: Kind sagt Doppelsilben und imitiert Laute, die es hört oder selbst macht. Es „erzählt" viel und gern. Es beginnt zu flüstern, d. h. seine Stimme zu modulieren. Zungenspitzentätigkeit.

Sozialer Kontakt: Blickkontakt gut, das Kind lächelt und schaut freundlich, wenn es keine Angst hat. Es versteht einfache Fragen. Fragt man, „wo ist die Mama?", dann schaut es in die Richtung. Fremde werden skeptisch betrachtet. Jeder Eingriff in seine Wünsche werden mit Schreien beantwortet. Es verweigert sozialen Kontakt, wenn es nicht will. Man kann es allerdings ablenken. Es versteckt sich hinter Gegenständen, steckt Gegenstände in Gefäße und holt sie heraus.

Hören und Lokalisieren von Geräuschen

Das Kind horcht auf Geräusche und wendet sich zur Geräuschquelle. Es unterscheidet Tonqualitäten. Unangenehme Laute beantwortet es mit Unbehagen. Es hört seine eigenen Geräusche und imitiert sie oder auch Außengeräusche.

Lautierung unter Beachtung der Atmung, des Saugens bzw. Schluckens

Gute Lautierung mit Nuancen. Wiederholung und Veränderung von Geräuschen. Das Kind schreit leise und laut mit dem Bedürfnis, sich seiner Umwelt verständlich zu machen; Erzähllaute. Gute Atmung, Saugen und Schlucken koordiniert.

Sehen und Augenbewegungen

Gute Augenmuskelkoordination. Gute Hand-Augen-Koordination. Das Kind schaut Personen und Gegenstände an. Es betrachtet Objekte in seinen Händen. Es verfolgt in allen Ebenen. Kein Strabismus.

Verrichtung des täglichen Lebens

Das Kind beginnt, den Löffel in die Hand zu nehmen, trinkt aus einer hingehaltenen Tasse und kann sie mit beiden Händen umgreifen. Ißt Kekse. Ißt vom Löffel. Es läßt sich manchmal schon auf den Topf setzen, noch keine Sauberkeitsentwicklung.

Emotionales Verhalten

Guter Blickkontakt. Der soziale Kontakt ist gut. Das Kind wirkt nur ängstlich, wenn es ersichtlichen Grund hat. Es läßt sich nicht gern anfassen und äußert seine Wünsche deutlich und entschieden. Es wählt sich seine Bezugspersonen aus und verweigert Kontakte, die es nicht wünscht. Es reagiert auf „nein" und „ja".

Geschicktes Taktieren hat es inzwischen gelernt und schwache Punkte der Erwachsenen herausgefunden. Es ist neugierig und hat Spaß am Entdecken, was unter Umständen gefährlich sein kann und eine erhöhte Wachsamkeit der Mutter erfordert. Es ist für jede Hilfestellung zum Erreichen von Gewünschtem dankbar, sofern dies seinen Bedürfnissen angepaßt ist.

Entwicklung

Das Kind ist stabiler geworden und schon recht gut in aufrechter Position. Die Bewegungszwischenstufen werden besser. Das Kind zieht sich hoch zum Stand und versucht noch unsicher, sich zur Seite zu bewegen. Die Umwelt wird exploriert. Das Kind entwickelt sich geistig durch die Fähigkeit, seine Lage im Raum verändern zu können. Es bewegt sich ständig, um irgend etwas zu erreichen. Es hat Spaß am Lernen und bezieht die Umwelt mit ein. Die Mutter erhält Signale, die es ihr ermöglichen, das Kind langsam zu verselbständigen. Sie muß ständig präsent sein, weil das Kind sich sonst verletzen könnte. Es geht an alles heran und muß es kennenlernen.

Das Kind lernt alle Tricks, die es ihm ermöglichen, die Menschen der Umwelt an sich zu ziehen, die ihm helfen sollen, sein Wirkungsfeld zu erweitern. Vieles möchte es aber jetzt allein machen; es hängt nun von der Umwelt ab, inwieweit diese Verselbständigung einen normalen Weg geht.

Zehnter Monat

Normal

Grobmotorik

Rücken- und Bauchlage: Manche Kinder schlafen in Rückenlage, andere in Bauchlage. Dies spielt aber bei der Untersuchung keine Rolle, hierbei wird die Rückenlage abgelehnt. Sie wird als Haltung nicht mehr eingenommen und als unangenehm empfunden. Das Kind dreht sich sofort über beide Seiten. Es kommt daraus zum Sitzen, manchmal auch über Vierfüßlerstand. Das Kind gelangt aus dieser Stellung auch zum Krabbeln (Abb. 136).

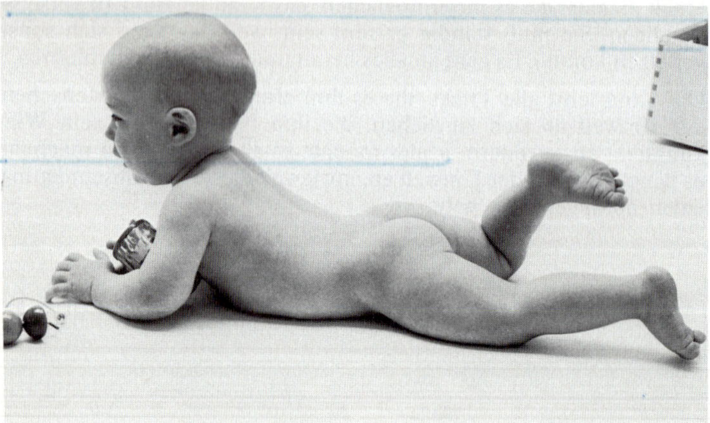

136

Hochziehen zum Sitzen: Das Kind zieht sich hoch zum Sitzen und kommt auch ohne Hilfe in diese Position (Abb. 137, 138).

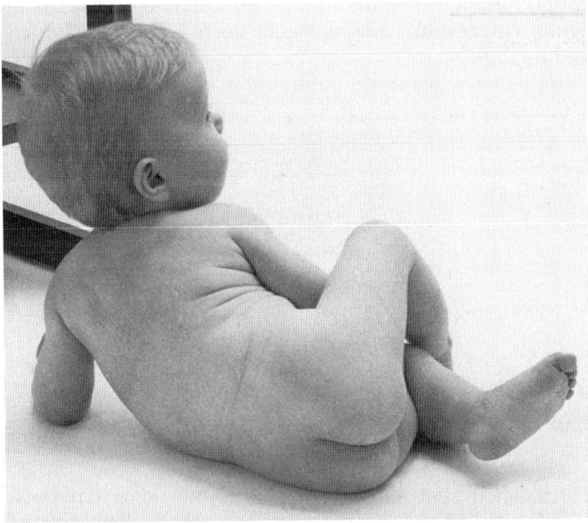

137

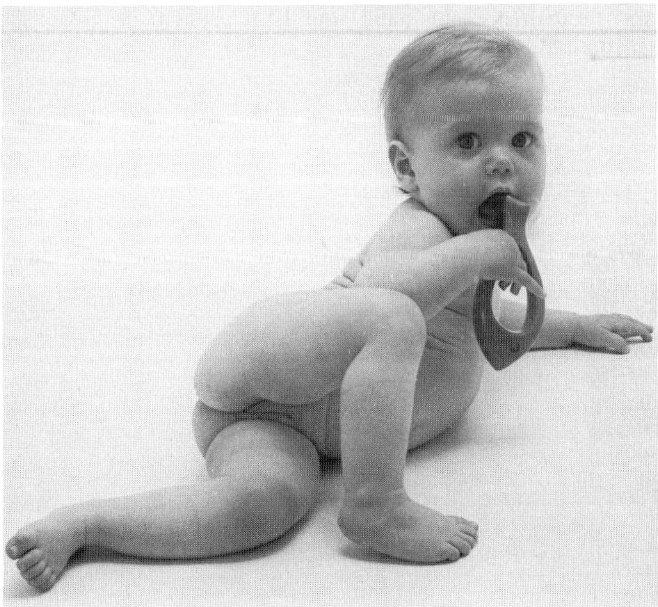

138

Sitzen: Das Kind kommt selbständig zum Sitzen und sitzt frei mit gutem Gleichgewicht. Es stützt sich nach vorn, zur Seite und nach hinten ab. Gute Rotation. Symmetrische Haltung möglich. Das Kind rutscht im Sitzen nach vorn und um die eigene Achse (Abb. 139).

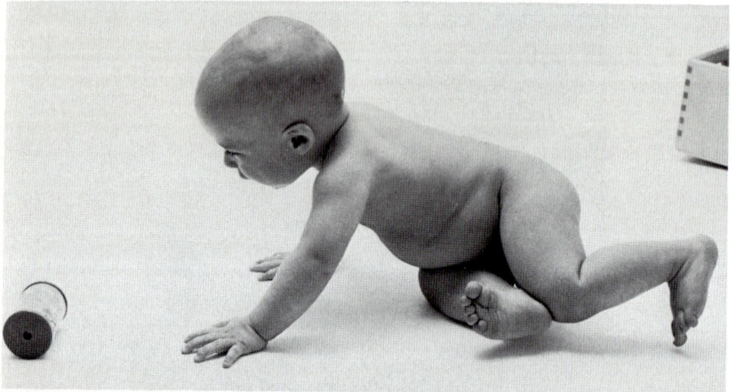

139

Hochziehen zum Aufstellen: Das Kind zieht sich hoch an Gegenständen, kann aber manchmal auch schon allein aufstehen. Es steht mit Festhalten recht stabil und läuft seitlich an Gegenständen entlang (Abb. 140).

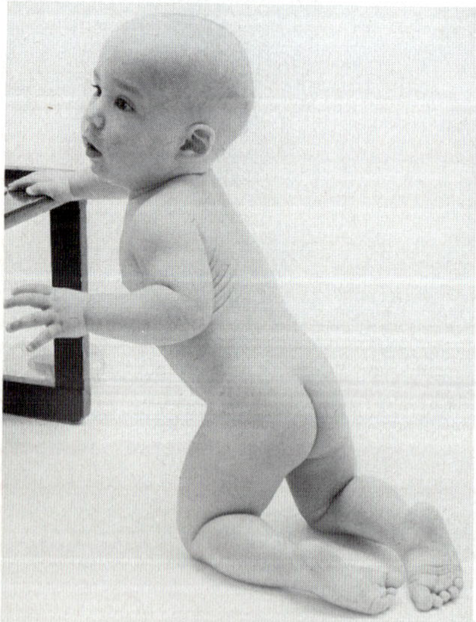

140

Krabbeln: Das Kind kann schnell und mit guter Rotation krabbeln. Es kommt in den Vierfüßlerstand aus dem Sitzen und Stehen. Diese Art der Vorwärtsbewegung wird von der Umwelt genau beachtet, da das Kind, um alles zu ergreifen und zu begreifen, sich ständig in Gefahr begibt (Abb. 141, 142).

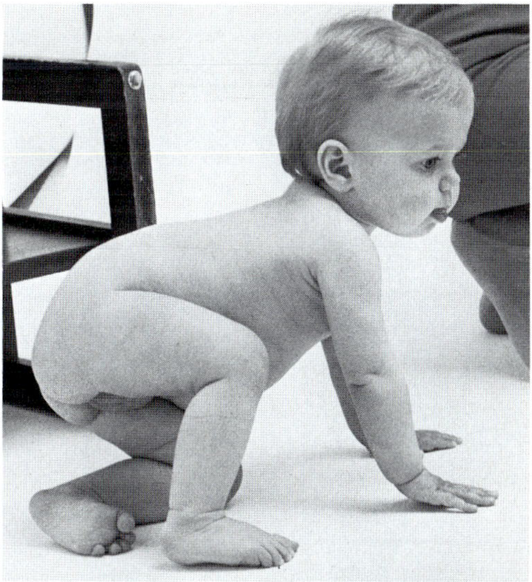

141

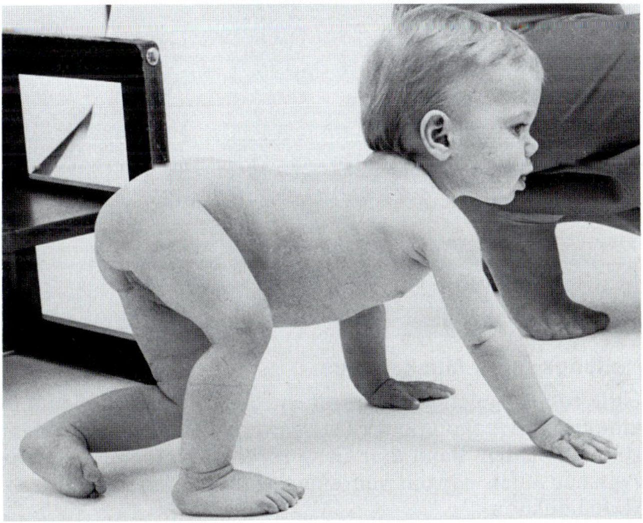

142

Stehen: Manchmal läßt das Kind schon los, kann aber noch keine Schritte machen. Meistens läuft es an den Möbeln seitlich entlang. Schon recht stabil. Setzt sich aus dieser Position hin, schon recht gute Bewegungszwischenstufen dabei. Von der Stehposition oft in die Krabbelposition (Abb. 143).

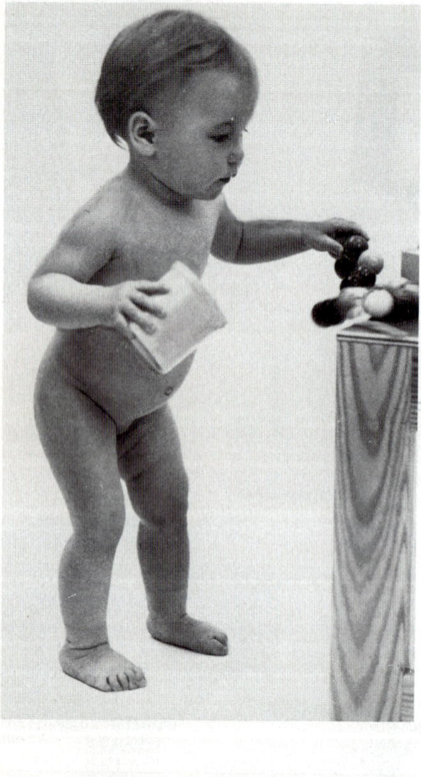

143

Haltungs- bzw. Muskeltonus

Gute Tonusregulation, entsprechend der gewünschten Spannung, um motorisch zu funktionieren. Die schwerkraftabhängigen Gelenke sind zum aufrechten Stand und Gang recht gut vorbereitet. Bewegungszwischenstufen hängen von einem gut regulierten Tonus ab. Gute Hüftabduktion.

Stellreaktionen

Gute Stellreaktionen im Raum.

Gleichgewichtsreaktionen

Gutes Gleichgewicht in Rücken- wie Bauchlage und in Sitzposition, noch keine im Stand. Gute Reaktionen bei Verlust des Gleichgewichtes. Abstützen gut.

Symmetrie

Symmetrische Haltung konstant möglich. Das Kind kommt aus der Asymmetrie in die Symmetrie. Es hantiert mit beiden Händen, bevorzugt aber eine deutlich.

Feinmotorik und Adaptation

Reicht Spielzeug weiter und läßt auch schon einmal los. Es wirft Spielzeug nach unten und erwartet vom Erwachsenen, daß er es aufhebt und das Spiel von vorn beginnt. Das Kind ergreift kleine Gegenstände mit Daumen und gebeugtem Zeigefinger (Kneifzangengriff).

Es holt Gegenstände aus einem Behälter und legt sie zurück. Findet Gegenstände noch nicht, wenn man sie vor den Augen des Kindes versteckt hat. Es interessiert sich für feinere Reize wie Uhrticken. Spielt gern mit dem Telefon, horcht aber nur hinein. Spielt schon recht konzentriert mit Würfeln und anderen ähnlichen Gegenständen. Trinkt aus der Tasse und nimmt sie in beide Hände, wenn sie ihm gereicht wird.

Greifen

Es greift nach Gegenständen in allen Positionen, in denen es Gleichgewicht hat. Es erreicht Gegenstände auch außerhalb der Reichweite. Die Hände sind offen, die Finger für feinere Tätigkeiten frei.

Das Kind schaut an, was es ergreift. Die Hände kommen in der Mittellinie zusammen, es spielt mit seinen Händen, Füßen und seinem gesamten Körper und lernt ihn besser kennen. Es tastet und berührt Objekte und lernt Materialien kennen sowie angenehme und unangenehme Oberflächen unterscheiden und zeigt daraufhin Reaktionen des Behagens und Unbehagens.

Es greift schmale Gegenstände mit dem Daumen und gebeugtem Zeigefinger in Kneifzangengriff. Gute Supination mit frei beweglicher Schulter. Auswechseln von Gegenständen von einer Hand in die andere (Hand-Hand-Koordination). Gutes Ausstrecken nach vorn, zur Seite und nach hinten.

Sprache und sozialer Kontakt

Sprache: Das Kind sagt Doppelsilben in Ketten. „Mama“ und „Papa“ noch ungerichtet. Es reagiert auf seinen Namen und auf Aufforderungen wie „Gib mir“. Es imitiert Laute, die es selber macht und die es hört, „erzählt“ viel und gern. Es moduliert seine Stimme laut und leise, es flüstert. Es spielt mit der Zunge und spielt mit dem Speichel, um Geräusche zu erzeugen.

Sozialer Kontakt: Es beginnt zu verstehen, wenn man es tadelt oder lobt. Es tut, was die Mutter möchte und es dafür lobt. Will es etwas tun, für das man es getadelt hat, wendet es Tricks an. Es reagiert auf Aufforderungen mit den ihm in dem Alter zur Verfügung stehenden Mitteln, z. B. Hinschauen usw. Fremde werden skeptisch betrachtet, die Kontaktaufnahme ist aber offen. Es lacht laut oder lächelt. Es verweigert aber auch Kontakt, wenn dieser ihm unangenehm ist oder es nicht will. Behagen und Unbehagen werden geäußert. Man kann das Kind aber einfühlend ablenken.

Kind versteckt sich, d. h. fängt an, mit anderen zu spielen und nicht nur neben anderen.

Hören und Lokalisieren von Geräuschen

Horcht, wenn es Geräusche hört, und wendet sich zur Geräuschquelle. Das Kind unterscheidet Qualitäten. Unangenehme Laute beantwortet es mit Unbehagen. Es hört seine eigenen Geräusche und imitiert sie wie auch Außengeräusche.

Lautierung unter Beachtung der Atmung, des Saugens bzw. Schluckens

Gute Lautierung mit Nuancen. Wiederholung und Veränderung von Geräuschen. Das Kind schreit leise und laut mit dem Bedürfnis, sich seiner Umwelt verständlich zu machen. Erzähllaute. Gute Atmung, Saugen und Schlucken koordiniert.

Sehen und Augenbewegungen

Gute Augenmuskelkoordination. Gute Hand-Augen-Koordination. Es schaut Personen und Gegenstände an. Es betrachtet Objekte in seinen Händen. Es verfolgt sie in allen Ebenen. Kein Strabismus.

Verrichtungen des täglichen Lebens

Das Kind nimmt den Löffel, um selbständig zu essen, muß aber noch gefüttert werden. Trinkt aus einer hingehaltenen Tasse und umgreift sie mit beiden Händen. Es trinkt allein daraus, ißt Kekse. Es läßt sich manchmal schon auf den Topf setzen. Noch keine Blasenkontrolle.

Emotionales Verhalten

Guter Blickkontakt. Der soziale Kontakt ist gut. Das Kind wirkt nur ängstlich, wenn es einen ersichtlichen Grund hat. Es läßt sich nicht gerne anfassen und äußert seine Wünsche deutlich und entschieden. Es wählt sich seine Bezugspersonen aus und verweigert Kontakte, die es nicht wünscht. Es reagiert auf „nein" und „ja". Geschicktes Taktieren hat es inzwischen gelernt und schwache Punkte der Erwachsenen herausgefunden.

Es ist neugierig und hat Spaß am Entdecken, was unter Umständen gefährlich sein kann und eine erhöhte Wachsamkeit der Mutter bedingt. Es ist für jede Hilfestellung dankbar, wenn sie seinen Bedürfnissen angepaßt ist.

Entwicklung

Dieses Alter ist die Zwischenstufe von der Horizontalen in die noch instabile Vertikale. Die Bewegungszwischenstufen werden besser und stabiler. Das Kind zieht sich zum Stand hoch und versucht, auch loszulassen. An Möbeln geht es entlang und krabbelt. Es beginnt damit seine Umwelt zu beunruhigen, man kann es nicht mehr allein lassen, sondern muß sehr aufpassen, da es alles anfaßt und hinunterreißt.

Das aber ist die ihm gegebene Möglichkeit, seine Umwelt kennenzulernen. Die Menschen der Umwelt bringen ihm ständig etwas bei, da das Kind es fordert. Es lernt in diesem Alter sehr viel und schnell. Die Vorbereitungen für den aufrechten Gang und für die Sprache sind abgelaufen. Jetzt beginnt das Kind sich in dieser aufrechten Position zu bewegen und wendet die erlernte Sprache an. Es horcht und macht selber sehr viel Laute. Es wird zum eigenen Gefallen selbständiger. Seine Umweltkontakte werden differenzierter, es wählt aus und reagiert mit Emotionen, die Signalwirkung auf die Umwelt haben.

Zwölfter Monat

Normal

Grobmotorik

Rücken- und Bauchlage: Als Position höchstens im Schlafen eingehalten, im Wachzustand nicht; Rückenlage ist dem Kind sogar unangenehm. Es dreht sich über beide Seiten. Es kommt zum Sitzen über Seitsitz. Über Vierfüßlerstand zum Krabbeln.

Hochziehen zum Sitzen: Das Kind zieht sich zum Sitzen hoch, wird sich aber auch ohne Festhalten in die Sitzposition über die Halbdrehung bringen.

Sitzen: Das Kind sitzt frei mit gutem Gleichgewicht und kann sich nach allen Seiten abstützen. Guter Langsitz mit gebeugter Hüfte und gestrecktem Rücken. Beine außenrotiert. Gute Rotation, symmetrische Haltung (Abb. 144).

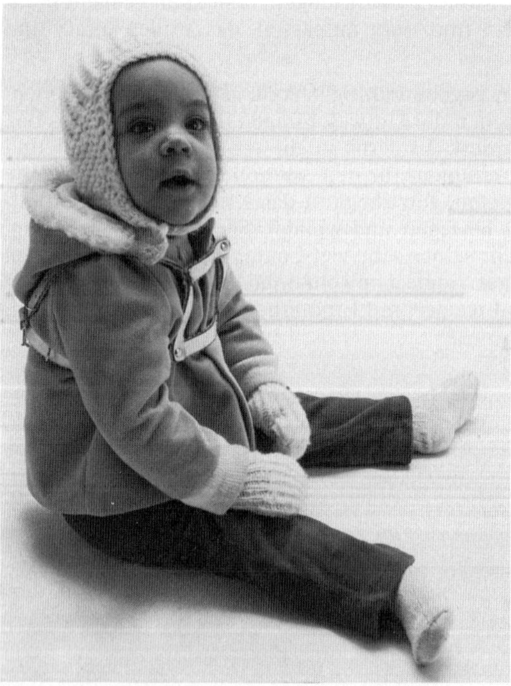

144

Hochziehen zum Aufstellen: Das Kind kann sich zum Stand hochziehen, steht aber manchmal auch ohne anzufassen frei auf, manchmal über Bärenstand. Manche Kinder können sich schon aus dem Stand, wenn auch noch ohne Gleichgewicht, vorwärtsbewegen (wenige Schritte). Es läuft an den Möbeln entlang, und zwar bereits recht schnell. Geht von dort gern in die Krabbelposition und krabbelt rasch (Abb. 145).

145

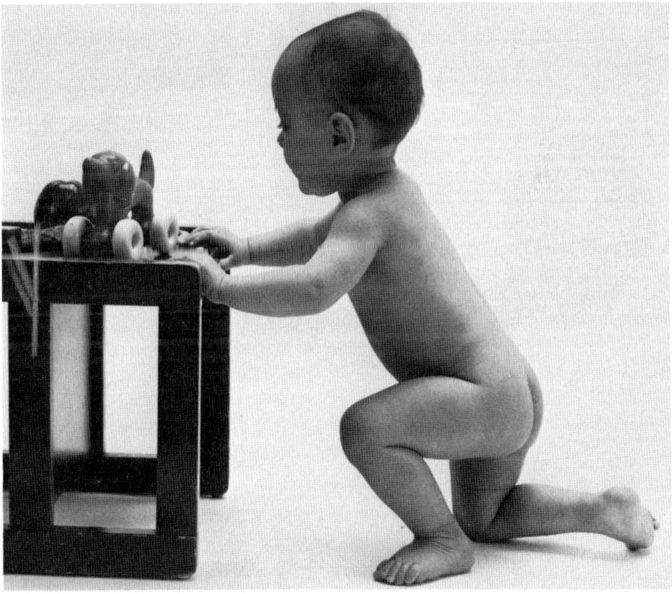

Krabbeln: Das Kind krabbelt mit Rotation und Gleichgewicht. Es bevorzugt diese schnellere Fortbewegung noch. Aus dieser Haltung kommt es zum Sitzen und Stehen. Diese Art der Fortbewegung ist gefährlich, und die Umwelt muß sehr aufpassen, damit dem Kind nichts passiert (Abb. 146, 147).

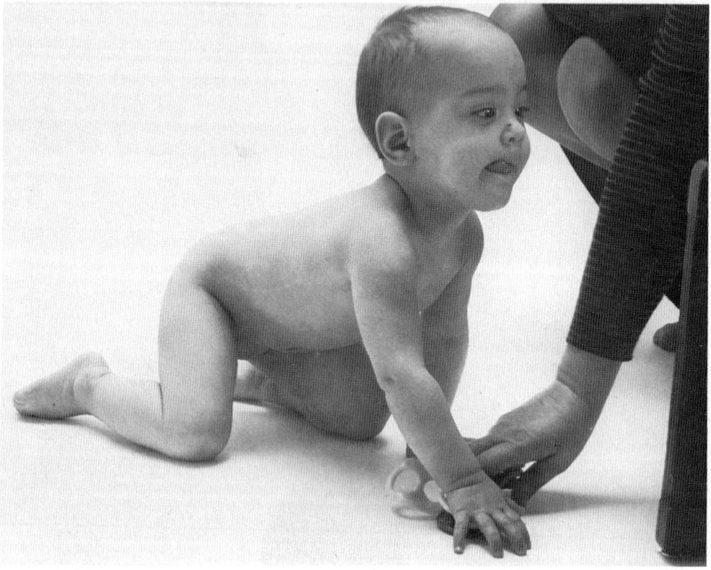

146

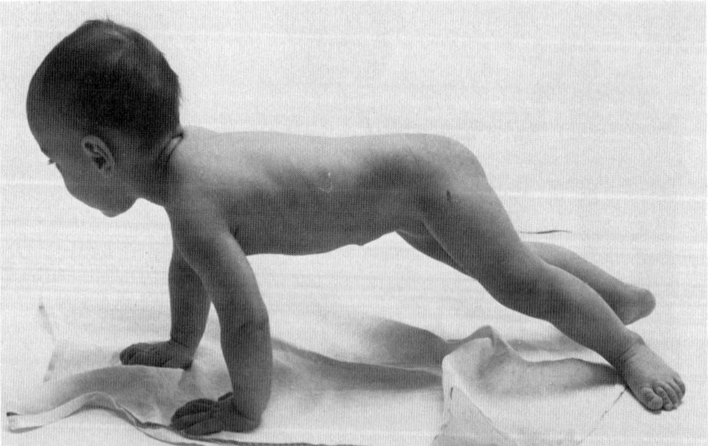

147

Stehen und Laufen: Es steht frei, wenn auch noch ohne Gleichgewicht und oft noch ohne die Möglichkeit, sich in dieser Position fortzubewegen. Es macht manchmal unsichere Schritte, manche Kinder laufen schon, wenn auch noch breitbasig-unsicher. Beim Hinsetzen schon recht gute Bewegungszwischenstufen (Abb. 148).

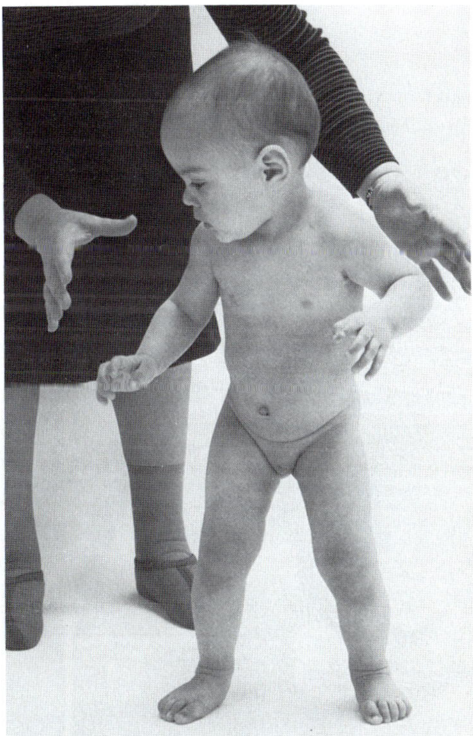

148

Haltungs- bzw. Muskeltonus

Der Tonus ist so reguliert, daß das Kind, wenn auch noch mit mangelhaftem Gleichgewicht, gut motorisch funktionieren kann. Die Gelenke, schwerkraftabhängig, sind für die aufrechte Position gut vorbereitet. Schon recht gute Bewegungszwischenstufen. Gute Hüftabduktion.

Stellreaktionen

Gute Stellreaktionen im Raum (Abb. 149, 150).

149

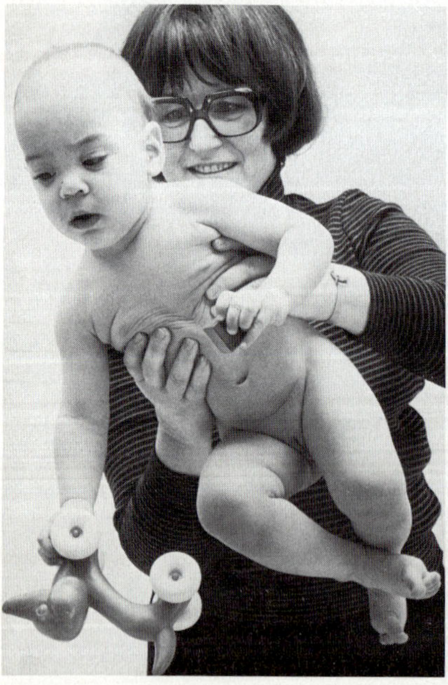

150

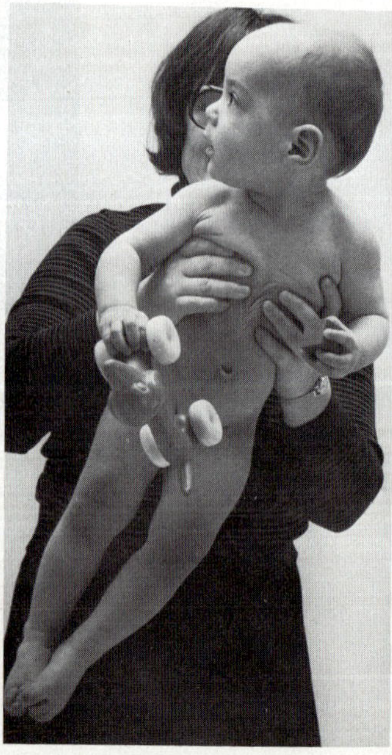

Gleichgewichtsreaktionen

Gutes Gleichgewicht in Rücken-, Bauchlage, Sitzen und Krabbeln. Im Stand noch unsicher. Gute Reaktionen bei Verlust des Gleichgewichtes, gutes Abstützen (Abb. 151).

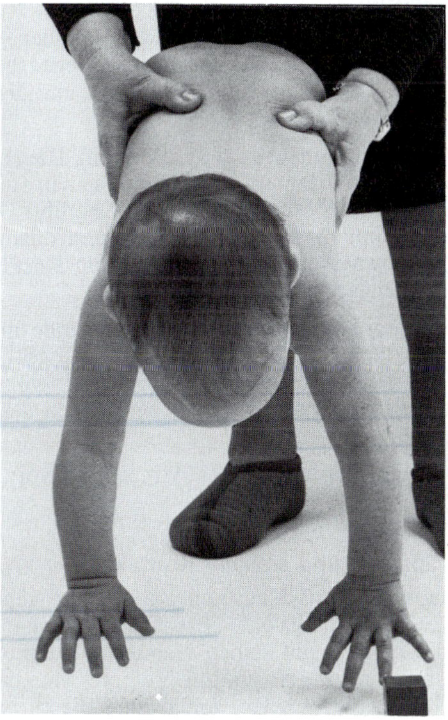

151

Feinmotorik und Adaptation

Das Kind holt Spielzeug aus einem Kasten und legt es auch wieder zurück. Es reicht Spielzeug weiter und gibt es frei; findet verstecktes Spielzeug; läßt kleine Gegenstände durch eine enge Öffnung, z. B. einer Flasche, fallen. Zieht Spielzeug zu sich heran oder hinter sich her.

Es holt Gegenstände aus einem Behälter und tut sie zurück. Eine Münze wird mit Daumen und Zeigefinger aufgenommen im Kneifzangengriff. Auch kleinste Krümel und Fädchen werden geschickt aufgenommen. Es trinkt selbständig aus der Tasse, wenn man sie ihm in die Hand gibt.

Spielt gerne mit dem Telefon, horcht hinein und interessiert sich für feinere Reize wie z. B. Uhrticken.

Das Kind spielt konzentriert und setzt einen Würfel auf einen anderen. Es schlägt zwei Würfel aufeinander.

Greifen

Es greift nach Gegenständen in allen Positionen, in denen es Gleichgewicht hat. Es erreicht Gegenstände auch außerhalb der Reichweite. Die Hände sind offen und die Finger für feinere Tätigkeiten frei.

Das Kind schaut an, was es ergreift. Die Hände kommen in der Mittellinie zusammen, es spielt mit seinen Händen, Füßen und seinem gesamten Körper. Es tastet und berührt Objekte und lernt Materialien kennen sowie angenehme und unangenehme Oberflächen zu unterscheiden und zeigt daraufhin Reaktionen des Behagens und Unbehagens.

Es greift schmale, kleine Gegenstände mit dem Daumen und gebeugtem Zeigefinger im Kneifzangengriff. Gute Supination mit frei beweglichen Schultern. Auswechseln von Gegenständen von einer Hand in die andere mit Überkreuzen der Mittellinie (Hand-Hand-Koordination).

Gutes Ausstrecken des Armes nach vorn, zur Seite und nach hinten.

Sprache und sozialer Kontakt

Sprache: Das Kind sagt 1-3 sinnbezogene Worte wie „ham-ham“, „wau-wau“, „ga-ga“. „Papa“ und „Mama“ werden gerichtet gesagt. Es reagiert auf seinen Namen und auf Aufforderungen wie „Gib mir“ und kurzfristig auf Verbote wie „nein“ und „ja“. Es imitiert Laute, die es selber macht und die es hört. Es „erzählt“ viel und gerne. Es moduliert seine Stimme laut und leise, es flüstert. Es spielt mit der Zunge und mit dem Speichel, um Geräusche zu erzeugen. Recht gutes Sprachverständnis.

Sozialer Kontakt: Es versteht, wenn man tadelt oder lobt. Es tut, was die Mutter möchte, um ihr zu gefallen, wenn sie es lobt. Hat es aber eigene Wünsche, wendet es schon Tricks an, um diese auch zu erreichen. Es merkt recht gut, wenn es die Umwelt irritiert. Es nutzt seine Stellung als hilfloses Wesen recht gut aus. Es reagiert auf Aufforderungen mit den ihm in diesem Alter zur Verfügung stehenden Mitteln, z. B. Hinschauen usw., Fremde werden skeptisch betrachtet, die Kontaktaufnahme ist aber offen. Es lacht laut oder lächelt. Es verweigert aber auch Kontakt, wenn es nicht will oder er ihm unangenehm ist. Behagen und Unbehagen werden geäußert. Man kann es ablenken, muß sich aber seinen Bedürfnissen anpassen. Es macht Wünsche deutlich, ohne zu schreien. Es spielt mit Personen, z. B. einen Ball hin- und herschieben. Es spielt „Verstecken“, schaut gerne in einen Spiegel und erkennt sich und andere Personen. Manche Kinder versuchen schon erfolgreich, mit dem Löffel allein zu essen. Es spielt mit anderen und nicht neben ihnen.

Hören und Lokalisieren von Geräuschen

Horcht, wenn es Geräusche hört, und wendet sich zur Geräuschquelle. Das Kind unterscheidet Qualitäten.

Unangenehme Laute beantwortet es mit Unbehagen. Es hört seine eigenen Geräusche und imitiert sie. Imitation von Außengeräuschen. Erste Worte.

Verrichtungen des täglichen Lebens

Das Kind nimmt den Löffel, um selbständig zu essen, muß aber noch gefüttert werden. Trinkt aus einer hingehaltenen Tasse und umgreift sie mit beiden Händen. Es trinkt allein daraus. Es ißt Brot und Kekse.

Das Kind läßt sich schon manchmal auf den Topf setzen. Die Sauberkeitsentwicklung ist abhängig von den Vorstellungen der Eltern. Beginnende Blasenkontrolle.

Emotionales Verhalten

Guter Blickkontakt. Guter sozialer Kontakt. Das Kind wirkt ängstlich, wenn es einen ersichtlichen Grund dafür hat. Es läßt sich nicht gerne anfassen und äußert seine Wünsche deutlich und entschieden. Es wählt sich seine Bezugsperson aus und verweigert Kontakte, die es nicht wünscht. Geschicktes Taktieren hat es gelernt und Schwächen seiner Erwachsenenumwelt herausgefunden. Es ist neugierig und hat Spaß am Entdecken, was unter Umständen gefährlich sein kann und eine erhöhte Wachsamkeit der Mutter hervorruft. Es ist für jede Hilfestellung dankbar, wenn sie seinen Bedürfnissen angepaßt ist.

Entwicklung

Das Kind ist, wenn auch noch nicht vollständig, in der aufrechten Position stabiler geworden. Die Bewegungszwischenstufen haben sich weiterhin verbessert. Das Kind kann sich zum Stand hochziehen und manche Schritte machen, wenn auch noch breitbasig-unsicher.

Zur Fortbewegung krabbelt es zwar noch, versucht das Fortkommen jedoch jetzt aber auch öfter in aufrechter Position. Man kann es nicht mehr allein lassen, da es alles anfaßt und hinunterreißt. Das ist aber auch seine Möglichkeit, die Umwelt kennenzulernen. Die Menschen seiner Umwelt bringen ihm ständig etwas bei, wie es das auch fordert. Es lernt in diesem Alter ungeheuer viel und schnell. Die Vorbereitungen für die Sprache haben stattgefunden. Es beginnt jetzt zu sprechen. Es wird selbständiger, was ihm sehr gefällt. Die Umweltkontakte werden differenzierter, es wählt aus und reagiert mit Emotionen, die Signalwirkung auf die Umwelt haben.

Fünfzehnter Monat

Normal

Grobmotorik

Rücken- und Bauchlage: Wird als Haltung nicht eingehalten. Das Kind dreht sich über beide Seiten und kommt über Seitsitz zum Sitzen, über Vierfüßler- oder Bärenstand zum Krabbeln und Aufstehen. Es läuft in den meisten Fällen frei, wenn auch noch breitbasig-unsicher.

Sitzen: Das Kind sitzt mit sehr gutem Gleichgewicht und kann sich nach allen Seiten abstützen. Guter Langsitz mit gebeugter Hüfte und gestrecktem Rücken. Beine außenrotiert. Gute Rotation, symmetrische Haltung (Abb. 152).

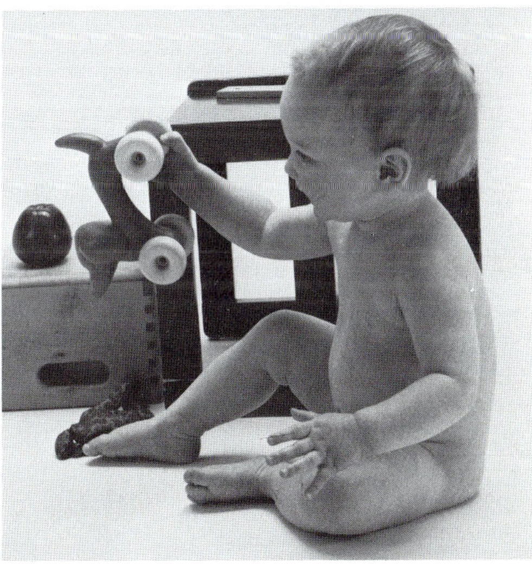

152

Krabbeln: Das Krabbeln ist nicht mehr das Mittel der Fortbewegung, kann aber benutzt werden. Es ist koordiniert (Abb. 153).

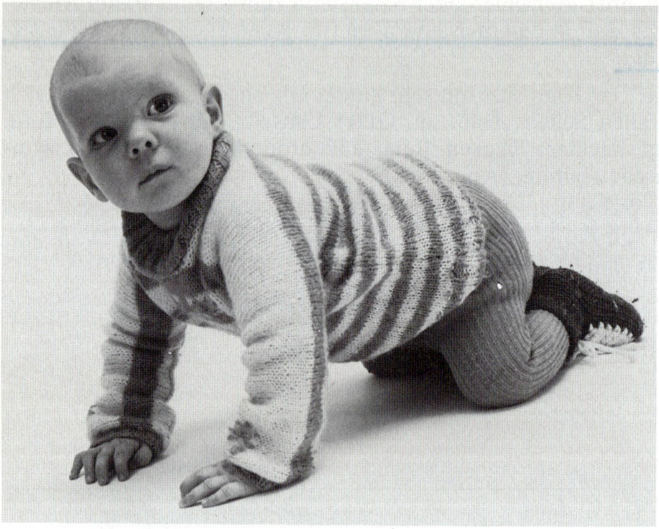

153

Stehen: Das Kind steht auf und kann aus dieser Haltung in eine andere übergehen. Es kann sein Gewicht verlagern und sich der Veränderung seiner Stellung im Raum gut anpassen (Abb. 154, 155).

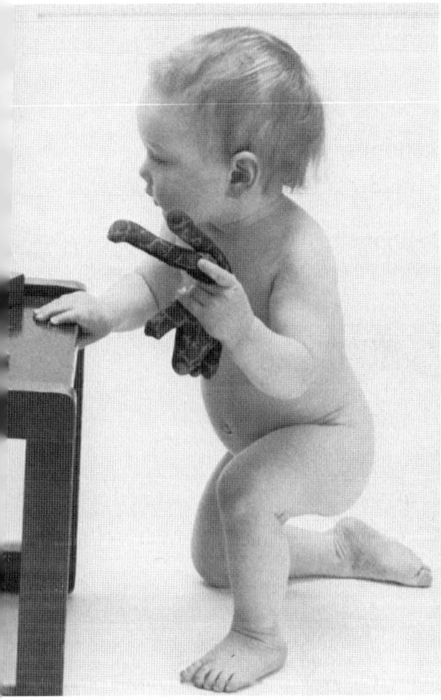

154

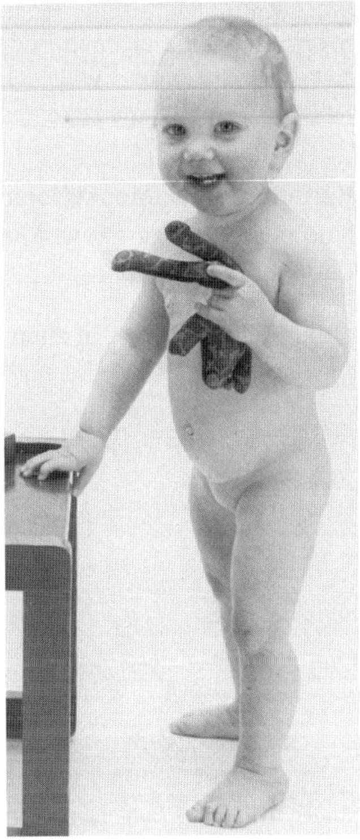

155

Laufen: Das Kind kann frei laufen mit noch nicht ganz ausgeprägtem Gleichgewichtsgefühl. Manchmal auch breitbasig-unsicher. 75 % der Kinder können in diesem Alter laufen. Es kann dabei einen Gegenstand in der Hand halten (mit beiden Händen), die Arme ausstrecken, um etwas zu ergreifen. Die Beine sind noch manchmal in Innenrotation, wodurch die Füße nach innen gerichtet sind. Das Kind kann sogar über seine eigenen Füße stolpern. Die Füße liegen der Unterlage flach auf ohne Fußgewölbe, die aber beim Untersuchen schon vorhanden sein können. Die Gelenke sind frei beweglich.

Haltungs- bzw. Muskeltonus

Normaler Haltungs- bzw. Muskeltonus.

Stellreaktionen

Gute Stellreaktionen in allen Positionen (Abb. 156).

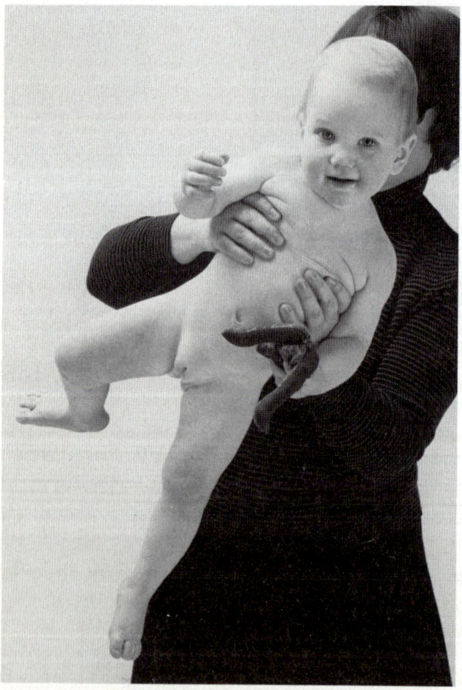

156

Gleichgewichtsreaktionen

Gutes Gleichgewicht im Liegen, Sitzen und schon recht gutes im Stand bzw. beim Laufen. Letzteres ist noch instabil. Gutes Abstützen.

Feinmotorik und Adaptation

Das Kind gelangt durch die Fähigkeit des Laufens an Gegenstände heran und ergreift sie. Es imitiert die Hausarbeit der Mutter und kann schon kleine Aufträge durchführen. Es ißt selbständig mit dem Löffel, kleckert allerdings noch. Es zieht die ersten Kleidungsstücke aus. Es kritzelt, wenn es einen Stift in die Hand bekommt. Es baut einen Turm mit zwei Würfeln. Es legt Spielzeug in den Kasten und holt es heraus. Es zieht Spielzeug hinter sich her oder zu sich heran. Es ordnet Gegenstände, macht aber noch keine Zuordnung, sondern wirft sie noch alle zusammen. Kleinste Krümel und Fädchen werden geschickt aufgenommen. Es trinkt aus der Tasse. Das Kind spielt schon recht konzentriert und setzt Würfel zusammen.

Greifen

Es greift nach Gegenständen in allen Positionen, in denen es Gleichgewicht hat. Es erreicht Gegenstände außerhalb der Reichweite. Die Hände sind offen in Supination, die Finger für feinere Tätigkeiten frei beweglich und gestreckt. Gute Hand-Augen- und Hand-Hand-Koordination. Die Hände kommen in Mittellinie zusammen. Das Kind kann mit Daumen und Zeigefinger (Kneifzangengriff) feinere Gegenstände aufnehmen und eine Buchseite schon recht geschickt umblättern, dabei aber noch manchmal überschießende Bewegungen. Schultern frei beweglich, Arme können gut ausgestreckt werden.

Das Kind tastet feinfühlig, unterscheidet Materialien und Oberflächen. Es zeigt dabei Behagen und Unbehagen.

Sprache und sozialer Kontakt

Sprache: Das Kind sagt „Mama“ und „Papa“ gerichtet und manchmal auch weitere Worte. Gutes Sprachverständnis. Es gibt auf Aufforderung Gegenstände in die Hand, die es geholt hat. Es reagiert auf seinen Namen und versteht „ja“ und „nein“. Es sagt sinnbezogene Worte wie „ham-ham“, „ga-ga“ oder „wau-wau“. Es ahmt Geräusche gut nach, wie z. B. Motorengeräusche. Es versucht zu „erzählen“ und ändert dabei auch den Lautklang. Es flüstert.

Sozialer Kontakt: Es versteht recht gut, was der Erwachsene von ihm will, und begreift, wenn es gelobt oder getadelt wird. Es artikuliert eigene Wünsche und setzt sie durch, evtl. mit Tricks. Es reagiert auf Aufforderungen und kommt ihnen nach. Gelingen einer Aufgabe macht es stolz. Es nimmt Kontakt selber auf und verweigert bei Mißfallen Kontakte. Es lacht und weint. Es äußert Behagen und Unbehagen. Es läßt sich ablenken, wenn man sich seinen Bedürfnissen anpaßt.

Es spielt „Verstecken“ und mit anderen Kindern. Es ist bereit, mit den Erwachsenen richtig zu spielen. Es ißt am Tisch mit den anderen, wenn es entsprechend sitzt. Es nimmt den Löffel und ißt mit wenig Kleckern.

Hören und Lokalisieren von Geräuschen

Gute Fähigkeit zu hören und Geräusche zu lokalisieren.

Verrichtungen des täglichen Lebens

Das Kind ißt mit dem Löffel und trinkt aus der Tasse. Es ißt Brot allein, jedoch mit Schmieren. Es läßt sich auf einen Topf setzen und versteht, daß es lernen soll, seine Blase zu kontrollieren. Da dieser Lernvorgang stark an psychische Komponenten gekoppelt ist, wie Mutter-Kind-Beziehung, können Angaben über die Sauberkeitsentwicklung nur mit Vorbehalt gemacht werden.

Emotionales Verhalten

Das emotionale Verhalten ist ausgeglichen.

Entwicklung

Das Kind ist zwar in der aufrechten Position noch nicht stabil, kann sich aber gut fortbewegen und seine Umwelt untersuchen. Die Bewegungszwischenstufen haben sich erheblich verbessert. Das Kind kann, wenn es frei läuft, schon gut in die Hocke gehen und einen Gegenstand vom Boden aufheben.

Man kann es nicht mehr allein lassen, es faßt alles an, probiert alles aus. Es lernt täglich etwas Neues und kennt seine Umwelt.

Die Sprachentwicklung steht in diesem Alter im Vordergrund, wodurch sich die Dimensionen für das Kind erweitern.

Die Wahrnehmung im visuellen, akustischen und taktil-kinästhetischen Bereich zeigt Tendenzen der Integration (Abb. 157–162).

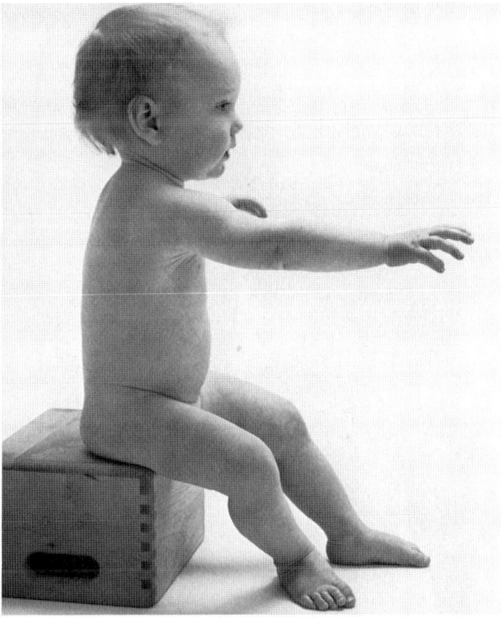

157

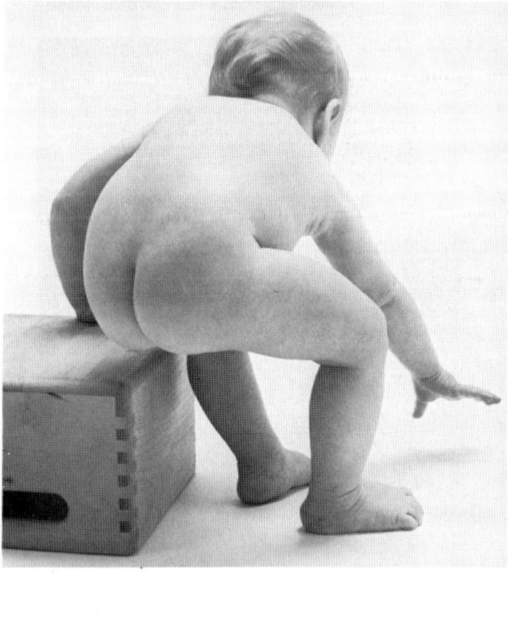

158

15

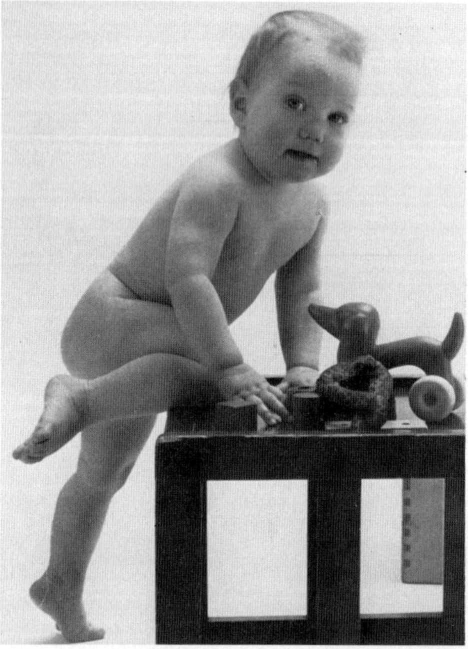

159

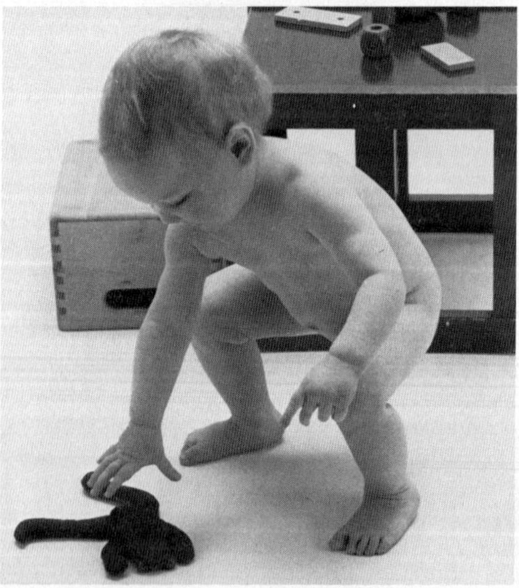

160

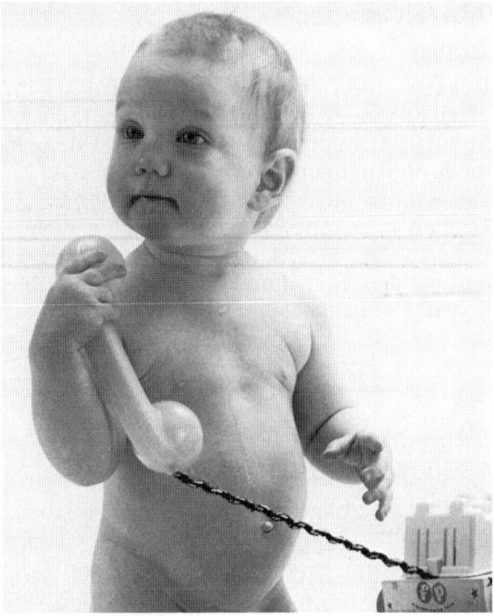

161

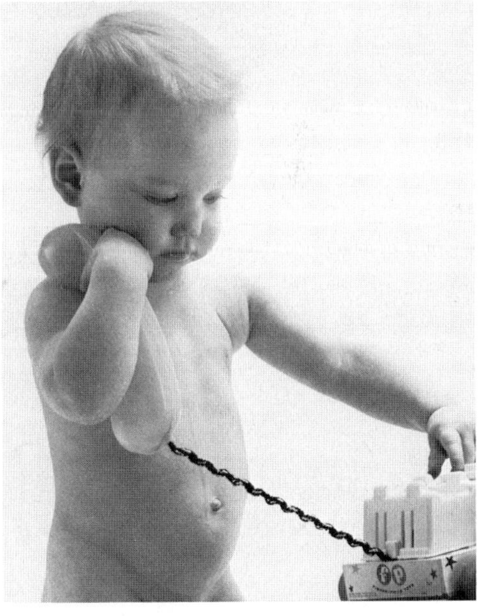

162

Abweichungen

Grobmotoritik

Rücken- und Bauchlage: Verbleibt das Kind in diesen Positionen, zeigt es ein deutliches Persistieren tonischer Haltemuster. Zuviel Streckung in der Rückenlage, zuviel Beugung in der Bauchlage. Je nach Bevorzugung verbleibt dann das Muster, z. B. zu starker Beugetonus oder zu starker Strecktonus. Asymmetrische Haltung. Drehen über eine oder beide Seiten nicht oder nur sehr schlecht möglich. Der Kopf kann nur schlecht oder nicht gut genug angehoben werden. Manchmal in einer Position besser als in der anderen. Schlaffe Bauchdecken (Abb. 163, 164).

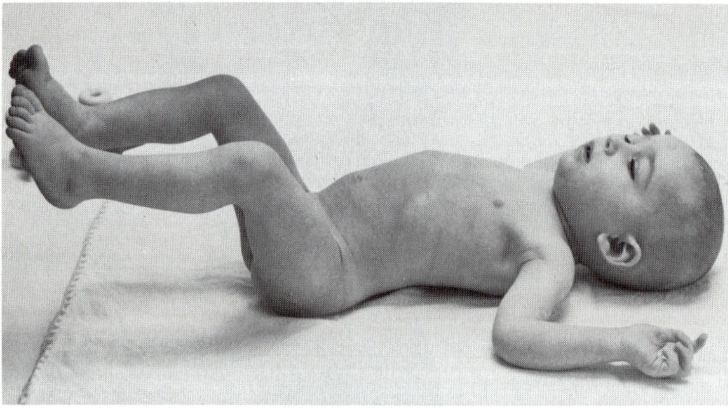

163

164

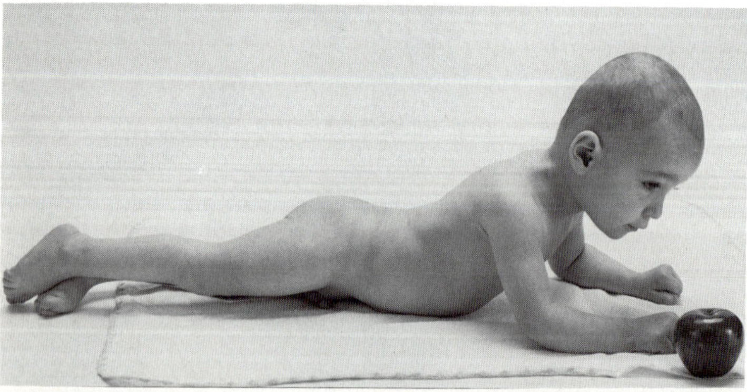

Sitzen: Hinsetzen kann sich das Kind nur unter Mühen oder gar nicht. Hingesetzt ist es instabil und stützt sich nicht optimal nach beiden Seiten ab; manchmal nur nach vorn, sich damit gerade haltend. Langsitz mit Hüftbeugehemmung und kompensatorischem Rundrücken; manchmal bei Schlaffheit auch mit besonders geradem Rücken, durch Übersteuerung. Zuweilen Rundrücken ohne Hüftbeugehemmung. Beine sehr stark außenrotiert oder innenrotiert mit Adduktion. Schlechte Rotation und oft asymmetrische Haltung (Abb. 165).

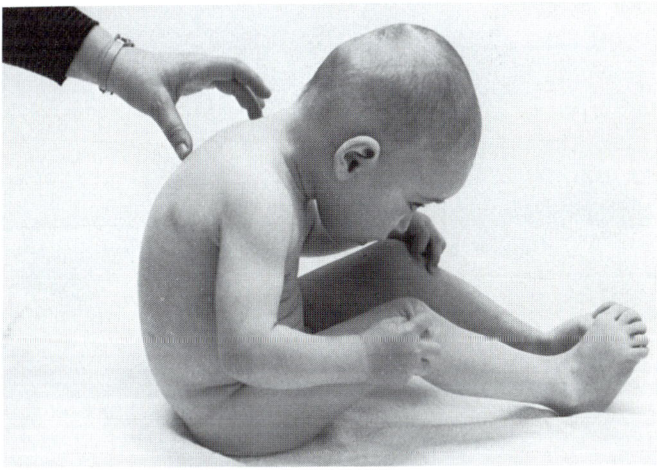

165

Krabbeln: Das Krabbeln ist nicht möglich, da das Kind zu schlaff ist. Krabbelt das Kind, dann ohne gute Rotation. Die Arme werden, vor allem bei Diplegien, besser bewegt als die Beine. Bei sehr leichten Tetraparesen ist der ATNR manchmal noch wirksam, was koordiniertes Krabbeln nicht gut möglich macht, ebenso bei persistierendem STNR oder TLR (Abb. 166).

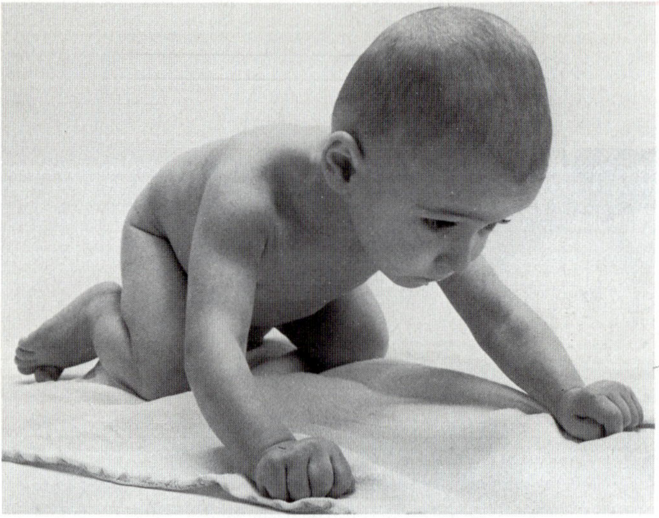

166

Stehen: Gelegentlich kann das Kind, wenn auch unter großen Mühen, an Gegenständen aufstehen. Beim schlaffen Kind starke Kokontraktion mit rekurvierten Knien. Bewegungszwischenstufen erschwert. Das Gewicht kann nicht gut genug verlagert werden, dadurch Störungen des Gleichgewichtes. Stand ohne Festhalten, manchmal schon möglich, wenn auch noch unsicher (Abb. 167).

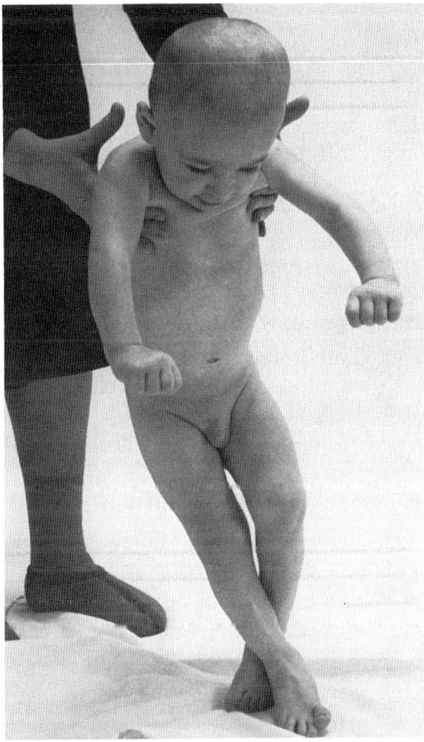

167

Laufen: Laufen ist dem von normaler Entwicklung abweichendem Kind nicht möglich, da es noch nicht in aufrechter Position das Gleichgewicht halten kann. Persistierende tonische Haltemuster verhindern dies in vielen Fällen. Sicheres Laufen ist erst möglich, wenn das Kind Gleichgewicht im Stand hat.

Manche Kinder halten sich aufrecht, obwohl ihr Tonus nicht gut genug gesteuert ist. Sie sind zwar sehr unkoordiniert und fallen leicht um, laufen aber, d. h., sie fallen nach vorn und müssen sich zum Halten an einem Gegenstand festhalten.

Die Füße zeigen oft noch eine starke Innenrotation, was durch mangelhafte Hüftrotation verständlich wird. Dies ist als Unreifezeichen aufzufassen. Alleinige Unreife besteht allerdings nur, wenn das Kind sonst symmetrisch ist und keine Tonusveränderungen aufzeigt. Die Füße sind oft in starker Senk-Knickfuß-Haltung, obwohl das Gewölbe beiderseits gut vorhanden ist. Das Sprunggelenk erscheint für die aufrechte Position nicht gut genug vorbereitet.

Die Hüfte erscheint oft ebenfalls weit abduzierbar und ist instabil. Die schwerkraftabhängigen Gelenke sind schlaff.

Haltungs- bzw. Muskeltonus

Der Grundtonus ist entweder hyperton, hypoton oder wechselnd und beeinflußt damit die Stabilität in der aufrechten Position. Veränderte Gelenkbeweglichkeit. Haltung und Haltungsbewahrung sind beeinträchtigt. Bewegungszwischenstufen sind nicht gut genug möglich.

Hüftabduktion und -adduktion sind verändert.

Persistierende tonische Haltemuster beeinflussen die Verteilung des Tonus in der Muskulatur und verstärken damit die Tonusveränderungen.

Stellreaktionen

Die Stellreaktionen sind meist mangelhaft und genügen nicht der Einstellung des Körpers im Raum. Die Kopfkontrolle ist wegen mangelhafter Stabilität nicht gut genug. Dies macht sich besonders beim Erheben aus der Rückenlage zur aufrechten Position bemerkbar. Bei Verlust des Gleichgewichtes kommt der Kopf nicht ausreichend mit, dadurch verliert das Kind noch schneller das Gleichgewicht (Abb. 168).

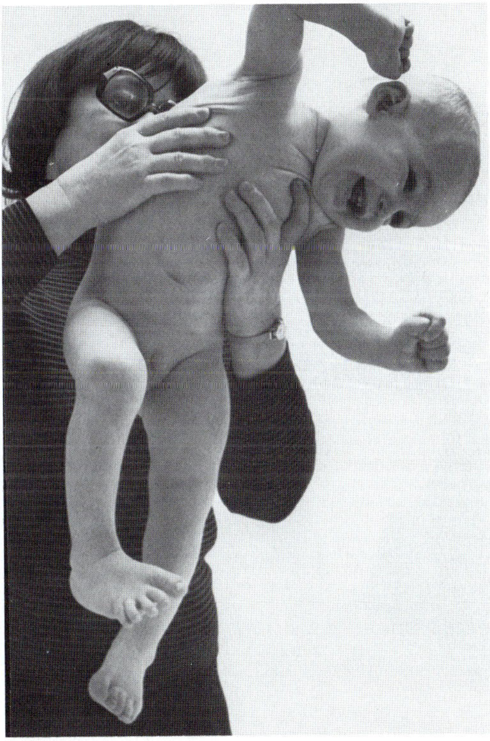

168

Gleichgewichtsreaktionen

Das Kind hat in keiner Position genügendes Gleichgewicht. Manchmal ist es in Bauch- und Rückenlage noch ganz gut, in allen aufrechten Positionen jedoch nicht mehr. Fehlt dem Kind im Sitzen und Krabbeln das Gleichgewicht, ist dies auch im Stand und beim Laufen der Fall. Keine gute Steuerung und Gegensteuerung bei Verlust des Gleichgewichtes. Mangelhaftes Gleichgewicht erhöht die Ängstlichkeit des Kindes erheblich und macht es auch psychisch unsicher: Zögerndes und ängstliches Verhalten. Sobald es erkennt, daß bei Verlust des Gleichgewichtes eine Hilfe vorhanden ist, wird es erst sicherer, verläßt sich aber zu stark darauf und ist bei Mißerfolgserlebnissen leicht erschrocken. Manchmal kann es sich bei Verlust des Gleichgewichtes nicht fest abstützen und fällt dann ungesteuert. Dieser Mangel an Gleichgewicht ist eine starke Belastung der Mutter-Kind-Beziehung, da mangelhafte Reaktionen und überängstliche Reaktionen des Kindes Mißerfolgserlebnisse der Mutter und damit Schuldgefühle provozieren (Abb. 169).

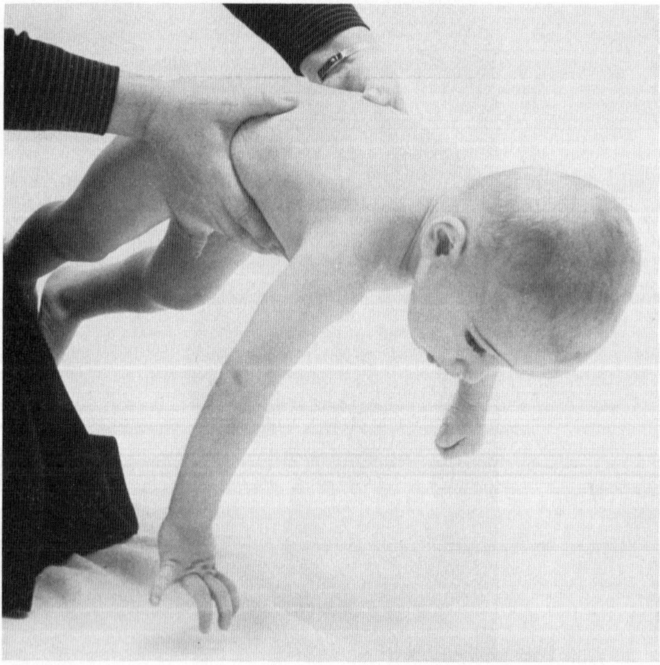

169

Symmetrie

Die Positionen werden nur asymmetrisch eingenommen und können nicht in die Symmetrie zurückgeführt werden. Das Kind bevorzugt stets eine Seite, wobei die andere nicht beachtet werden kann.

Entweder ist nur die obere Extremität oder nur die untere betroffen. Die betroffene Seite wird kaum angeschaut und für motorische Aktivitäten nicht benutzt. Beobachtet man genau, bemerkt man in vielen Fällen, daß die nicht so stark betroffene Seite auch Auffälligkeiten zeigt, die jedoch wesentlich schwächer sind.

Feinmotorik und Adaptation

Durch den Mangel an Fortbewegung ist das Kind auf seinen eingenommenen Platz angewiesen. Es greift oft noch sehr unkoordiniert nach Gegenständen, wenn es stabilisiert wird. Manchmal greift es nur mit einer Hand und benutzt die andere nur als Hilfshand. An dieser zeigen sich dann assoziierte Reaktionen, die sich bei Aktivitäten nur verstärken. Die Hand schließt sich dann manchmal zur Faust, sie geht in Pronation, und der Arm beugt sich stark an mit Schulterretraktion. Diese Hand wird oft nicht angeschaut. Hand-Augen-Koordination kann schlecht sein. Beim Greifen, auch wenn es den Gegenstand anschaut, ist die Bewegung sehr ungenau. Gelingt ihm die Bewegung nicht oder nicht gut genug, gibt es auf. Gegenstände außerhalb der Reichweite kann es nur ergreifen, wenn seine Beweglichkeit dies zuläßt. Aktivitäten in der Mittellinie, etwa mit den Händen klatschen, sind oft nicht möglich. Loslassen eines Gegenstandes ist durch den persistierenden Greifreflex oft nicht möglich. Fallenden Gegenständen schaut das Kind nicht nach, es verliert an ihnen schnell das Interesse. Der Blick irrt herum und verbleibt nicht, wodurch Fixieren schwierig wird. Es wirkt unkonzentriert, da es Gegenstände und Personen schnell wieder aus den Augen verliert. Es erscheint, als ob es autistische Züge habe. Oft denkt die Umwelt, ein geistig behindertes Kind vor sich zu haben.

Geräusche und visuelle Reize werden falsch interpretiert und erzeugen Angst beim Kind. Seine Reaktionen sind inadäquat. Das Kind kann sich nicht schnell genug auf Veränderungen einstellen und hat dadurch Mißerfolgserlebnisse. Es signalisiert Unbehagen oder hat aufgegeben und wird dadurch eher stur und adynamisch.

Greifen

Gezieltes Greifen wird nur möglich, wenn das Kind (bei Schlaffheit manchmal schwierig) stabilisiert ist. Zähflüssige Bewegungen treten bei Kindern mit erhöhtem Grundtonus auf.

Mangelhafte Stell- und Gleichgewichtsreaktionen erzeugen Unbehagen, da das Kind sich nicht frei bewegen kann, sondern ständig verunsichert ist. Taktile Erfahrungen werden gemacht, können aber, da die Signale falsch sind, vom Kind nicht verarbeitet werden.

Schlechtes Raumempfinden und falsche taktile Informationen machen das Kind unbehaglich und unsicher. Seine Reaktionen gegenüber der Umwelt sind gestört. Beim Ergreifen ist die Steuerung ungenügend, so daß der Griff entweder zu schwach oder zu stark ist. Auch dadurch werden Materialien falsch empfunden, die Differenzierung ist fast unmöglich.

Ist der Empfang, d. h. die Rezeption von Signalen, falsch, kann die Reaktion nicht situationsangepaßt sein. Die Interaktion mit der Umwelt wird mißverständlich und damit nur verwirrender. Das Kind signalisiert das Unbehagen, was meist von der Umwelt nicht richtig interpretiert wird. Kleinere Gegenstände können nicht ergriffen werden, das Kind faßt daneben und erlebt ständig Mißerfolge. Mangelhafte Hand-Augen-Koordination, so daß Gegenstände und Personen nicht richtig angeschaut werden. Räumliche Erfahrungen, z. B. stereoskopisches Sehen, können sich nicht entwickeln, Gegenstände heben sich vom Hintergrund nicht richtig ab. Agnosien und später Apraxien können sich einstellen.

Sprache und sozialer Kontakt

Sprache: Hat das Kind Mundkoordinationsstörungen, ist die Artikulation gestört (Dysarthrie). Die expressive Sprache wird verhindert. Das Sprachverhalten kann durch eine rezeptive Aphasie gestört sein, ist aber meistens recht gut, was man am Verhalten des Kindes ablesen kann.

Es beginnt in diesem Alter auf Körperteile zu zeigen, die man ihm öfter benannt und gezeigt hat. Das Kind kann vom Verständnis her meist Gegenstände heranholen, die man es zu bringen bittet. Es reagiert, wenn es hören kann, auf seinen Namen. Tut es das nicht, dann kann es (nach ärztlicher Kontrolle) zwar hören, verbindet aber diese Laute nicht mit seiner Person. Es versteht nicht „ja" und „nein", da es die Begriffe nicht interpretieren kann, obwohl es sie hört. Nicht nur die Sprachentwicklung kann schon zu diesem Zeitpunkt als gestört erkannt werden, da die Vorstufen fehlen, sondern auch die Unfähigkeit, gehörte Laute zu imitieren. In den meisten Fällen ist eine Hörstörung vorhanden, wenn ein Kind in diesem Alter nicht imitiert, es kann sich aber auch um eine Verarbeitungsstörung handeln.

Außerdem kann die akustische Wahrnehmung gestört sein, die Laute kommen zentral falsch an, und werden dadurch auch falsch ausgedrückt. Manche dieser Laute erzeugen Unbehagen, das Kind artikuliert dies.

Sozialer Kontakt: Der Kontakt vom Kind zur Umwelt kann stark gestört sein, wobei die oft vielfältigen Ursachen herausgefunden werden müssen.

Mangelhafte Fixierung mit den Augen und mangelhafte Verarbeitung akustischer Signale sind genug Ursache für eine solche Störung der Interaktion zwischen Kind und Umwelt. Die Kinder wirken manchmal taub oder blind. Kommt eine visuelle und taktil-kinästhetische Störung hinzu, empfindet man diese Kinder als geistig behindert. Autistische Züge sind hier nicht selten. Aufschluß gibt manchmal die Information aus der frühen Säuglingszeit, z. B. Mißbehagen beim ersten Füttern mit dem Löffel (Mundsensibilitätsstörungen) oder schrilles, inadäquates Schreien bei Geräusch- und visuellen Eindrücken; mangelhafte Entwicklung der Kopfkontrolle und starke Instabilität in aufrechter Position.

Sowohl zu starkes „Fremdeln", das in diesem Alter nicht mehr typisch ist, als auch zu starkes Zutrauen zu Fremden und unkontrolliertes Lächeln sollten Veranlassung geben, das Kind noch genauer zu beobachten.

Manche Mutter hat hierfür ein feines Gefühl und kann solche Verhaltensweisen oft sehr gut schildern. Man sollte sorgfältig zuhören, wenn sie darüber spricht.

Hören und Lokalisieren von Geräuschen

Das Kind wendet sich einer Geräuschquelle nicht sofort zu, da es das Geräusch entweder nicht erkennt oder es nicht lokalisieren kann. Es muß jedoch ärztlicherseits kontrolliert werden, ob das Kind sicher hört. Die akustischen Signale werden entweder falsch empfangen und somit auch falsch verarbeitet, oder sie werden zwar empfangen, jedoch nicht richtig erkannt. Die Reaktionen erscheinen inadäquat.

Verschiedenartige Geräusche werden nicht differenziert und können, wenn überhaupt, somit auch nicht richtig imitiert werden.

Auf manche Geräusche, die für das Ohr der Umwelt nicht unbedingt unangenehm sind, reagiert das Kind unerwartet. Es zeigt extremes Unbehagen oder hält sich die Ohren zu. Es schreit ungehemmt.

Lautierung unter Beachtung der Atmung, des Saugens bzw. Schluckens

Schlechte Lautierung, keine Nuancen. Die Laute sind nicht moduliert. Das Kind schreit viel, laut oder gibt kaum Laute von sich. Atmung, Saugen und Schlucken sind manchmal nicht gut genug koordiniert. Das Kind verschluckt sich oft oder aspiriert.

Sehen und Augenbewegungen

Schlechte Augenmuskelkoordination, Strabismus. Keine gute Hand-Augen-Koordination, das Kind schaut angefaßte oder nahegebrachte Gegenstände nicht an. Es zeichnen sich bereits in diesem Alter visuelle Wahrnehmungsstörungen ab, wodurch das Kind erheblich irritiert wird. Personen werden nicht gut genug fixiert, angelächelt oder betrachtet. Gegenstände oder Personen werden nicht verfolgt, wenn sie außer Sichtweite geraten. Es kann mit den Augen Gegenstände nicht verfolgen oder erkennt sie nicht, obwohl es sie sieht (nach Kontrolle durch den Augenarzt).

Verrichtungen des täglichen Lebens

Das Kind ißt in manchen Fällen noch nicht allein, weil die Mutter es lieber füttert und ihm die Verselbständigung nicht beibringt. Die Frage ist aber immer, ob es das denn könnte, wenn man es ließe (mit Kleckern). Es kann oft nicht kauen, da die Mundkoordination schlecht ist. Hypersensibilitäten im Mundbereich verhindern das Essen, z. B. mit einem Löffel. Wird dies erzwungen, kann die Interaktion zwischen Mutter und Kind erheblich gestört werden. Selbständiges Essen ist auch abhängig von der motorischen Stabilität. Mangel an motorischer Koordination verhindert das Trinken aus einem Becher oder einer Tasse.

Mangelhafte Stabilität verhindert ebenfalls die Sauberkeitsentwicklung, wenn man versucht, das Kind auf einen Topf zu setzen. Tut man dies zu früh, kann dies schwere Störungen der Sauberkeitsentwicklung bringen. Lernstörungen stehen dieser Entwicklung gleichfalls im Wege, da die Sauberkeit, abgesehen von der Reifung, einer erheblichen Lernfähigkeit bedarf.

Emotionales Verhalten

Daß emotionale Störungen auftreten, erscheint nach dem Vorhergesagten einleuchtend. Nichterkennen von Störungen und dadurch häufiges Erzwingen von Anforderungen erhöhen die kindliche und mütterliche Frustration und beeinflussen das Verhalten negativ. Diese gestörte Interaktion zwischen Mutter und Kind sowie Umwelt und Kind erzeugt beim Kind negative Emotionen. Diese stoßen meistens auf das Unverständnis der Umwelt und verschärfen die Situation noch. Soziale Signale werden auch von seiten des Kindes verkannt, fehlinterpretiert und entsprechend falsch verarbeitet. Entsprechend reagiert die Umwelt. Das positive Feedback bleibt aus. Das Kind reagiert mit Unbehagen oder fast kaum noch. Letzteres wird von der Umwelt fälschlich oft für „Artigkeit“ gehalten.

Entwicklung

Das Kind ist, im Gegensatz zum gesunden Kind, in der aufrechten Position nicht stabilisiert. Der Mangel an Umwelterfahrung, bedingt auch durch diese Unfähigkeit, sich im Raum gut genug zurechtzufinden, zeigt sich im Verhalten des Kindes. Es ist entweder zu ruhig oder zu unruhig. Schon zu diesem Zeitpunkt kann man vom hyperkinetischen Kind sprechen. Im Grunde sind all die Schwierigkeiten, die man später mit dem größeren Kind hat, in diesem Alter schon sichtbar, werden aber von der Umwelt eher noch toleriert als später. Das Kind selber versucht, diese Auffälligkeiten zu steuern, was ihm aber nicht gelingt, sondern seine Situation eher noch verschlimmert. Man kann das unruhige Kind selten, ohne daß dies Geschrei zur Folge hat, allein lassen, da es sich gegen den Mangel an Stimulation wehrt und die Umwelt, wie beim Gesunden, benutzt, um seine Erfahrungen zu machen. Alle Steuerung zeigt jedoch eher eine Übersteuerung.

Sprach- und geistige Entwicklung erscheinen in diesem Alter noch nicht so auffällig, wie schon einige Monate später, müßten aber jetzt schon erkannt werden, um Fehlentwicklungen zu verhindern. Die Früherkennung erscheint sehr schwierig, zumal es eine Variation der Normalentwicklung gibt. Nicht mehr intakte Interaktionen zwischen dem Kind und der Umwelt lassen sich ohnehin erst durch längere Beobachtungsmöglichkeiten erkennen.

Unsere Information gerade über diesen Altersabschnitt ist noch sehr gering.

Achtzehnter Monat

1 1/2 Jahre

Normal

Grobmotorik

Das Kind zeigt in allen Positionen ein recht gutes Gleichgewicht. Es kann symmetrisch auf dem Rücken liegen, sich über beide Seiten in die Bauchlage bzw. in den Krabbelstand begeben und dann zum Sitzen drehen. Gute Kopf- und Rumpfkontrolle. Gute Rotation. Gute Hüftbeugung im Sitzen und Hüftstreckung im Stand.

Beim Laufen noch physiologische Senk-Knickfuß-Haltung trotz recht guter Fußgewölbe beim Ertasten. Die Beine sind manchmal noch leicht innenrotiert bei mangelhafter Hüftrotation.

Gute Gelenkbeweglichkeit. Noch assoziierte Bewegungen. Das Kind kann beim Laufen einen Gegenstand in jeder Hand tragen. Es kann in die Hocke gehen mit guten Bewegungszwischenstufen und einen Gegenstand von der Erde aufheben. Es kann rückwärts laufen und „Fußballspielen". Es wirft aus dem Stand einen Ball überhand. Es steigt, noch festgehalten, die Treppe hinauf. Beim Laufen kann es schon gut abbremsen (Abb. 170–175).

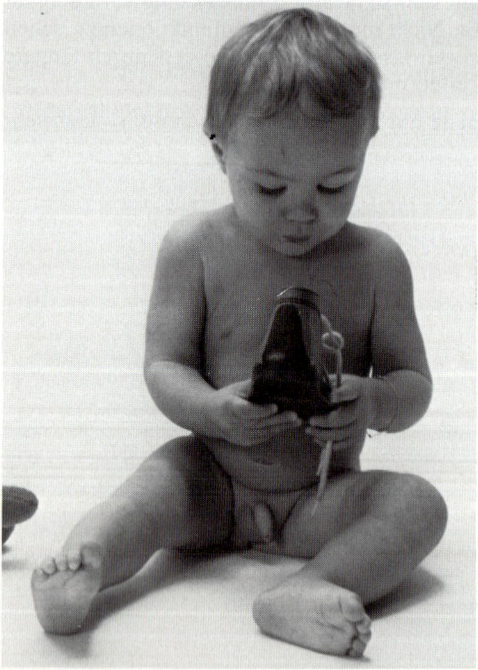

170

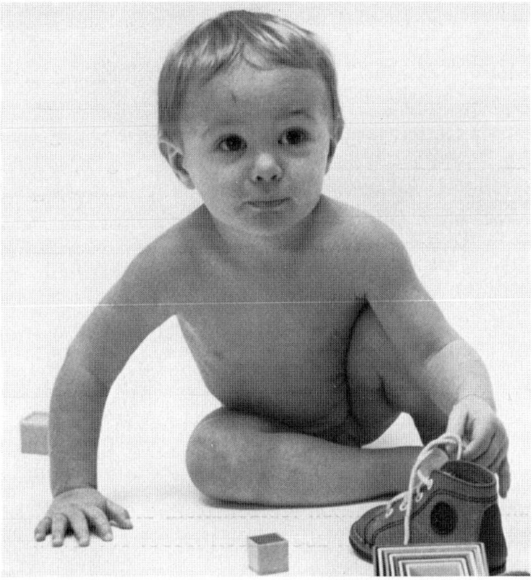

171

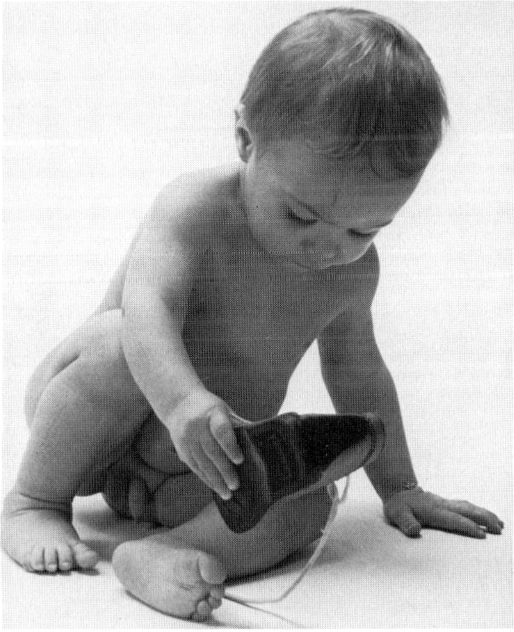

172

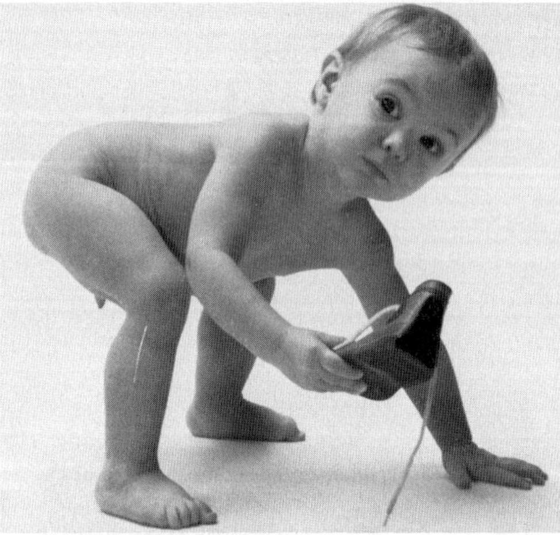

173

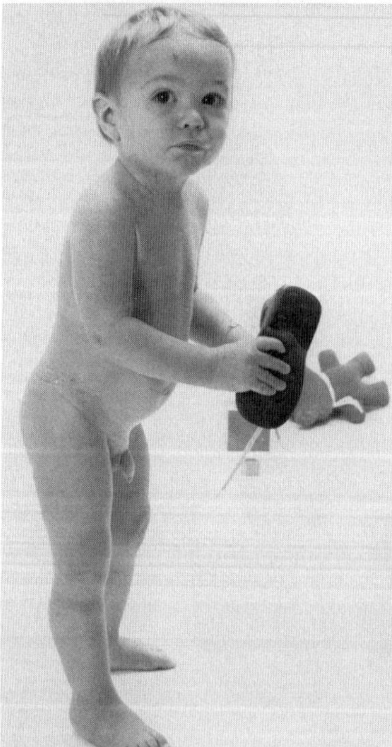

174

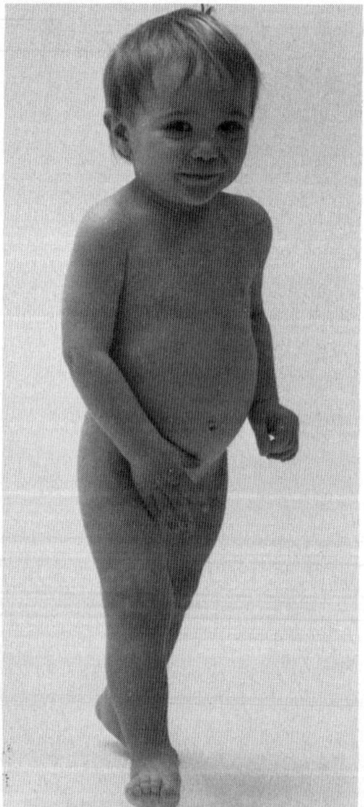

175

Gleichgewichtsreaktionen

Gutes Gleichgewicht in allen Positionen. Schon recht stabil. Gutes Abstützen. Noch kein Gleichgewicht beim Stand, Hüpfen auf einem Bein oder beim Strichgang. Beim Spielen übt das Kind aber ständig und bringt sich in Situationen, die eine optimale Anpassung erfordern (Abb. 176).

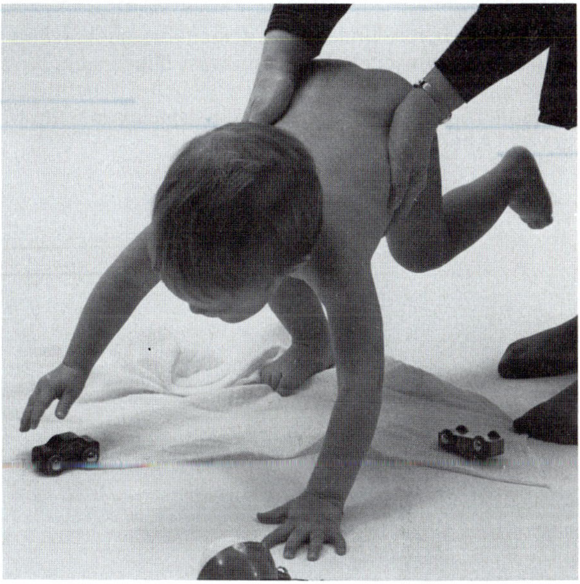

176

Dadurch entstehen natürlich manchmal schwierige Situationen, die die Aufmerksamkeit des Erwachsenen verlangen, aber nicht sein ständiges Eingreifen. Es kann, ohne umzufallen, einen Ball werfen.

Feinmotorik und Adaptation

Das Kind greift nach Gegenständen und trägt sie herum. Es imitiert Hausarbeit und hilft mit, wenn es einfache Aufträge bekommt. Es ißt selbständig mit dem Löffel, ergreift ihn aber noch in Pronation.

Es zieht Kleidungsstücke aus. Trinkt aus der Tasse allein. Es kritzelt, wenn es einen Stift in die Hand bekommt. Es baut einen Turm mit 4 Würfeln, legt Spielzeug in einen Kasten und holt es wieder heraus. Es kann sich erinnern, wo Gegenstände versteckt sind, wenn man sie vor seinen Augen in einen Kasten gelegt hat.

Es ordnet Gegenstände und versucht sie auch schon zuzuordnen. Es packt Eingewickeltes aus und wirft Dinge weg. Es tastet und unterscheidet Materialien und Oberflächen. Es benutzt den Zeigefinger isoliert. Es räumt ein und aus. Es spielt konzentriert und phantasievoll (Abb. 177, 178).

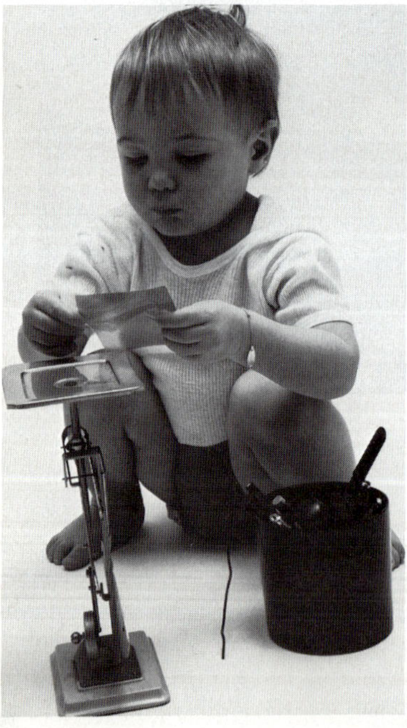

177

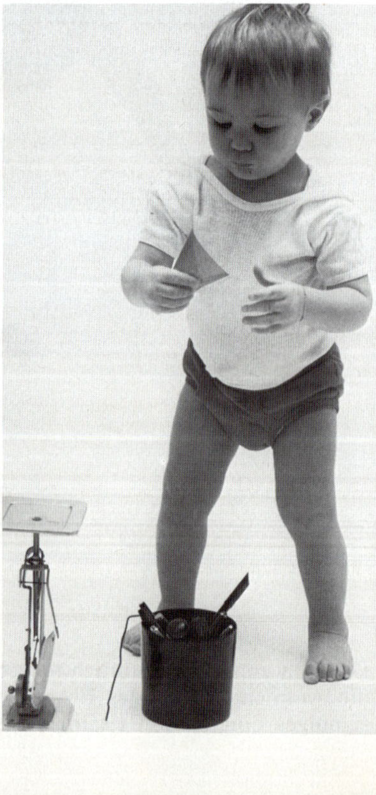

178

Greifen

Es greift nach Gegenständen aus allen Positionen. Es erreicht Gegenstände außerhalb der Reichweite. Die Hände sind offen in Supination, das Greifen z. B. eines Stiftes erfolgt noch manchmal in Pronation. Die Finger können fein manipulieren. Gute Hand-Augen- und Hand-Hand-Koordination. Die Hände kommen in Mittellinie zusammen. Das Kind ergreift feine Gegenstände mit Daumen und gebeugtem Zeigefinger (Kneifzangengriff). Das Kind kann eine Seite in einem Buch umblättern. Es wird dabei immer geschickter.

Die Schultern sind in allen Ebenen frei beweglich, die Arme können ausgestreckt werden. Bei Prüfung der Adiadochokinese zeigen sich noch starke assoziierte Bewegungen der einen Seite und Diskoordination durch Mitbewegung aus der Schulter heraus. Eine gute Drehung der Hände. Symmetrisch. Das Kind tastet feinfühlig, unterscheidet Materialien und Oberflächen, die von der Mutter benannt werden sollten.

Sprache und sozialer Kontakt

Sprache: Das Kind sagt „Mama“ und „Papa“ und weitere Worte. Kann auch manchmal zwei sinnbezogene Worte zusammen aussprechen. Gutes Sprachverständnis. Es gibt auf Aufforderungen Gegenstände in die Hand, die es geholt hat. Es reagiert auf seinen Namen, „ja“ und „nein“ und versteht den Sinn von Lob und Tadel. Es imitiert eigene und Außengeräusche, z. B. Motorengeräusche, Tiergeräusche usw.

Sozialer Kontakt: Es nimmt am Familienleben voll teil. Es kann beim Essen am Tisch sitzen und selbständig mit dem Löffel Zerkleinertes essen. Es trinkt aus der Tasse.

Es versteht, was man von ihm will, und erfüllt Gewünschtes. Es reagiert auf Lob und Tadel mit Behagen oder Unbehagen. Es setzt sich recht gut durch, evtl. mit Tricks. Bei Gelingen einer Aufgabe ist es stolz. Es nimmt Kontakte selber auf und verweigert diese bei Mißfallen. Es läßt sich ablenken, wenn man sich seinen Bedürfnissen anpaßt.

Es spielt schon recht gut mit anderen Kindern und verteidigt seinen Aktionsraum. Es ist bereit, mit Erwachsenen zu spielen.

Verrichtungen des täglichen Lebens

Die Sauberkeitsentwicklung verbessert sich. Das Kind beginnt seine Bedürfnisse anzuzeigen (es finden sich Unterschiede bei Jungen und Mädchen: Letztere werden eher sauber). Das Kind ißt am Tisch mit den Erwachsenen und benutzt den Löffel, um Zerkleinertes zu essen. Es trinkt aus der Tasse und ist über seine Fähigkeiten sehr stolz, so daß es manchmal schwer ist, das Kind wieder füttern zu wollen. Es ißt Brot allein ohne viel zu schmieren.

Es zieht Kleidungsstücke aus, aber noch nicht an, versucht es aber. Es hilft der Mutter bei kleinen Aufträgen im Haushalt. Sein Expansionsdrang wird allerdings nicht ganz ungefährlich und bedarf der erhöhten Aufmerksamkeit durch den Erwachsenen, der Mühe hat, nicht zu viel einzugreifen. Hier entstehen entscheidende Feedback-Mechanismen, die für die weitere Entwicklung des Kindes wichtig sind.

Entwicklung

Das Kind ist nun recht stabil und kann sich gut im Gleichgewicht bewegen. Einbeinstand und Hüpfen auf einem Bein sind nicht möglich, da dafür die Stabilität noch fehlt. Es versucht seine Umwelt zu erkennen, nimmt Kontakt mit Personen auf und faßt alles an, so daß man ständig auf es aufpassen muß. Sehr gute Bewegungszwischenstufen. Es kann in die Hocke gehen und Treppen hinauf- und hinabsteigen (mit Festhalten).

Seine Wahrnehmungsintegration verbessert sich ständig. Die Sprachentwicklung hält damit Schritt. Die Motorikentwicklung, d. h. die sensomotorische Anpassung hat stattgefunden, so daß das Kind damit weitere Dimensionen der Entwicklung erfahren kann.

Handling

(Hinweise für die tägliche Versorgung des Säuglings, die der Arzt der Mutter zeigen kann.)

Jedes Kind unterliegt, bis es frei laufen kann, besonders intensiv den mütterlichen Hantierungen. Diese können gerade bei einem Kinde, das Abweichungen von der normalen motorischen Entwicklung aufweist, erhebliche Einflüsse auf die weitere Entwicklung des Kindes nehmen. Da nicht nur das Kind sich den mütterlichen Hantierungen anpaßt, sondern die Mutter auch auf falsches Verhalten des Kindes reagiert, kann es wechselseitig zu einer Verstärkung und Vertiefung falscher kindlicher Bewegungsmuster kommen.

Bei einer schlechten Kopfkontrolle des Kindes zum Beispiel hat jede Mutter intuitiv die Tendenz, den Kopf mit der Hand zu unterstützen. Da ihm beständig Hilfe zuteil wird, hat es ein solches Kind schwer, spontan zu lernen, wie es seine Kopfkontrolle verbessert. So wird durch die mütterliche Hantierung in diesem Falle die Entwicklung des Kindes verzögert.

Wichtig erscheint die richtige Durchführung der in den folgenden Bildern gezeigten täglichen Handhabung des Säuglings, besonders wenn es sich um ein hypertones Kind mit persistierendem tonischem Haltemuster handelt. Die Phänomene des Hypertonus können sich verstärken, wenn falsche Hantierungen angewendet werden.

Das tägliche Baden, Füttern, Tragen und Ins-Bett-Legen sind Manipulationen, die in ihrem therapeutischen Wert für das behinderte Kind nicht zu unterschätzen sind. Anhand der Bildfolgen sollen die normalen Handhabungen des Säuglings kurz demonstriert werden:

Dieses sind nur einige Beispiele zur Anwendung, um die Motorik und die Psyche des Kindes zu beeinflussen.

Tragen auf dem Körper der Mutter bedeutet auch Übertragung ihres Körperschemas auf das Kind. Der enge Kontakt gibt dem Kind Sicherheit und Geborgenheit. Dieses trifft verstärkt für Kinder zu, die Schwierigkeiten haben, sich stabil in aufrechter Position zu halten.

„Handling" ist Teil der Behandlung auch beim schwerer betroffenen Kind. Hier möchte ich auf das Buch von Nancie R. FINNIE: Hilfe für das zerebral gelähmte Kind (Maier, Ravensburg 1976) hinweisen.

In diesem Zusammenhang möchte ich auf zwei weitere, wahrscheinlich für die frühe Altersstufe wichtige Hantierung hinweisen, die als „Handlings"- bzw. Therapietechnik nicht oft genug angewendet wird und der doch wahrscheinlich ein hoher Stellenwert für die kognitive Entwicklung, z. B. auch der Sprachentwicklung, zukommt.

Das eine ist das Streicheln, d. h. der intensive Hautkontakt, und das andere das Wiegen und Schaukeln.

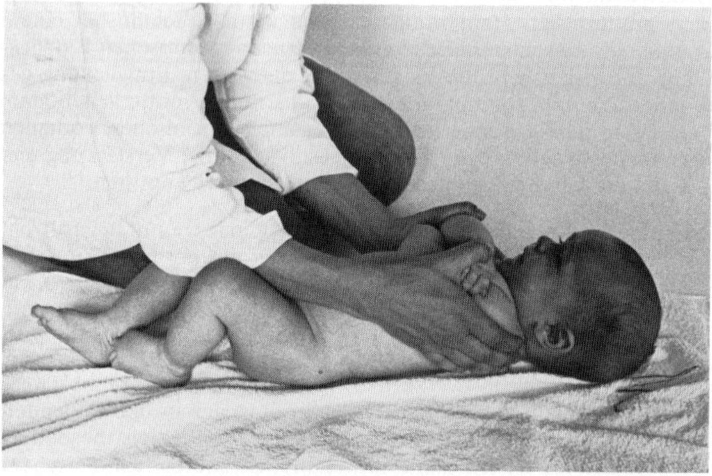

Abb. 179 Beim Hochnehmen umgreift man mit den Händen beide Schultern und zieht das Kind nicht einfach an den Armen hoch

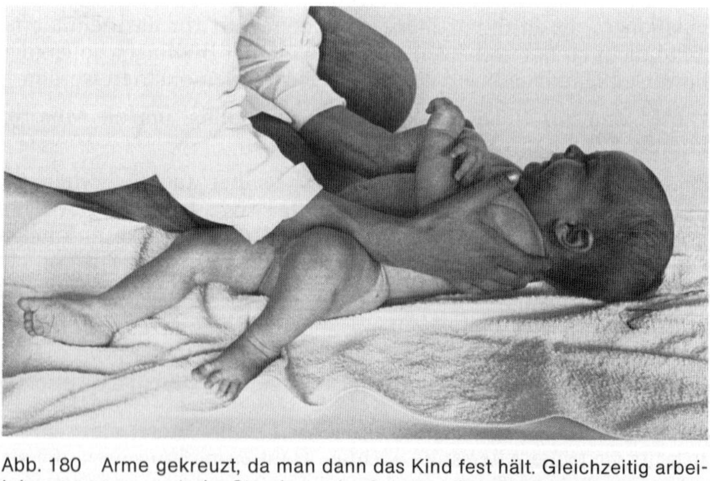

Abb. 180 Arme gekreuzt, da man dann das Kind fest hält. Gleichzeitig arbeitet man gegen zu starke Streckung der Schulter (Schulterretraktion)

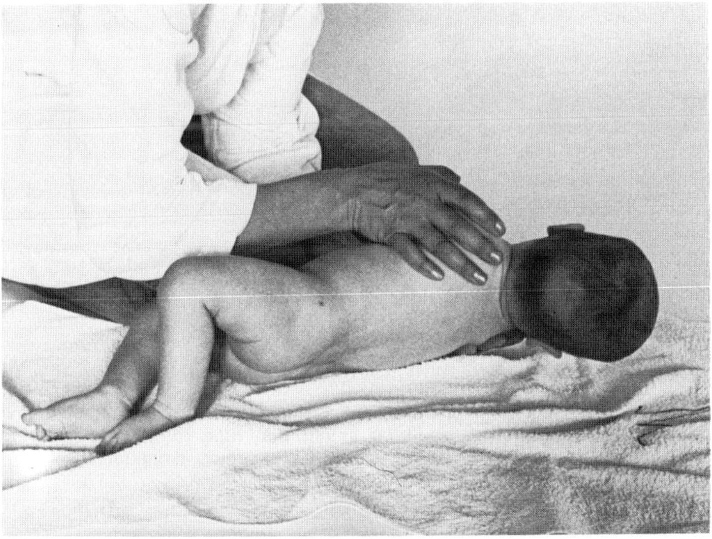

Abb. 181 Über eine Seite hochnehmen, wobei gleichzeitig mit der Rotation die Kopfkontrolle verbessert werden kann

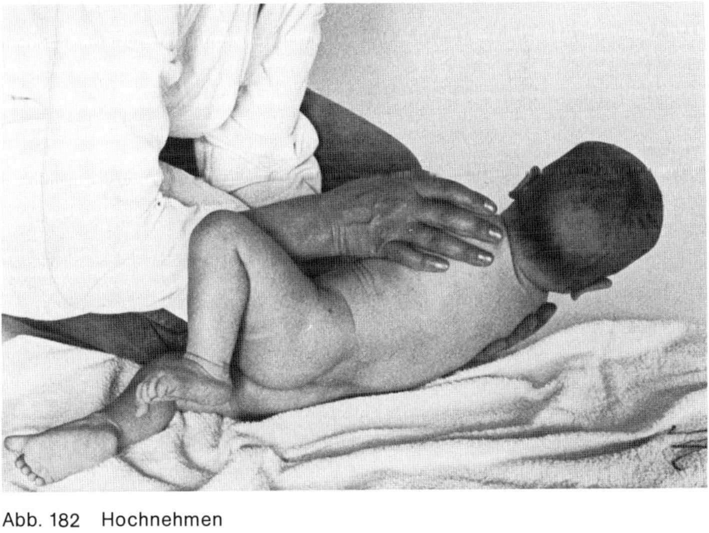

Abb. 182 Hochnehmen

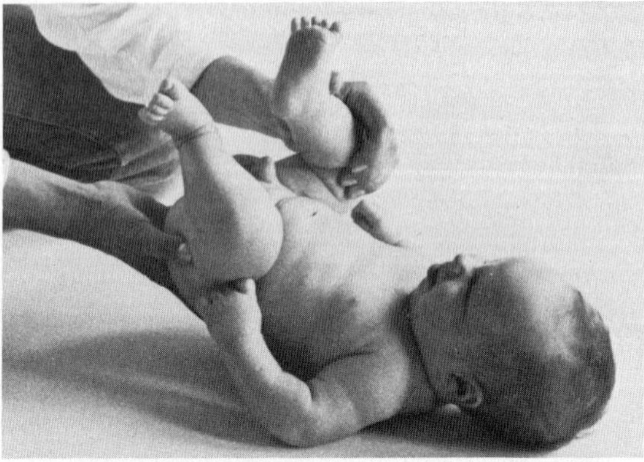

Abb. 183 Will man die Arme, ohne anzufassen, nach vorn bekommen, damit das Kind seine unteren Extremitäten anfaßt, hebt man das Gesäß, die Beine abduziert und außenrotiert. Immer Blickkontakt halten und mit dem Kind sprechen

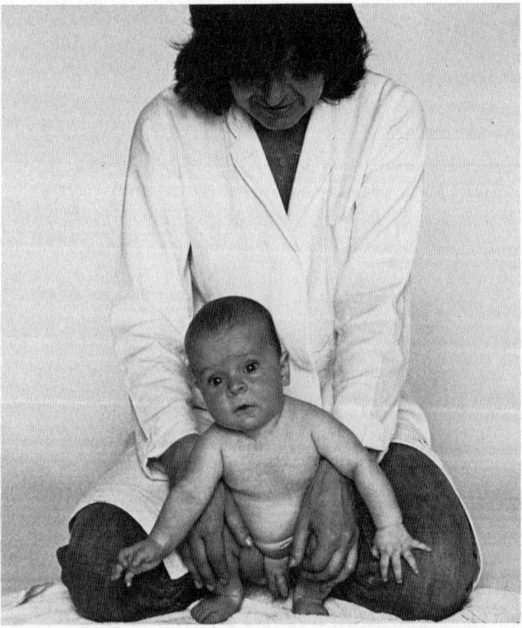

Abb. 184 In dieser Haltung kann die Kopfkontrolle verbessert werden, das Kind ist dabei in symmetrischer Haltung. Die Schultern werden nach vorn gebracht, Retraktion ist nicht möglich

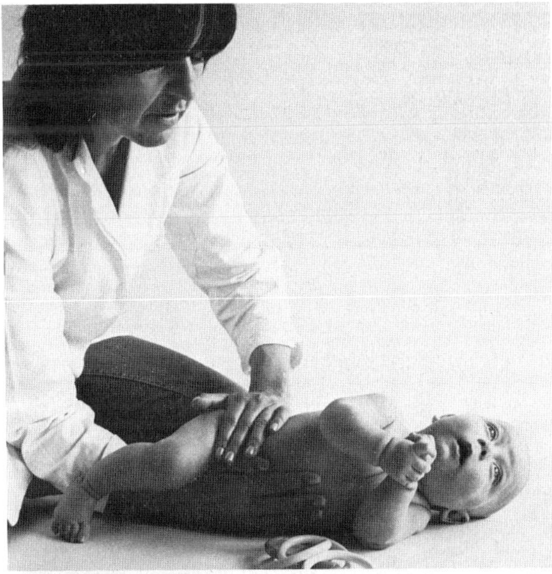

185

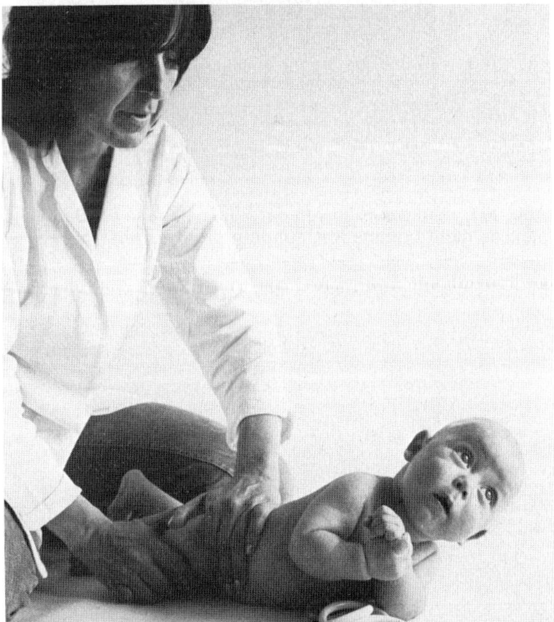

186

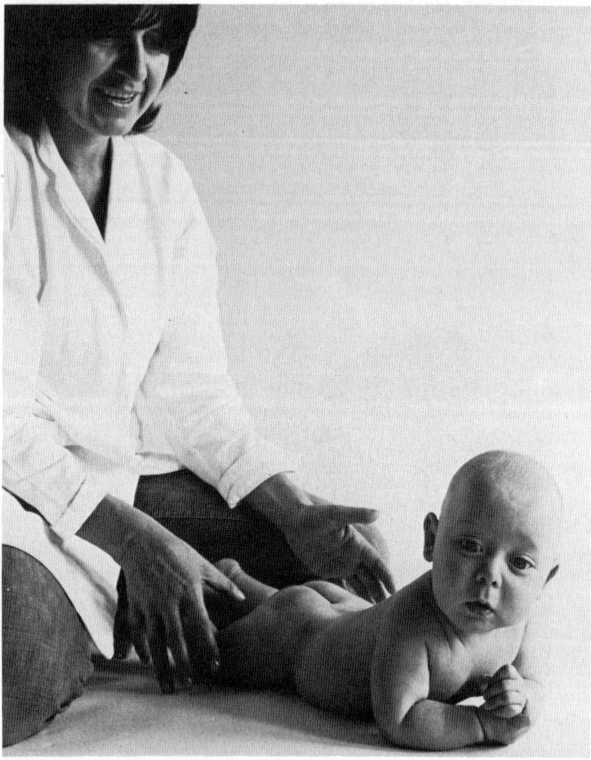

187

Abb. 187 Um das Kind von der Rückenlage in die Bauchlage zu bringen, muß man es nicht hochheben, sondern dreht es über die Hüfte

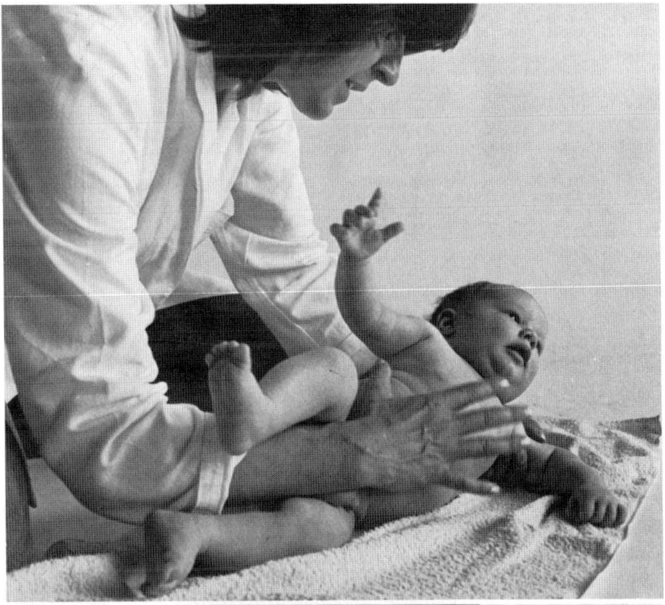

188

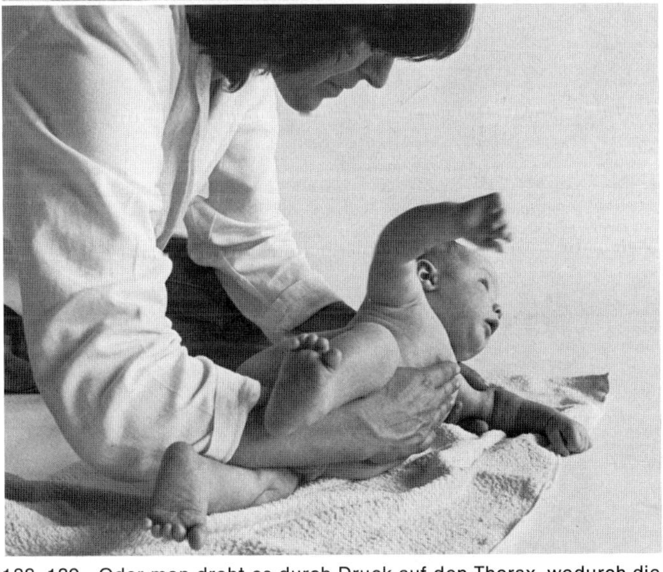

189

Abb. 188, 189 Oder man dreht es durch Druck auf den Thorax, wodurch die Rotation möglich wird

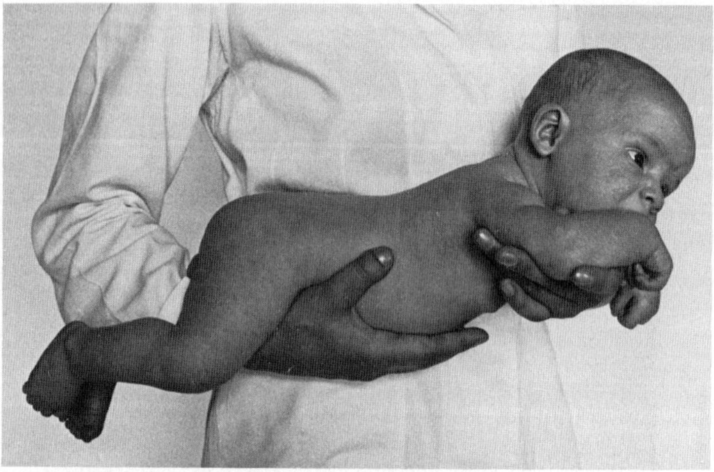

Abb. 190 Man kann das Kind in der Horizontalen tragen. Der Arm der Mutter wird zwischen die Beine gegeben, die Hand trägt Thorax bzw. Abdomen. Die andere Hand hält die Arme des Kindes nach vorn, Schultern nach vorn

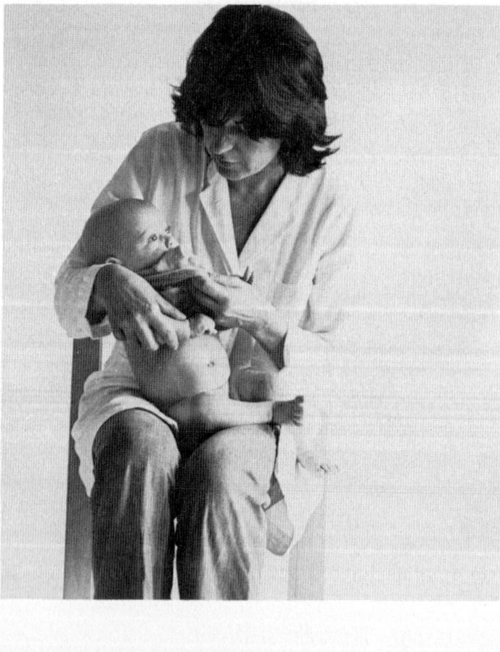

191

192
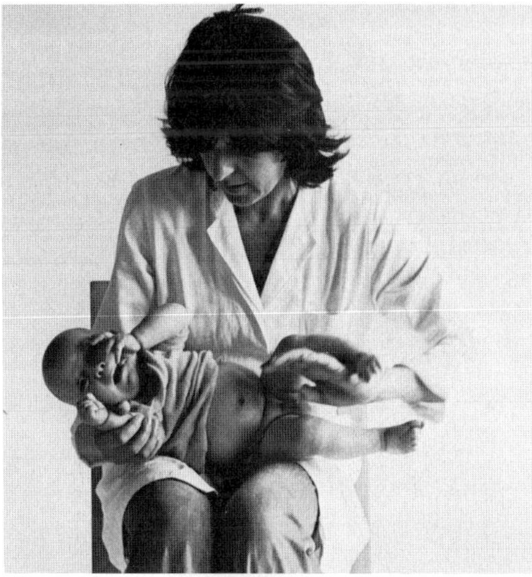

193
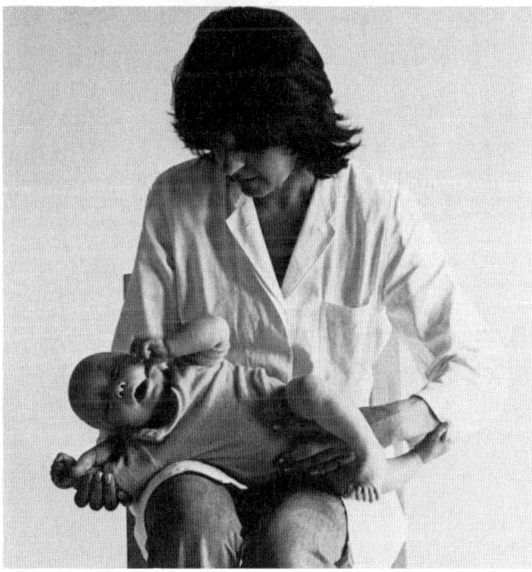

Abb. 191–193 Hier wird die Möglichkeit gezeigt, das Kind auf dem Schoß anzuziehen, damit es nicht auf dem Rücken (wie es gewöhnlich geschieht) in eine zu starke Streckung und Asymmetrie gerät. Das Kind auf diesen Bildern weint wahrscheinlich, da es „zu hoch" liegt (visuelle Klippe). Daran sollte man denken

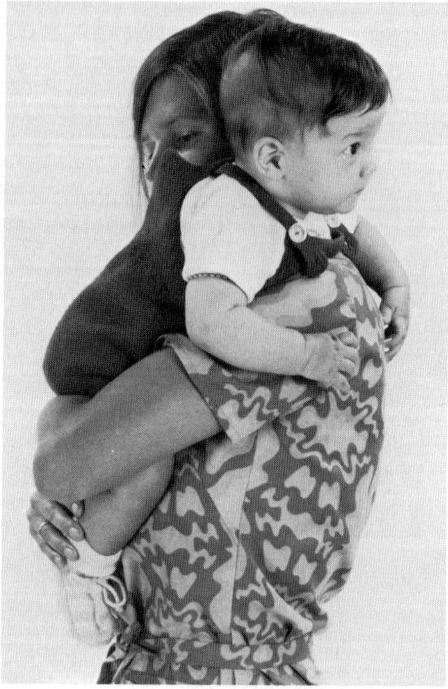

Abb. 194 Hat das Kind viel Schulterretraktion, kann man es so tragen, daß es über einer Schulter der Mutter ab und zu wechselnd liegt, Arme nach vorn

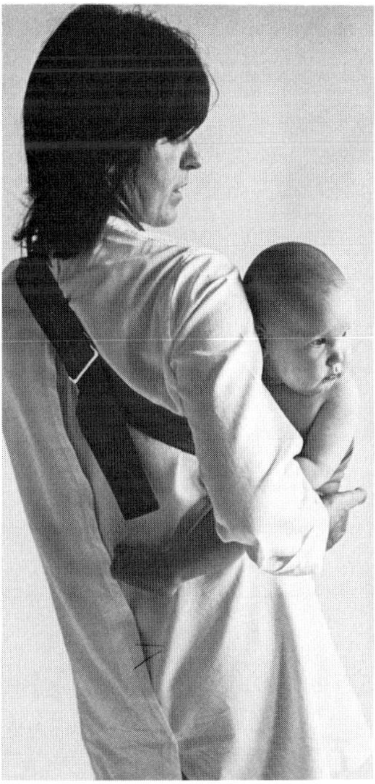
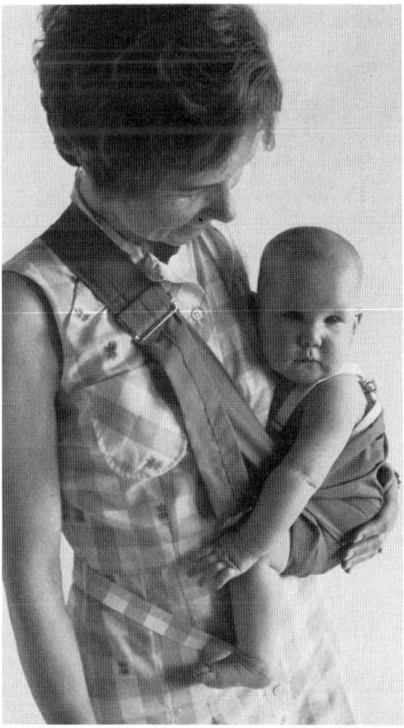

Abb. 195, 196 Tragen mit einem Tragetuch: die Beine sind abduziert, der Kopf wird nicht unterstützt und kann sich so stabilisieren. Die Mutter hat trotzdem eine Hand frei

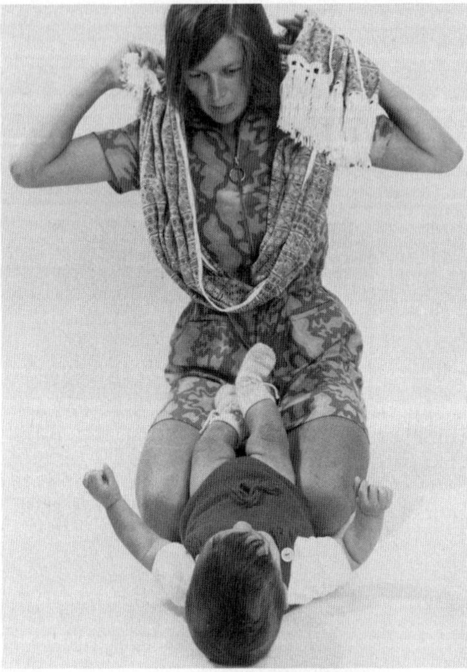

197

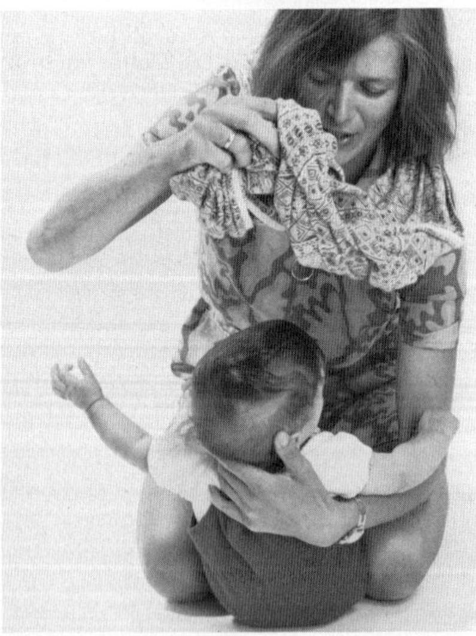

198

Abb. 197–201
Anlegen eines
Tragetuches

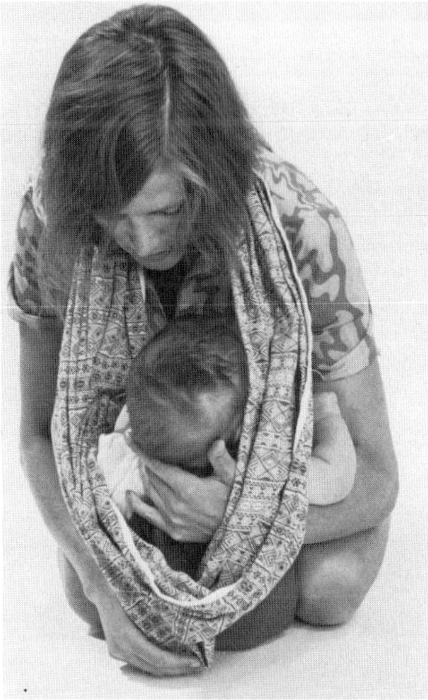

199

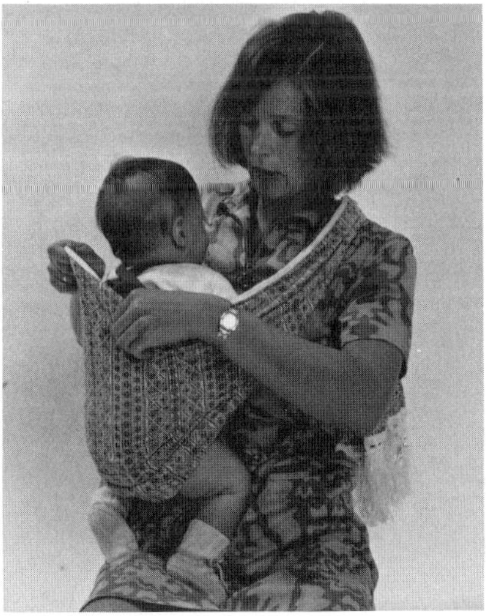

200

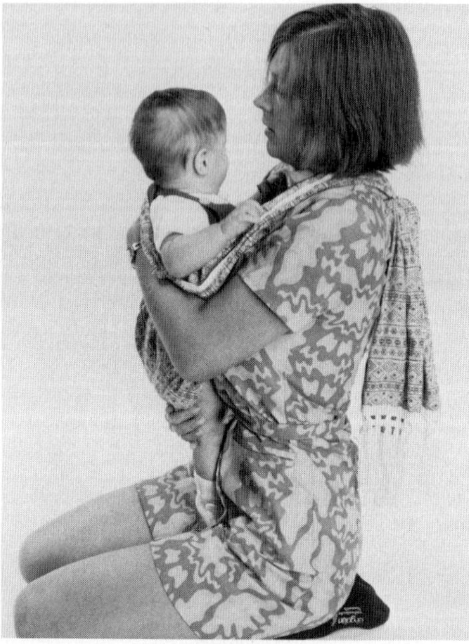

201

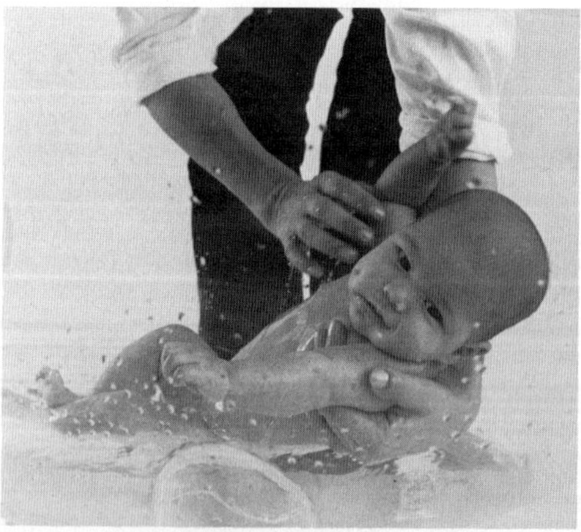

202

Abb. 202–204 Baden des Säuglings in Rücken- und Bauchlage

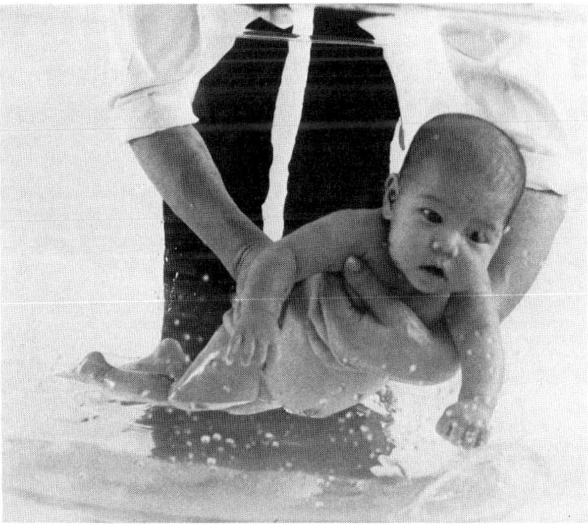

203

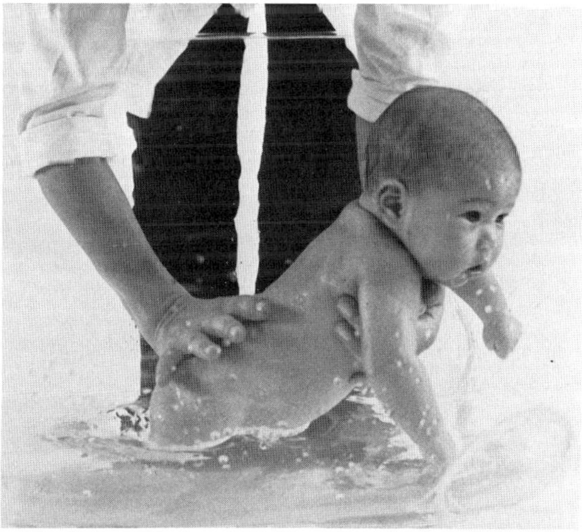

204

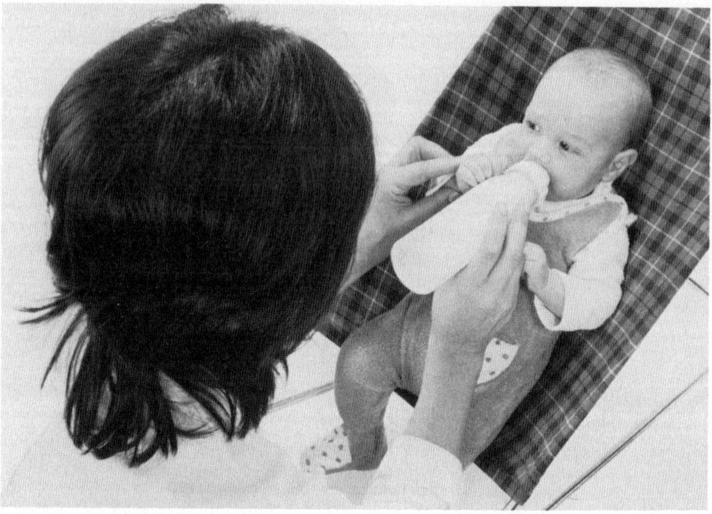

Abb. 205 Füttern mit der Flasche in einem „Wippy". Symmetrische Haltung und Augenkontakt

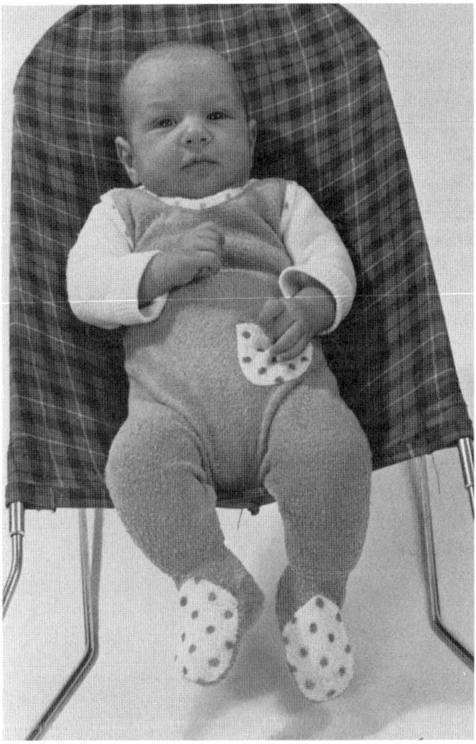

Abb. 206 Symmetrische Haltung bei Lagerung in einem „Wippy" mehrere Male am Tage für 10–20 Minuten. Guter Blickkontakt

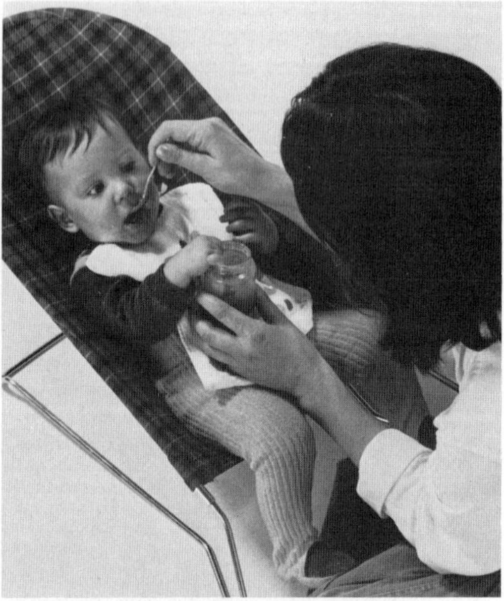

Abb. 207 Füttern eines Kleinkindes im „Wippy“. Offene Hände, Blickkontakt

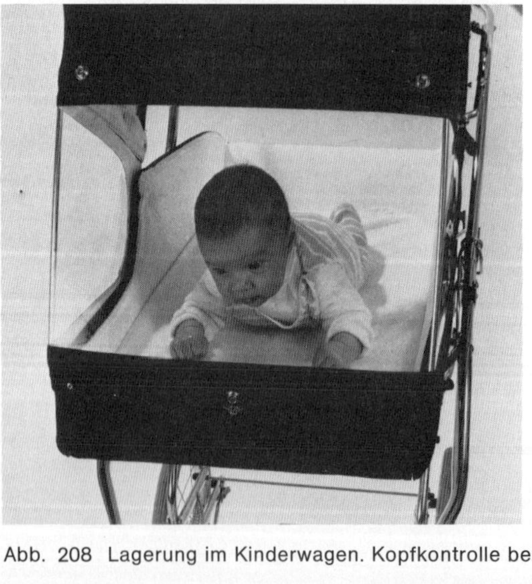

Abb. 208 Lagerung im Kinderwagen. Kopfkontrolle bei Bauchlage

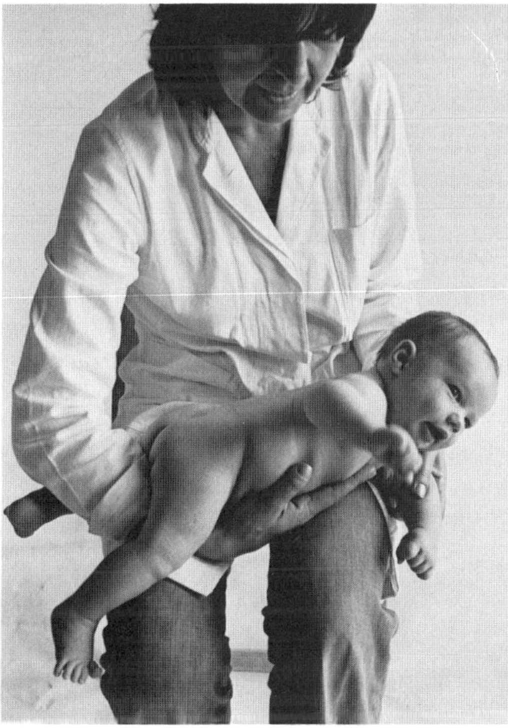

Abb. 209 Möglichkeit, das Kind zu tragen (Streckung)

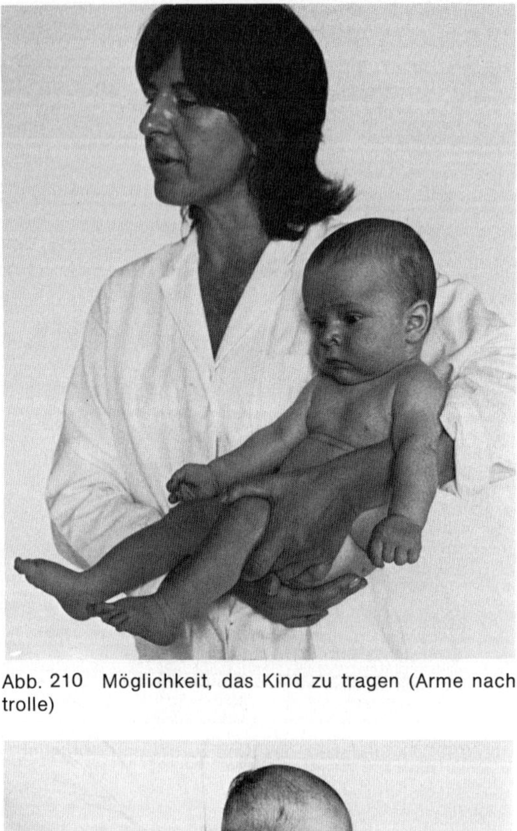

Abb. 210 Möglichkeit, das Kind zu tragen (Arme nach vorn, gute Kopfkontrolle)

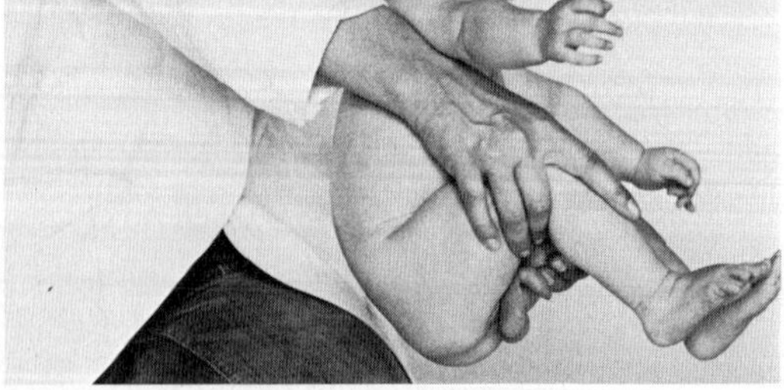

Abb. 211 Möglichkeit, das Kind zu tragen (Symmetrie, Arme nach vorn, Hüftabduktion, Kopfkontrolle)

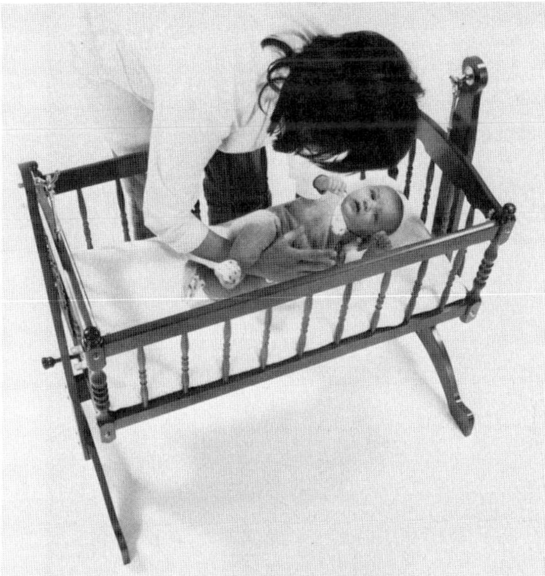

Abb. 212 Lagerung im Bett auf der Seite

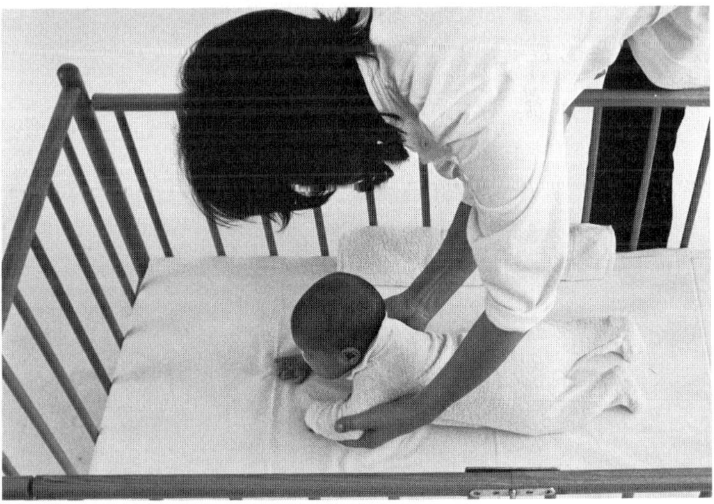

Abb. 213 Lagerung im Bett in Bauchlage

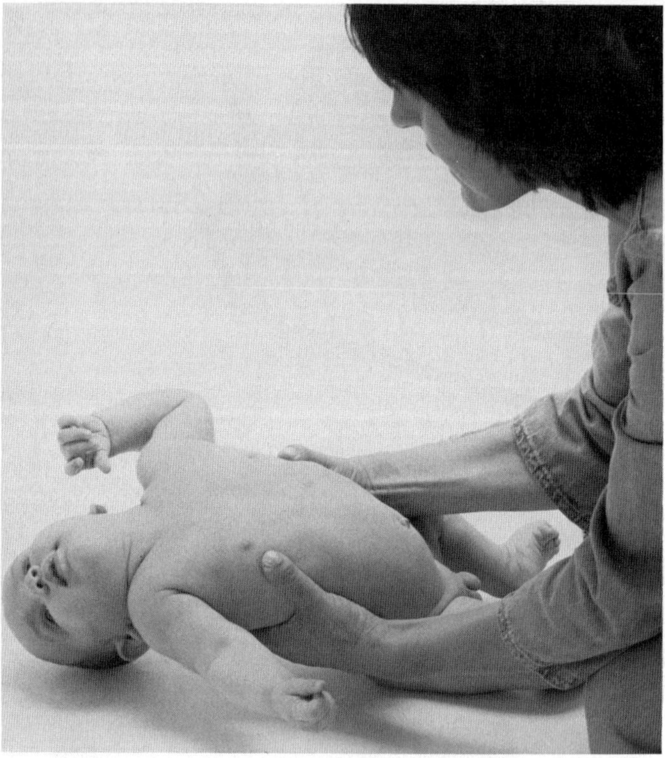

Abb. 214 Beispiel, wie man ein Kind nicht hochnehmen sollte

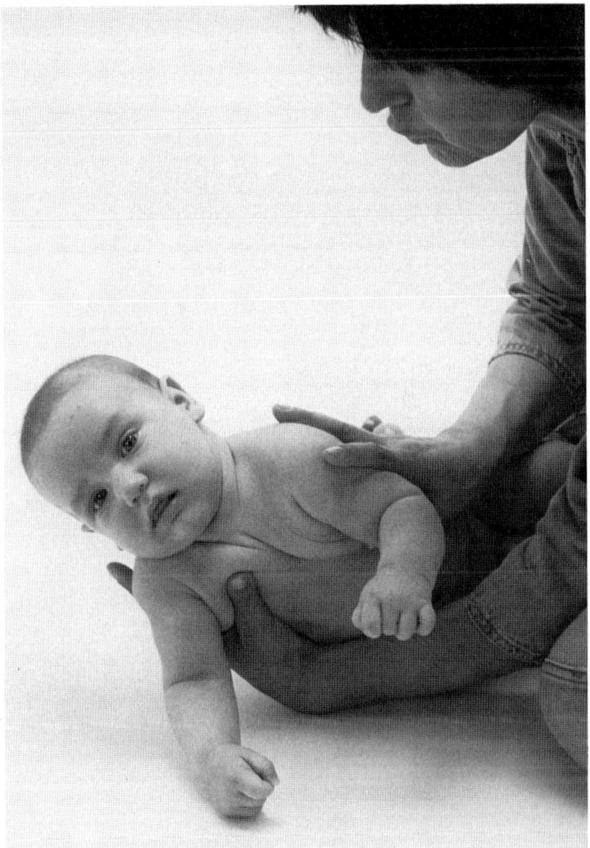

Abb. 215 Vorschlag, wie man ein Kind hochnehmen kann

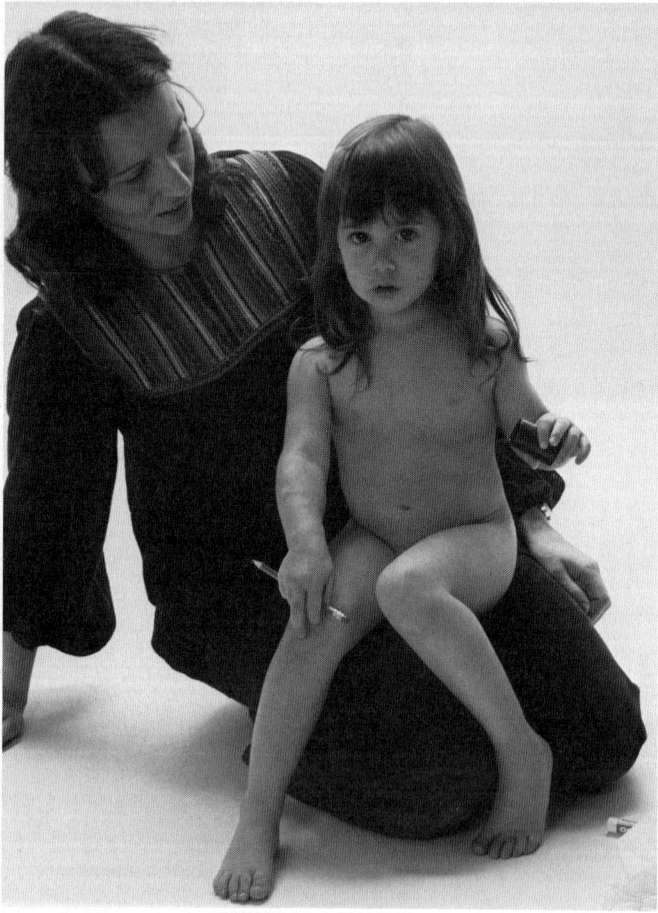

Abb. 216 X-Bein-Haltung

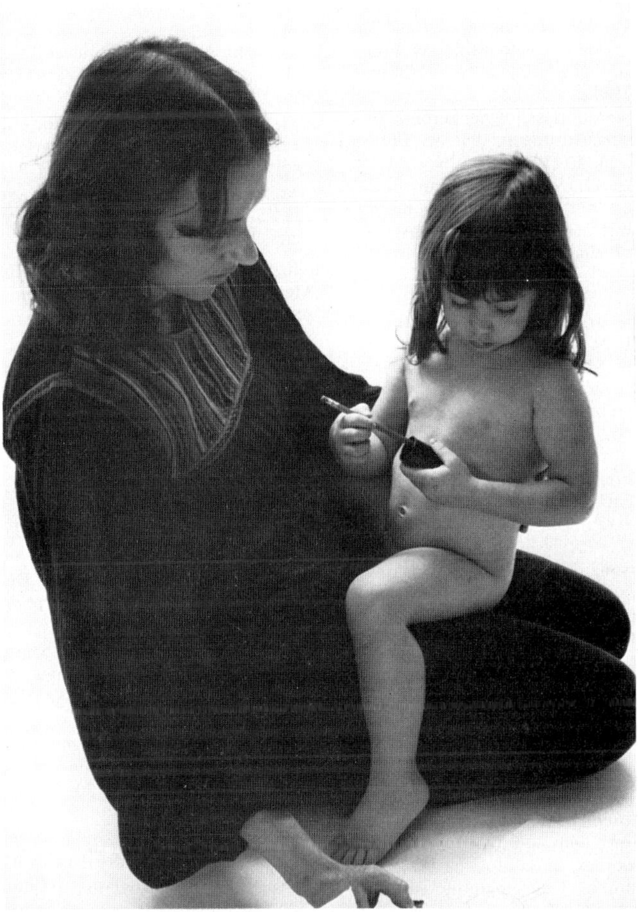

Abb. 217 Vorschlag, das Kind so zu setzen, daß die X-Beine beeinflußt werden

Literatur

Aebi, U.: Das normalbegabte zerebral bewegungsgestörte Kind. Huber, Bern, 1974 a

Aebi, U.: Früherfassung der zerebralen Bewegungsstörungen. Pädiat. Fortbild. Prax. 40 (1974 b) Sp. 64–73

Aebi, U., U. Wälti: Funktion und Grenzen der Frühpädagogik beim Kind mit zerebraler Bewegungsstörung. Pädiat. Fortbild. Prax. 40 (1974)

Agassiz, C. D. S., M. B. Oidonell, E. Collis: Early diagnosis of cerebral palsy. Lancet 1949/IV, 1030

Alcock, N. S.: The nature of paresis in cerebral palsy. In: Child Neurology and Cerebral Palsy. Little Club Clinics, Nr. 2. Heinemann, London 1960

Amiel-Tison, C.: Neurological evaluation of the maturity of newborn infants. Arch. Dis. Childh. 43 (1968) 89–93

Amiel-Tison, C., A. Grenier: Evaluation neurologique du nouveau-né et du nourrisson. (Neurological evaluation of the newborn and the nursing child.) Masson, Paris 1980

Anderson, U. M. R. Jenss, W. E. Mosher, C. L. Randall, E. Marra: High risk groups-definition and identification. New Engl. J. Med. 273 (1965) 308

André-Thomas, F. Hanon: Les premiersautomatismes. Rev. neurol. 79 (1947) 641–648

André-Thomas, S. Saint-Anne Dargassies: Études Neurologiques sur le Nouveau-né et le Jeune Nourrisson. Masson & Perrin, Paris 1952

André-Thomas, Y. Chesni, S. Saint-Anne Dargassies: The Neurological Examination of the Infant. Little Club Clinics in Developmental Medicine, Nr. 1. Heinemann, London 1960

Ashby, W. R.: An Introduction to Cybernetics. Chapman and Hall, London, 1956

Ayres, Jean A.: Improving academic scores through sensory integration. J. Learn. Disab. 5 (1972) 24–28

Ayres, Jean A.: Learning disabilities and vestibular system. J. Learn. Disab. 11 (1978) 18–29

Ayres, Jean A.: Sensory Integration and Learning Discorders. Western Psychological Services, Los Angeles 1973

Ayres, Jean A.: Sensory Integration and the Child, Western Psychological Services, Los Angeles 1979/1980

Balduzzi, O.: Die Stützreaktionen beim Menschen in physiologischen und pathologischen Zuständen. Z. Neurol. 141 (1932) 1–29

Baver, J.: Das Kriechphänomen des Neugeborenen. Klin. Wschr. 5 (1926) 1468

Bax, M.: Terminology and classification of cerebral palsy. Develop. Med. Child Neurol. 6 (1964) 295

Bax, M. C. O., R. C. Mac Keith: Treatment of cerebral palsy. Develop. Med. Child Neurol. 15 (1973) 1

Bayley, N.: Bayley Scales of Infant Development. Psychological Corporation, New York 1969

Beintema, D. J.: A Neurological Study of New Born Infants. Clinics in Developmental Medicine, Nr. 28. Heinemann, London 1968

Bernuth, H. von: Die Frühdiagnose der infantilen Cerebralparese. Forschung und Praxis. Med. Welt 23 (N. F.) (1972) 442

Bobath, B.: A study of abnormal postural reflex activity in patients with lesions of the central nervous system. Physiotherapy (1954)

Bobath, B.: Observations on adult hemiplegia and suggestions for treatment. Physiotherapy (1960)

Bobath, B.: The Motor Disorders of Hemiplegia and their Physiotherapy. Little Club Clinics in Developmental Medicine, Nr. 4, Heinemann, London 1961 (S. 63)

Bobath, B.: Die Grundlagen der Behandlung des cerebral gelähmten Kindes. Pädiat. Fortbild. Prax. (1962) 61

Bobath, B.: A neuro-developmental treatment of cerebral palsy. Physiotherapy 47 (1963 a)

Bobath, B.: Treatment principles and planning in cerebral palsy. Physiotherapy 47 (1963 b)

Bobath, B.: The very early treatment of cerebral palsy. Develop. Med. Child Neurol. 9 (1967) 373-390

Bobath, B.: Abnorme Haltungsreflexe bei Gehirnschäden. Thieme, Stuttgart 1968, 3. Aufl. 1976

Bobath, B.: The treatment of neuromuscular disorders by improving patterns of co-ordination. Physiotherapy (1969)

Bobath, B.: Die neurologische Entwicklungsbehandlung des zerebral gelähmten Kindes. Materia med. Nordmark 22 (1970) 372

Bobath, B.: Motor development, its effect on general development, an application to the treatment of cerebral palsy. Physiotherapy (1971) 1

Bobath, B., K. Bobath: An analysis of the development of standing and walking patterns in patients with cerebral palsy. Physiotherapy 36 (1952)

Bobath, B., K. Bobath: Control of motor function in the treatment of cerebral palsy. Physiotherapy 41 (1957)

Bobath, B., K. Bobath: Grundgedanken zur Behandlung der zerebralen Kinderlähmung. Beitr. Orthop. Traum. 11 (1964) 225-251

Bobath, B., K. Bobath: Motor Development in the Different Types of Cerebral Palsy. Heinemann, London 1975

Bobath, B., E. Cotton: A patient with residual hemiplegia (and his respons to treatment). J. Amer. phys. Ther. Ass. 45 (1965) 849-864

Bobath, B., N. Finnie: Re-Education of movement patterns for everyday life in the treatment of cerebral palsy. Occup. Ther. J. (1958)

Bobath, K.: The neuropathology of cerebral palsy and its importance in treatment and diagnosis. Cerebr. Palsy Bull. 1 (1959) 13-33

Bobath, K.: The effect of treatment by reflex-inhibition and facilitation of movement in cerebral palsy. Folia psychiat. neer. 62 (1959) Nr. 5

Bobath, K.: The Nature of the Paresis In Cerebral Palsy. Second National Spastics Society Study Group, Oxford 1960

Bobath, K.: Two views on the tonic neck reflex. Develop. Med. Child Neurol. 4 (1962 a) 220

Bobath, K.: The neurophysiology of cerebral palsy. Pädiat. Fortbild. Prax. (1962 b) 48

Bobath, K.: The prevention of mental retardation in patients with cerebral palsy. Acta paedo Psychiat. 30 (1963) 141

Bobath, K.: Die Neuropathologie der zerebralen Kinderlähmung. In: Neurologie der Wirbelsäule und des Rückenmarks, hrsg. von D. Müller. Fischer, Jena 1964

Bobath, K.: Motor deficit in patients with cerebral palsy. Clinics in Developmental Medicine, No. 23, Spastics Society. Heinemann, London 1966

Bobath, K.: Die Neuropathologie der infantilen Zerebralparese. In: Diagnostik und Therapie zerebraler Bewegungsstörungen im Kindesalter. Bartmann, Frechen 1969 (S. 83-112)

Bobath, K.: Eine moderne Behandlung der zerebralen Bewegungsstörung und ihre Bedeutung für die körperliche und geistige Entwicklung des Kindes. Materia med. Nordmark 22 (1970) 364

Bobath, K.: Frühbehandlung und ihre methodischen Grundlagen. In: Spastisch gelähmte Kinder, hrsg. von H. H. Matthias, H. T. Brüster, H. v. Zimmermann. Thieme, Stuttgart 1971 (S. 173-178)

Bobath, K.: Die normale motorische Entwicklung des Kindes während des ersten Lebensjahres und ihre Abweichungen bei infantiler Zerebralparese. In: Spastisch gelähmte Kinder, hrsg. von H. H. Matthias, H. T. Brüster, H. v. Zimmermann. Thieme, Stuttgart 1971

Bobath, K.: Entwicklung des Konzeptes des „Neurodevelopmental Treatment". Pädiat. Fortbild. Prax. 40 (1974 a) 97–100

Bobath, K.: Klassische Bilder im Lichte moderner Diagnostik. Pädiat Fortbild. Prax. 40 (1974 b) 1–12

Bobath, K.: Erfahrungen mit zerebralparetischen, schwer geistig behinderten Kindern. Pädiat. Fortbild. Prax. 40 (1974 c) 194–197

Bobath, K., B. Bobath: The diagnosis of cerebral palsy in infancy. Arch. Dis. Childh. 31 (1956) 408

Bobath, K., B. Bobath: An assessment of the motor handicap of children with cerebral palsy and of their response to treatment. Occup. Ther. J. (1958)

Bobath, K., B. Bobath: Grundgedanken zur Behandlung der zerebralen Kinderlähmung. Beitr. Orthop. Traum. 8 (1961) H. 3

Bobath, K., B. Bobath: The facilitation of normal postural reactions and movements in the treatment of cerebral palsy. Physiotherapy 48 (1964)

Brandt, S.: Very early treatment of cerebral palsy (Letters to the Editor). Develop. Med. Child Neurol. 8 (1966) 353–354

Brazelton, T. B.: Babys erstes Lebensjahr. Maier, Ravensburg 1969

Brazelton, T. B.: Assessment of infant at risk. Clin. Obstet. a. Gynec. 16 (1973) 361–375

Brazelton, T. B.: Neonatal Behavioural Assessment Scale. Clinics in Developmental Medicine, Nr. 50. Heinemann, London 1973

Bruner, J. S.: The growth and structure of skill. In: Mechanisms of Motor Skill Development, hrsg. von K. Conolly. Academic Press, London 1970 (S. 63–92)

Bruner, J. S.: Organization of early skilled action. Child Develop 44 (1973 a) 1–11

Bruner, J. S.: Relevanz der Erziehung. Otto-Maier-Verlag, Ravensburg 1973 b

Bryant, Gillian M., Kathleen J. Davies, F. Marie Richards, Susan Voorhees: A preliminery study of the use of the Denver Developmental. Screening Test in a health Department. Develop. Med. Child. Neurol. 15 (1973) 33

Bryant, Gillian M., Kathleen J. Davies: The effect of sex, social class and parity on achievement of Denver Developmental Screening Test items in the first year of life. Develop. Med. Child Neurol. 16 (1974) 485

Bryant, Gillian M., Kathleen J. Davies, Robert Newcombe: The Denver developmental Screening Test. Achievement of Test items in the first year of life by Denver and Cardiff infants. Develop. Med. Child Neurol. 16 (1974) 475

Byers, R. K.: Tonic neck reflexes in children considered from a prognostic standpoint. Amer. J. Dis. Child. 55 (1938) Nr. 4

Casaer, P., E. Eggermont: Neonatal clinical neurological assessment. In: The At-Risk Infant, hrsg. von S. Harel, N. Anastasiow. Brookes, Baltimore 1985; dt. Übersetzung in: Kindesentwicklung und Lernverhalten, hrsg. von I. Flehmig, L. Stern. Fischer, Stuttgart 1986 (S. 121–154)

Chapman, S.: Sensori-motor stimulation for the young handicapped child. Develop. Med. Child Neurol. 16 (1974) 546

Chee, F. K. W., J. R. Kreutzberg, D. L. Clark: Semicircular canal stimulation in cerebral palsied children. Phys. Ther. 58 (1978) 1017–1075

Christian, P.: Studien zur Willkürmotorik. I. über die Objektbildung in der Motorik. Dtsch. Z. Nervenheilk. 167 (1952) 237

Christian, P.: Über „Leistungsanalyse", dargestellt an Beispielen aus der Willkürmotorik. Nervenarzt 24 (1953) 10–16

Christian, P.: Möglichkeiten und Grenzen einer naturwissenschaftlichen Betrachtung der menschlichen Bewegung. Jb. Psychol. u. Psychother. 4 (1956) 346–356

Clark, D. L., J. R. Kreutzberg, F. K. W. Chee: Vestibular stimulation influence on motor development in infants. Science 196 (1977) 1228-1229

Collis, Eirene: Some differential characteristics of cerebral motor defects in infancy. Arch. Dis. Childh. 29 (1964) 113-122

Denhoff, E., R. H. Holden: Etiology of cerebral palsy. An experimental approach. Amer. J. Obstet. Gynec. 70 (1955) 274-281

Denhoff, E., R. H. Holden, M. L. Silver: Prognostic studies in children with cerebral palsy. J. Amer. med. Ass. 161 (1956) 781-784

Dobler, H.-J.: Biologische Reifung der neurologischen und stato-motorischen Entwicklung. Fortschr. Med. 88 (1970) Nr. 1

Dubowitz, L. M. S.: Neurological assessment of the full-term and preterm newborn infant. In: The At-Risk Infant, Edt. S. Harel, N. Anastasiow. Brookes, Baltimore 1985, p. 185-196

Dubowitz, L. M. S., V. Dubowitz: The Neurological Assessment of the Preterm and Full-term Newborn Infant. Clinics in Developmental Medicine, Nr. 79. Heinemann, London 1981

Dudenhausen, J. W., E. Saling: Risikoschwangerschaft und Risikogeburt. Materia med. Nordmark 67 (1974)

Egan, D. F., R. S. Illingworth, R. C. Mackeith: Developmental screening 0-5 years. Clinics in Developmental Medicine, Nr. 30. Heinemann, London 1971

Eggert, D., E. J. Kiphard: Die Bedeutung der Motorik für die Entwicklung normaler und behinderter Kinder. Hoffmann, Schorndorf b. Stuttgart 1973

Ellis, E.: The Physical Management of Developmental Disorders. Heinemann, London 1967

Feldkamp, Margaret: Was wird aus den frühdiagnostizierten und frühbehandelten Kindern mit „cerebraler Bewegungsstörung"? Krankengymnastik 11 (1972 a) 345-346

Feldkamp, Margaret: Frühdiagnostik der cerebralen Bewegungsstörungen bei Frühgeborenen. Pädiat. Fortbild. Prax. 32 (1972 b) 62-74

Feldkamp, M., J. Danielcik: Krankengymnastische Behandlung der cerebralen Bewegungsstörung. Pflaum, München 1973

Finnie, Nancie R.: Hilfe für das cerebral gelähmte Kind. Maier, Ravensburg 1976

Flehmig, I.: Praktische Hinweise zur Früherkennung cerebraler Bewegungsstörungen im Hinblick auf eine neurophysiologische Behandlung. Mschr. Kinderheilk. 117 (1969) 641-644

Flehmig, I.: Statisch-motorische Entwicklung des Säuglings und Kleinkindes. In: Handbuch der Kinderheilkunde, Bd. I/1, hrsg. von H. Opitz, F. Schmid. Springer, Berlin 1971

Flehmig, I.: Der „Denver-Suchtest" als Screeningmethode. Kinderarzt 2 (1972) 61-63

Flehmig, I.: Früherkennung zerebraler Bewegungsstörungen. Materia med. Nordmark 67 (1974) 3-20

Flehmig, I.: Die Denver Entwicklungsskalen (DES). In: Frühe Hilfen – wirksamste Hilfen, hrsg. von der Bundesvereinigung Lebenshilfe für geistig Behinderte e. V., Bundeszentrale, Marburg 1975

Flehmig, I.: Nachuntersuchungen im Hinblick auf Diagnose und Therapie der zerebralen Bewegungsstörungen. Krankengymnastik 29 (1977) 10-14

Flehmig, I., H. Wiesener: Auftreten und Wertigkeit von Frühsymptomen cerebraler Bewegungsstörungen bei Frühgeborenen und Reifgeborenen der Gefahrengruppe. Mschr. Kinderheilk. 116 (1968) 323-325

Frank, Lawrence K.: Tactile communication. Genet. Psychol. Monogr. 56 (1957) 209-225

Frankenburg, W. K., J. B. Dodds: Denver developmental screening test. J. Pediat. 71 (1967) 181-191

Frankenburg, W. K., B. W. Camp, P. A. van Natta: Validity of the Denver developmental screening test. Child Develop. 42 (1971 a) 475–485

Frankenburg, W. K., A. D. Goldstein, B. Camp: The revised Denver developmental screening test: its accuracy as a screening instrument. J. Pediat. 79 (1971 b) 988–995

Freud, S.: Zur Kenntnis der cerebralen Diplegien des Kindesalters. Leipzig 1893

Freud, S.: Die infantile Cerebrallähmung. In: Spezielle Pathologie und Therapie, Bd. IX/3, hrsg. von H. Nothnagel, Wien 1901

Funke, W.: Die klinisch „diskrete“ Frühkindliche Encephalopathie – Gedanken zur diagnostischen therapeutischen und sozialprognostischen Problematik. Mschr. Kinderheilk. 114 (1966) H. 8

Galant, S.: Der Rückgratreflex. Dissertation, Basel 1917

Gesell, A.: The tonic neck reflex in human infant. J. Pediat. 13 (1938) 455

Gesell, A.: The First Five Years of Life. Harper & Row, New York 1940

Gesell, A., C. Amatruda: Developmental Diagnosis Normal and Abnormal Child Development. Hoeber, New York 1941 u. 1949

Gibson, James J.: Die Sinne und der Prozeß der Wahrnehmung. Huber, Bern (1973)

Göb, A.: Die fortlaufende Überprüfung der frühkindlichen Hirnschäden an der motorischen Entwicklung und dem Reflexverhalten. Z. Orthop. 103 (1967) 221–240

Golay, L.: Les handicaps associés des infirmités motrices cérébrales. Pädiat. Fortbild. Prax. 2 (1962) 26

Goldman, P. S.: The role of experience in recovery of function following orbital prefrontal lesions in infant monkeys. Neuropsychologica 14 (1976) 401–411

Girant, W., A. N. Boelsche, D. Zin: Developmental patterns of two motor functions. Develop. Med. Child Neurol. 15 (1973) 171

Gressmann, C.: Dissoziierte Entwicklungsparameter bei Frühgeborenen mit Spastischer Cerebralparese. Z. Orthop. 103 (1967) 543 f.

Gressmann, Christine: Dokumentation in der Behandlung des zerebralparetischen Kindes. In: Schriftenreihe der medizinisch-orthopädischen Technik, Bd. II. Gentner, Stuttgart 1976

Griffiths, R.: The Abilities of Babies. University of London Press, London 1954

Grossmann, K. E.: Entwicklung der Lernfähigkeit in der sozialen Umwelt. Kindler-Taschenbücher 2177. Kindler, München 1977

Hagberg, B.: Klinische Syndrome bei Cerebralparese. Mschr. Kinderheilk. 121 (1973) 259–264

Hagberg, B., A. Lundberg: Dissociated motor development simulating cerebral palsy. Neuropädiatrie 1 (1969) 187

Hagberg, B., G. Sauner, M. Steen: The Dysequilibrium Syndrom. In Cerebral Palsy. Almquist & Wiksell, Uppsala 1972

Hellbrügge, T., J. Pechstein: Entwicklungsphysiologische Tabellen für das Säuglingsalter. Fortschr. Med. Heft 86 (1968); rev. Ausgabe 11 und 14, 1969

Hellbrügge, Th., I. H. v. Wimpffen: Die ersten 365 Tage im Leben eines Kindes. Die Entwicklung des Säuglings. TR-Verlagsunion, München 1975

Herbinet, E., M.-C. Busnel: L’Aube des Sens, Les Cahiers du Nouveau-Né No. 5 Editions Stock, Paris 1981

Herschkowitz, N.: Normale und abnorme Entwicklung der Gehirnstrukturen. Pädiat. Fortbild. Prax. 40 (1974)

Hochleitner, Margit: Zerebrale Bewegungsstörungen. Mitt. öst. Sanit.-Verwalt. 69 (1968) 2

Hochleitner, M.: Pathologische Haltungs- und Bewegungsmuster beim zerebralparetischen Säugling. Fortschr. Med. 87 (1969) 1091–1097

Hochleitner, M., H. Berger: Cerebrale Bewegungsstörung - Untersuchungsmethoden. F. d. M.-Tabellen für die Praxis, 17. Verlag Fortschritte der Medizin, Gauting 1966

Holden, R. H., G. Solomons: Relations between pediatrics, psychological, and neurological examinations during the first year of life. Child. Develop 33 (1962) 719

Holt, K. S.: Early motor development. J. Pediat. 57 (1960) 571-575

Holt, K. S.: Assessment of Cerebral Palsy. Lloyd-Luke, London 1965

Hoskins, T. A., J. E. Squires: Developmental assessment: A test for gross motor and reflex development. Phys. Ther. 53 (1973) 117-126

Huth, E.: Die Frühdiagnose der infantilen Cerebral-Parese. Arch. Kinderheilk. 170 (1964) 110-125

Huth, E.: Die Prophylaxe frühkindlicher Hirnschäden. Die Folgezustände frühkindlicher Hirnschäden aus pädiatrischer Sicht. In: Die Prophylaxe frühkindlicher Hirnschäden, hrsg. von R. Elert, K. A. Hüter. Thieme, Stuttgart 1966 (S. 15-26)

Illingworth, R. S.: Early Diagnosis and Differential Diagnosis. III: The Diagnosis of cerebral palsy. In: Recent Advances in Cerebral Palsy. Churchill, London 1958 a (S. 46-63)

Illingworth, R. S.: Early diagnosis of cerebral palsy. Cerebr. Palsy Bull. 2 (1958 b) 6

Illingworth, R. S.: An introduction to developmental assessment in the first year. Little Club Clinics in Developmental Medicine, Nr. 3. Heinemann, London 1962

Illingworth, R. S.: The Development of the Infant and Young Child - Normal and Abnormal. Livingstone, Edinburgh 1966

Illingworth, R. S.: Die Diagnose der Zerebralparese im ersten Lebensjahr. In: Spastisch Gelähmte Kinder, hrsg. von H. H. Matthiass, H. T. Brüster, H. v. Zimmermann. Thieme, Stuttgart 1971

Ingram, T. T. S.: The early manifestation and course of diplegia in child Hood. Arch. Dis. Childh. 30 (1955) 244

Ingram, T. T. S.: Muscle tone and posture in infancy. Cerebral Palsy Bull. 5 (1959) 6-15

Ingram, T. T. S.: Clinical significance of the infantile feeding reflexes. Develop. Med. Child Neurol. 4 (1962) 159-169

Ingram, T. T. S.: The neurology of cerebral palsy. Arch. Dis. Childh. 41 (1966) 337-355

Ingram, T. T. S.: The new approach to early diagnosis of handicaps in childhood. Develop. Med. Child Neurol. 11 (1969) 279-290

Ingrams, T. T. S.: Soft signs. Develop. Med. Child Neurol. 15 (1973) 527

Isaacson, R. L.: The myth of recovery from early brain damage. In Ellis, N. R.: Aberrant Development of Infancy, Potomac, Md.: Lawrence Erlbaum Associates, 1975

Jackson, J. H.: In: Selected Writings of John Highling Jackson, Bd. I u. II, hrsg. von J. Taylor. Basic Books, New York 1958

Jantzen, Wolfgang: Menschliche Entwicklung, Allgemeine Pädagogik. Jarick, Solms-Oberbiel 1980

Jetter, K.: Kindliches Handeln und kognitive Entwicklung. Huber, Bern 1975

Johnson, D. J., H. R. Myklebust: Lernschwächen Hippokrates, Stuttgart 1971

Jones, B.: The importance of memory traces of motor efferent discharges for learning skilled movements. Develop. Med. Child Neurol. 16 (1974) 620

Joppich, G., F. J. Schulte: Neurologie des Neugeborenen. Springer, Berlin 1968

Kennard, M. A.: Value of equivocal signs in neurologic diagnosis. Neurology (Minneap.) 10 (1960) 753

Knobloch, H., B. Pasamanick, E. S. Sherard: A developmental screening inventory for infants. Pediatrics 38 (1966) 1095

Köng, E.: Frühdiagnose zerebraler Lähmungen. Pädiat. Fortbild. Prax. 1 (1962 a) 37

Köng, E.: Behandlungsresultate bei Früh- und Spätfällen. Pädiat. Fortbild. Prax. 24 (1962 b) 68

Köng, E.: Minimal cerebral palsy: The importance of its recognition. Little Club Clinics in Developmental Medicine, Nr. 10, Heinemann, London 1963 a, (S. 29)

Köng, E.: Cerebrale Lähmungen: Orthopädisch-neurologische Grenzprobleme. Pädiat. Fortbild. Prax. 5/6 (1963 b) 103–110

Köng, E.: Frühdiagnose und Frühbehandlung cerebraler Bewegungsstörungen („Lähmungen“) mit Demonstration von Behandlungsresultaten. Praxis 54 (1965) 1280–1284

Köng, E.: Very early treatment of cerebral palsy. Develop. Med. Child Neurol. 8 (1966 a) 206–209

Köng, E.: Frühbehandlung cerebraler Bewegungsstörungen unter Mitarbeit der Eltern. Pädiat. Pädol. 2, H. 2/3 (1966 b) Sonderdruck (nicht im Handel)

Köng, E.: Erfahrungen mit der Frühbehandlung zerebraler Bewegungsstörungen. In: Verhandlungen der Deutschen Orthopädischen Gesellschaft, 54. Kongreß, hrsg. von M. Lange. Enke, Stuttgart 1967

Köng, E.: Die Frühbehandlung cerebraler Bewegungsstörungen. Mschn. Kinderheilk. 116 (1968) 281–284

Köng, E.: Früherfassung zerebraler Bewegungsstörungen. Pädiat. Fortbild. Prax. 33 (1972) 1 ff.

Köng, E.: Erfahrungen mit der Frühtherapie. Pädiat. Fortbild. Prax. 40 (1974 a) 132–137

Köng, E.: Aspekte des Sportes bei zerebralen Bewegungsstörungen. Pädiat. Fortbild. Prax. 40 (1974 b) 164–168

Köng, E.: Cerebrale Bewegungsstörung heute: Probleme der Diagnostik-Möglichkeiten und Grenzen der Behandlung (nicht veröffentlicht)

Köng, E., A. Lynn: Erfahrungen mit langjähriger Therapie spätbehandelter Kinder. Pädiat. Fortbild. Prax. 40 (1974) 104–126

Köng, E., J. Nichil, A. Grenier: La Kinésithérapie des I.M.C.-possibilités et limites. Bull. Inf. mot. cer., Suppl., 56 (1970)

Köng, E., R. Tobler, Z. Birò: Erfassung cerebraler Bewegungsstörungen bei Frühgeborenen. Praxis 57 (1968) 1530–1533

Korner, A. F., E. B. Thoman: The relative efficacy of contact and vestibular-proprioceptive stimulation in soothing neonates. Child Develop. 43 (1972) 443–453

Kressin, W., M. Rautenbach: Zerebrale Bewegungsstörungen im Kindesalter: Frühdiagnose, Grundzüge der Behandlung, Dispensaire Betreuung. VEB Volk und Gesundheit, Berlin 1976

Lajosi, F.: Erfahrungen mit schematisierten Untersuchungsprotokollen. In: Pädiatr. Fortbildungskurse 40. S. Karger, Basel 1974, Pädiat. Fortbild. Prax. 40 (1974) 78–87

Landau, A.: Über motorische Besonderheiten des zweiten Lebensjahres. Mschr. Kinderheilk. 29 (1925) 333

Landau, A.: Über einen tonischen Lagereflex beim Säugling. Klin. Wschr. 2 (1932) 1253–1255

Leboyer, Frédérick: Sanfte Hände. Kösel, München 1979

Lesigang, Ch.: Risikokinder. In: Jahrbuch für Jugendpsychiatrie und ihre Grenzgebiete, Bd. VIII 1971 (S. 105–121)

Little, W.: On the influence of abnormal parturition difficult labours, premature birth and asphyxia neonatorum, on the mental and physical conditions of the child. Cerebral Palsy Bull (1958) 1; Trans. Obstet. Soc. Lond. 111 (1862) 293

Lübbe, C.: Erläuterungen über die Behandlung mit dem Lagerungsleibchen. Kinderarzt (1976) H. 5 568

Mac Keith, R.: The primary walking response and its facilitation by passive extension of the head. Acta paediat Lat. (Reggio Emilia), (1964) 710

Mac Keith, R. C., J. C. K. Mac Kencie, P. E. Pocani: The Little Club Memorandum on Terminology and Classification of „Cerebral Palsy". Cerebr. Palsy Bull. 1 (1959) 27

Magnus, R.: Körperstellung. Springer, Berlin 1924

Magnus, R.: Physiology of posture. Lancet 1926/II, 5376

Magnus, R., de Kleijn: Die Abhängigkeit des Tonus der Extremitätenmuskulatur von der Kopfstellung. Pflügers Arch. ges. Physiol. 145 (1912) 455, 548

Matthiass, H.-H.: Untersuchungstechnik und Diagnose der Infantilen Zerebralparese im Säuglings- und Kindesalter. Thieme, Stuttgart 1966

McGraw, M. B.: The Neuromuscular Maturation of the Human Infant. Columbia University Press, New York 1943

Meitinger, Ch., V. Vlach, H. M. Weinmann: Neurologische Untersuchungen bei Frühgeborenen. Münch. med. Wschr. 111 (1969) 1158

Michaelis, R., R. Dopfer, W. Gerbig, P. Dopfer-Feller, M. Rohr: 1. Die Erfassung obstetrischer und postnataler Risikofaktoren durch die Liste optimaler Bedingungen. Mschr. Kinderheilk. 127 (1979) 149–155
2. Die Verteilung obstetrischer und postnataler Risikofaktoren bei 400 zufällig ausgewählten Neugeborenen. Mschr. Kinderheilk. 127 (1979) 196–200

Milani-Comparetti, A.: Spasticity versus patterned postural and motor behaviour of spastics. Proceedings of the IVth International Congress of Physical Medicine, Paris 1964

Milani-Comparetti, A.: The nature of motor disorders in cerebral palsy. Clin. Proc. (1967)

Milani-Comparetti, A.: Erfahrungen mit einem neuro-evolutiven Test. Pädiat. Fortbild. Prax. 40 (1974 a) 74–77

Milani-Comparetti, A.: Klassifikation der physiotherapeutischen Behandlungsmethoden. Pädiat. Fortbild. Prax. 40 (1974 b) 157–163

Milani-Comparetti, A.: La Terapia delle affezioni neuromotorie infantili. In: Bonavita, V.: Terapia in neurologica (in Druck)

Milani-Comparetti, A., E. A. Gidoni: Pattern analysis of motor development and its disorders. Develop. Med. Child Neurol. 9 (1967 a) 625–630

Milani-Comparetti, A., E. A. Gidoni: Routine developmental examination in normal and retarded children. Develop. Med. Child Neurol. 9 (1967 b) 631

Milani-Comparetti, A., E. A. Gidoni: Significato della semeiotica reflessologica per la diagnosi neuroevolutiva. Neuropsychiat. Infant. 121 (1971)

Milani-Comparetti, A., E. A. Gidoni: Dalla parte del neonato: Proposte per una competenza prognostica. Neuropsychiat. Infant. 175 (1976) 5

Milani-Comparetti, A.: The neurophysiologic and clinical implications of studies on fetal motor behavior. Semin. Perinatol. 5 (1981) 183–189

Minear, W. L.: A classification of cerebral palsy. Pediatrics 18 (1956) 841–852

Montagu, Ashley: Körperkontakt. Klett, Stuttgart 1974

Moro, E.: Das erste Trimenon. Münch. med. Wschr. 65 (1918) 1147

Mosthaf, Ursula: Funktionelle Ergotherapie bei Kindern mit zerebralen Bewegungsstörungen. Pädiat. Fortbild. Prax. 40 (1974) 101–103

Müller, Helen A.: Vorbereitende Sprachtherapie. Pädiat. Fortbild. Prax. 40 (1974) 127–131

v. Muralt, G.: Perinatale Erfassung der Risikokinder. Pädiat. Fortbild. Prax. 40 (1974) 13–43

Narabayashi, H., M. Nagahata, T. Nagao, H. Shimazu: A new classification of cerebral palsy based upon neurophysiologic considerations. Confin. neurol. (Basel) 25 (1965) 378

Neligan, G., D. Prudham: Norms for four standard developmental milestones by sex, social class and place in family. Develop. Med. Child. Neurol. 11 (1969) 413-422

Oettinger, L.: The asymmetrical tonic neck reflex. Develop. Med. Child Neurol. 17 (1975) 119

Oppé, T. E.: Risk registers for babies. Develop. Med. Child Neurol. 9 (1967) 13

Ottenbacher, Kenneth: Identifying vestibular processing dysfunktion in learning disabled children. Amer. J. occup. Ther. 32 (1978) 217-221

Paine, R. S.: The early diagnosis of cerebral palsy. R. I. med. J. 44 (1961) 522-527

Paine, R. S.: The evolution of infantile postural reflexes in the presence of chronic brain syndromes. Develop. Med. Child Neurol. 6 (1964) 345-361

Paine, R. S.: Early recognition of neuromotor disability in infant of low birthweight. Develop. Med. Child Neurol. 11 (1969) 455

Paine, R. S., T. E. Oppé: Die neurologische Untersuchung von Kindern. Thieme, Stuttgart 1970

Paine, R. S., T. B. Brazelton, D. E. Donovan, J. E. Rorbaugh, J. P. Hubbell jr., E. Manning Sears: Evolution of postural reflexes in normal infants and in the presence of chronic brain syndromes. Neurology (Minneap.) 14 (1964) 1037-1048

Papoušek, H.: Die Entwicklung früher Lernprozesse im Säuglingsalter. Kinderarzt 6 (1975) I 1077, II 1205, III 1331.

Parmelee, A. H., M. D. Michaelis: Neurological examination of the human newborn. In: Exceptional Infant, hrsg. von J. Hellmuth, Bd. II. Brunner/Mazel, New York 1971

Parmelee, A. H., F. J. Schulte: Developmental testing of pre-term and small-for-date infants. Pediatrics 45 (1970) 2128

Peiper, A.: Beiträge zur Neurologie des jungen Säugling. Mschr. Kinderheilk. 45 (1931) 265

Peiper, A.: Das Stehen im Säuglingalter. Jb. Kinderheilk. 134 (1932) 149

Peiper, A.: Instinkt und Angeborenes Schema beim Säugling. Z. Tierpsychol. 8 (1951) 449-456

Peiper, A.: Eigenarten kindlicher Hirntätigkeit, 3. Aufl. Edition, Leipzig 1964

Peiper, A., H. Isbert: Über die Körperstellung des Säuglings. Jb. Kinderheilk. 115 (1927) 142-176

Perlstein, M. A.: Infantile cerebral palsy. J. Amer. med. Ass. 149 (1952) 30-34

Perlstein, M. A., H. E. Barnett: Nature and relognition of cerebral palsy in infancy. J. Amer. med. Ass. 148 (1952) 1389-1397

Pette, H.: Klinische und anatomische Studien zum Kapitel der tonischen Hals- und Labyrinthreflexe beim Menschen. Dtsch. Z. Nervenheilk. 86 (1925) 193

Phelps, W. M.: The management of the cerebral palsied. J. Amer. med. Ass. 117 (1941) 1621

Piaget, Jean: Das Erwachen der intelligenz beim Kinde. Ges. Werke, Stud.-Ausgabe, Bd. I. Klett, Stuttgart 1975

Prechtl, H. F. R.: Über die Kopplung von Saugen und Greifen beim Säugling. Naturwissenschaften 40 (1953) 347

Prechtl, H. F. R.: Die Entwicklung und Eigenart Frühkindlicher Bewegungsweisen. Klin. Wschr. 34 (1956) 281-284

Prechtl, H. F. R.: The directed head turning and allied movements of the human baby. Behaviour 13 (1958) 212-242

Prechtl, H. F. R.: Die neurologische Untersuchung des Neugeborenen. Voraussetzungen, Methode und Prognose. Wien. med. Wschr. 110 (1960 a) 1035-1039

Prechtl, H. F. R.: The Long Term Value of the Neurological Examination of the Newborn Infant. The Second National Spastics Soc. Study Group, Oxford 1960 b

Prechtl, H. F. R.: Prognostic value of neurological signs in the newborn infant. Proc. roy. Soc. Med. 58 (1965) 3-4

Prechtl, H. F. R.: Neurological findings in newborn infants after pre- and paranatal complications. In: Nutricia Symposium. Stenfert Kroese, Leiden 1968

Prechtl, H. F. R.: Hazards of oversimplification. Develop. Med. Child Neurol. 12 (1970) 522–524

Prechtl, H. F. R.: Strategy and validity of early detection of neurological dysfunction. In: Mental Retardation: Prenatal Diagnosis and Infant Assessment, hrsg. von C. P. Douglas, K. S. Holt. Butherworth, London 1972 (S. 41–47)

Prechtl, H. F. R.: The Neurological Examination of the Full-term Newborn Infant. Clinics in developmental Medicine, Nr. 63. Heinemann, London 1977

Prechtl, H. F. R., D. Beintema: The Neurological Examination of the Full Term Newborn Infant. Little Club Clinics in Developmental Medicine, No. 12. Heinemann, London 1964

Prechtl, H. F. R., D. J. Beintema: Die neurologische Untersuchung des Reifen Neugeborenen, 2. Aufl. Thieme, Stuttgart 1976

Prechtl, H. F. R.: The study of neural development as perspective of clinical problems. In Connolly, K. J., H. F. R. Prechtl: Maturation and Development. Clinics in Developmental Medicine No. 77/78, London: William Heinemann Medical Books, Philadelphie: J. B. Lippincott Co., 1981

Rademaker, G. C. J.: Réactions Labyrinthiques et Equilibre. Masson, Paris 1935

Robinson, R. J.: Assessment of gestational age by neurological examination. Arch. Dis. Childh. 41 (1966) 437–447

Robson, P.: Persisting head turning in the early months: Some effects in the early years. Develop. Med. Child Neurol. 10 (1968) 82

Robson, P.: Variations of normal motor development. Paper read at the Study Group on Promoting Better Movement in Children with Motor Handicap. The Spastics Society, Nottingham 1973

Rogers, M. G. H.: Risk registers and early detection of handicaps. Develop. Med. Child Neurol. 10 (1968) 651–661

Saint-Anne Dargassies, S.: Méthode d'examen neurologique sur le nouveau-né. Étud. néo-natal. 3 (1954) 101

Saint-Anne Dargassies, S.: Maturation neurologique du prématuré. Étud. néo-natal. 4 (1955) 71

Saint-Anne Dargassies, S.: Les différents stades de la maturation neurologique du nourrisson normal et pathologique. Proceedings of the 2nd International Congress on Mental Retardation, Vienna 1961, Part I (S. 164)

Saint-Anne Dargassies, S.: Le nouveau-né à terme: aspect neurologique. Biol. neonat. 4 (1962) 174

Saint-Anne Dargassies, S.: Introduction à la sémiologie du développement neurologique du nourrisson normal. I. Conceptions générales, II. Méthode d'exploration neurologique. J. neurol. Sci. 1 (1964 a) 160

Saint-Anne Dargassies, S.: Introduction à la sémiologie du développement neurologique du nourrisson normal. II. Méthode d'exploration neurologique. J. neurol. Sci. 1 (1964 b) 578

Saint-Anne Dargassies, S.: Détection précoce des déficits chez le prématuré. Méd. Infant. 8 (1964 c) 475

Saint-Anne Dargassies, S.: L'Apparition de l'infirmité motrice cerebrale et les divers aspects de ce problème. Rev. Neuropsychiat. infant. 16 (1968) 797

Saint-Anne Dargassies, S.: Neurodevelopmental symptoms during the first year of life. Part I.: Essential landmarks for key-age. Part II.: Prectical examples and the application of this assessment method to the abnormal infant. Develop. Med. Child Neurol. 14 (1972) 235–264

Saint-Anne Dargassies, S.: Neurological comparison of the two concepts, maturation and development, in the young child. Rev. Neuropsychiat. infant. 22 (1974 a) 227–235, 305–334

Saint-Anne Dargassies, S.: Détection sémiologique des troubles du développement neurologique chez le nourrisson jusqu'à 1 an. Rev. Neuropsychiat. infant. 22 (1974 b) 305

Saint-Anne Dargassies, S.: Confrontation neurologique des deux concepts: Maturation et développement, chez le jeune enfant. Rev. Neuropsychiat. infant. 22 (1974 c) 227

Saint-Anne Dargassies, S.: Neurological Development in Full-term and Premature Neonate. Excerpta Medica, Amsterdam 1977

Schaltenbrand, G.: Normale Bewegungs- und Lagereaktionen bei Kindern. Dtsch. Z. Nervenheilk. 87 (1925) 23–59

Schaltenbrand, G.: Über die Entwicklung des menschlichen Aufstehens und dessen Störungen bei Nervenkrankheiten. Dtsch. Z. Nervenheilk. 89 (1926) 82

Schaltenbrand, G.: The development of human motility and motor disturbances. Atch. Neurol. Psychiat. (Chic.) 20 (1928) 720–730

Schilling, F.: Motodiagnostik des Kindesalters. Marhold, Halle 1970

Schlack, A. G.: Erfassung cerebraler Bewegungsstörungen im 1. Lebensmonat. Dtsch. med. Wschr. 95 (1970) 30

Schröter, W.: Die klinische Behandlung von gefährdeten Neugeborenen. Materia med. Nordmark 67 (1967) 357–363

Schwartz, P.: Alte und neue Beobachtungen über perinatale Schädigungen Neugeborener. Mschr. Kinderheilk. 121 (1973) 264–269

Sellick, K. J., R. Over: Effects of vestibular stimulation on motor development of cerebral-palsied children, Develop. Med. Child Neurol. 22 (1980) 476–481

Semans, S.: The Bobath concept in treatment of neurological disorders. Amer. J. phys. Med. 46 (1967) 732

Sheridan, M.: Infants at risk of handicapping conditions. Mth. Bull. Minist. Hlth. Lab. Serv. Nr. 212 (1962) 38

Sherrington, Ch. S.: Reflex Inhibition as a Factor In the Co-Ordination of Clinical Study to the Physiology of the Cerebral Cortex. Livingstone, Edinburgh 1946

Sherrington, Ch. S.: The Integrative Action of the Nervous System. Cambridge University Press, London 1947

Simons, A.: Kopfhaltung und Muskeltonus. Klinische Beobachtungen. Dtsch. Z. Neurol. Psychiat. 80 (1920)

Soeken, G.: Pathogenese und Differentialdiagnose der cerebralen Bewegungsstörung. In: Diagnose und Therapie cerebraler Bewegungsstörungen im Kindesalter. Bartmann, Frechen 1969

Solomons, G., R. H. Holden, E. Denhoff: The changing picture of cerebral dysfunction in early childhood. I. Pediat. 63 (1963) 113–120

Steinberg, M., J. Rendle-Short: Vestibular dysfunction in young children with minor neurological impairment. Develop. Med. Child Neurol. 19 (1977) 639–651

Stirnimann, F.: Über den Moroschen Umklammerungsreflex beim Neugeborenen. Ann. paediat. (Basel) 160 (1943)

Stutte, H.: Kinder- und Jugendpsychiatrie. In: Psychiatrie der Gegenwart, Bd. II. Springer, Berlin (1960) 955–1076

Tobler, R., E. Köng, I. Hunkeler, K. Preuss: Frühgeborene und cerebrale Bewegungsstörung. Pädiat. Fortbild. Prax. 40 (1974) 44–57

Touwen, B. C. L.: A study on the development of some motor phenomena in infancy. Develop. Med. Child Neurol. 13 (1971) 435–446

Touwen, B. C. L.: The neurological development of the human infant. In: Scientific Foundations of Pediatrics, hrsg. von J. A. Davis, J. Dobbing. Heinemann, London (1973) (S. 615-625)

Touwen, B. C. L.: Neurologische Untersuchung im Säuglingsalter. Pädiat. Fortbild. Prax: 40 (1974) 58-63

Touwen, B. C. L.: Neurological Development in Infancy. Grasmeijer & Wijngaard, Groningen 1975

Touwen, B. C. L.: Early detection of developmental neurological disorders. In: Growth and Development of the Full-term and Premature Infant. The Jonxis Lectures. Excerpta Medica, Amsterdam 1978

Touwen, B. C. L., H. F. R. Prechtl: The Neurological Examination of the child with Minor Nervous Dysfunction. Clinical Developmental Medicine, 38. Heinemann-Lippincott, London - Philadelphia 1970

Twitchell, T. E.: Normal motor development. J. Amer. phys. Ther. Ass. 45 (1945) 419

Twitchell, T. E.: The neurological examination in infantile cerebral palsy. Develop. Med. Child Neurol. 5 (1963) 271-278

Twitchell, T. E.: Reflex mechanisms and the development of prehension. In: (ed.): Mechanisms of Motor Skill Development, hrsg. von K. Connolly. Academic Press, London 1970 (S. 25-38)

Van Hof, M. W.: Development and recovery from brain damage. In: Connolly, K. J., H. F. P. Prechtl: Maturation and development. Clinics in Developmental Medicine No. 77/78, London: William Heinemann Medical Books, Philadelphia: J. B. Lippincott Co., 1981

Vassella, F.: Die neurologische Untersuchung des Säuglings und Kleinkindes. Pädiat. Fortbild. Prax. 24 (1968) 1-22

Vasella, F., B. Karlsson: Asymmetric tonic neck reflex. Develop. Med. Child Neurol. 4 (1962) 363

Vlach, V.: Ein Screeningtest zur Früherkennung von Entwicklungsstörungen beim Säugling. Pädiat. Prax. 11 (1972) 385-392

Walker, R. G.: An Assessment of the Current Status of the „At Risk" Register. Scot. Hlth. Serv. Stud., Nr. 4, Edinburgh 1967

Walshe, F. M. R.: On disorders of movement resulting from loss of postural tone, with special reference to cerebellar ataxia. Brain 44 (1921) 539

Walshe, F. M. R.: On certain tonic or postural reflexes in hemiplegia with special references to so-called associated movements. Brain 46 (1923) 2-33

Weiss, St.: Studies in equilibrium reaction. J. nerv. ment. Dis. 88 (1938) 160-162

Wiesel, T. N., D. H. Hubel: Single-cell responses in striate cortex of kittens deprived of vision in one eye. J. Neurophysiol. 26 (1963) 1003-1017

Wright, T., J. Nicholson: Physiotherapy for the spastic child: An evaluation. Develop. Med. Child Neurol. 15 (1973) 146

Zappella, M.: The placing reaction in the first year of life. Develop. Med. Child Neurol. 8 (1966) 393-401

Zdańska-Brincken, M., N. Wolański: A graphic method for the evaluation of motor development in infants. Develop. Med. Child Neurol. 11 (1969) 228-241

v. Zglinicki, F.: Die Wiege. Pustet, Regensburg 1979

Zimmer K.: Das Einsame Kind. Kösel, München 1979

Literatur

zu: Die Beziehungen zwischen Form und Funktion des Hüftgelenks und deren statomotorische Entwicklung (K. Rauterberg).

Amtmann, E., B. Kummer: Die Beanspruchung des menschlichen Hüftgelenkes. II. Größe und Richtung der Hüftgelenksresultierenden. Z. Anat. Entwickl.-Gesch. 127 (1968) 286–314

Benninghof, A.: Lehrbuch der Anatomie des Menschen, Bd. I. Urban & Schwarzenberg, Berlin 1949

Cotta, H.: Zur Physiologie der Gelenke. Langenbecks Arch. klin. Chir. 316 (1966) 391–398

Debrunner, H. U.: Orthopädisches Diagnostikum, 2. Aufl. Thieme Stuttgart 1973

Eichler, J.: Die dokumentationsgerechte Beurteilung des Behandlungsergebnisses der Luxationshüfte. Orthop. Prax. 1/X (1974) 42–45

Fick, R.: Über die Entstehung der Gelenkformen. Abh. preuß. Akad. Wiss., Physik.-math. Kl. Nr. 2 (1921)

Hamacher, P.: Röntgenologische Normalwerte des Hüftgelenks. Orthop. Prax. 1/X (1974) 23–32

Hamacher, P., H. Roesler: Die Berechnung von Größe und Richtung der Hüftgelenksresultierenden im Einzelfall. Arch. orthop. Unfall-Chir. 70 (1971) 26–35

Hoffmann-Daimler, S.: Kräfte und Funktionen des Gehens und Stehens. Ihre Nutzung in der Orthopädie und Beinprothetik. Ergebn. Chir. Orthop. 45 (1963) 284–360

Kummer, B.: Bauprinzipien des Säugerskelettes. Thieme, Stuttgart 1959

Kummer, B.: Torsionsprobleme an der unteren Extremität. Verh. Dtsch. Orthop. Ges. 49. Kongreß Zürich 1961, (1962) 115–135

Kummer, B.: Biomechanik der Gelenke (Diarthrosen). Die Beanspruchung des Gelenkknorpels. In: Biopolymere und Biomechanik von Bindegewebssystemen. S. 19–28. Herausgeber: F. Hartmann. Springer-Verlag, Heidelberg – New York (1974)

Lanz, T. v.: Anatomische und entwicklungsgeschichtliche Probleme am Hüftgelenk. Verh. DOG, 37. Kongr. Beilageh. Z. Orthop. 79 (1950) 7–40

Lanz, T. v.: Über umwegige Entwicklungen am menschlichen Hüftgelenk. Schweiz. med. Wschr. 43 (1951) 1053

Otte, P.: Die Wachstumsrichtung des Gelenkknorpels. Orthop. Gemeinschaftskongreß 7.–9. Juni 1968 in Wiesbaden. Herausgeber: M. Lange S. 42–51, F. Enke-Verlag, Stuttgart 1969

Pauwels, F.: Die Bedeutung der Bauprinzipien des Stütz- und Bewegungsapparates für die Beanspruchung der Röhrenknochen. Z. Anat. Entwickl. Gesch. 114 (1948) 129–166

Pauwels, F.: Funktionelle Anpassung des Knochens durch Längenwachstum. Verh. Dtsch. Orthop. Ges., 45. Kongr. Köln 1957 S. 43, Stuttgart: Enke Verlag 1958

Pauwels, F.: Gesammelte Abhandlungen zur funktionellen Anatomie des Bewegungsapparates. Springer/Heidelberg, New York 1965

Pauwels, F.: Atlas zur Biomechanik der gesunden und kranken Hüfte. Springer-Verlag, Berlin – Heidelberg – New York 1973

Pernkopf, E.: Topographische Anatomie, Bd. I/1 u. II/2. Urban & Schwarzenberg, Berlin 1943

Rettig, H., J. Eichler, C. Oest: Hüft-Fiebel. Thieme, Stuttgart 1970

Tönnis, D., D. Brunken: Die Abgrenzung normaler und pathologischer Hüftpfannendachwinkel zur Diagnose der Hüftdysplasie. Arch. orthop. Unfall-Chir. 64 (1968) 197

Wiberg, G.: Studien über das normale Arthrographiebild des Hüftgelenkes beim Kleinkind. Z. Orthop. 72 (1941) 35

Sachverzeichnis

Die *kursiv* gedruckten Seitenzahlen verweisen auf die ausführliche Darstellung des Begriffs.